看護教員のための 学校経営と管理

第**2**版

編集 ｜ **中山 富子**
帝京平成大学ヒューマンケア学部看護学科教授・学科長

執筆
（執筆順）

長田 泰幸
東京都立北多摩看護専門学校・校長

大東 寛宜
東京都立府中看護専門学校・校長

中山 富子
帝京平成大学ヒューマンケア学部看護学科教授・学科長
（前東京都立広尾看護専門学校・校長）

安井 静子
東京都立青梅看護専門学校・校長

篠原 千鶴子
東京都立板橋看護専門学校・校長

鈴木 教子
東京都立荏原看護専門学校・校長

加藤 奈保美
東京都立南多摩看護専門学校・校長

JN048711

亮

看護教員のための学校経営と管理

発　行	2008 年 12 月 15 日　第 1 版第 1 刷
	2012 年 4 月 15 日　第 1 版増補版第 1 刷
	2016 年 1 月 15 日　第 1 版増補版第 4 刷
	2020 年 3 月 15 日　第 2 版第 1 刷 ⓒ

編　集　中山富子
なかやまとみこ

発行者　株式会社　医学書院

　　　　代表取締役　金原　俊

　　　　〒113-8719　東京都文京区本郷 1-28-23

　　　　電話　03-3817-5600（社内案内）

印刷・製本　三報社印刷

ISBN978-4-260-04141-6

第2版の序

　本書の初版が発行されて10年余りが過ぎました。この間，少子超高齢社会への人口・疾病構造の変化等を見すえて，社会保障制度改革が進められ，地域包括ケアシステムの推進に向け，適切な医療提供体制の整備が求められています。療養の場の変化にともない，看護職員には，働く場の拡大とともに多様化・複雑化する対象のニーズに応えていくために，多職種と連携して適切な保健・医療・福祉を提供することが期待されています。こうした状況を受け，この度10年ぶりに看護基礎教育の見直しが行われ，2022(令和4)年度から新たなカリキュラムが施行されることになりました。

　そのような折，初版，増補版を執筆された網野寛子先生から私，中山に本書を引き継いでもらいたいというお話をいただきました。正直，私にできるだろうかと悩みましたが，看護専門学校の学校経営や管理に関するテーマは，その現場で働いている者だからこそ書くことができるのではないかと考え，2018(平成30)年度の東京都立看護専門学校校長会のメンバーに相談しました。都立看護専門学校の学校経営や管理に関するさまざまな取り組みを紹介することによって，専門学校で働く看護教員のお役に立つなら書いてみようとメンバー全員の賛同を得ることができました。そして，網野先生はじめ諸先輩方が築いてこられた都立看護専門学校の組織運営を一層発展させるべくして取り組んできた内容や成果等を織り交ぜ，本書の発刊に至りました。

　初版，増補版からは，以下の部分を変更，更新しました。第1，2章の専門学校の経営と管理，組織運営では，近年の看護専門学校を取り巻く状況や応募者の動向，3つのポリシー，予算と管理，組織運営では，教職員の人材育成とメンタルヘルス等を盛り込みました。第3章のカリキュラム編成では，新カリキュラムに向けて立ち上げた都立看護専門学校の看護教育の充実検討プロジェクトチームの検討経過を紹介しました。第5章の教育と倫理では，多様化する学生への倫理的な対応やアカデミックハラスメントについても記載しました。第7章の学習支援は，国家試験を中心にしたものだけでなく，合理的配慮を必要とする学生への支援も盛り込みました。第8，9章のリスク(危機)管理，情報管理では，リスク(危機)管理マニュアルの策定，学生の健康に関するリスク(危機)管理，サイバーセキュリティ対策，個人情報の取り扱い，情報セキュリティ事故対応　ソーシャルメディアの利用における注意等，現代社会に求められるリスク(危機)や情報管理を取り上げました。そして，新たに第10章では，看護専門学校のおかれている状況をふまえた入学生確保の実際や，最近の就職事情をふまえた進路支援について，都立看護専門学校の現状と取り組みを詳記しました。

　本書が看護専門学校で働く管理者や看護教員のお役に立つことができれば，執筆

者一同，何よりの喜びです。

　発刊に際し，都立看護専門学校の運営を支援していただいている東京都福祉保健局医療政策部の皆様，これまでの都立看護専門学校の発展に寄与してくださった先輩教職員の皆様，ともに汗を流す仲間である現職の教職員の皆様に厚く御礼申し上げます。また，実習を受け入れていただいている実習施設の皆様，カリキュラム運営を支えていただいている外部講師の皆様にも心から感謝申し上げます。

　最後になりましたが，執筆から発刊まで，多くの助言やご支援をいただいた医学書院看護出版部の大野学さん，制作部の内田純さんに心より感謝いたします。

2020 年 2 月

執筆者を代表して　中山 富子

なお本書の本文では，「東京都立看護専門学校」を「都立看学」と，「看護専門学校」を「専門学校」と表記いたします。

初版の序

　近年の医療水準や医学の高度化，隣接科学の進展，高学歴化，グローバル化など，社会の様相の激変は，以前にも増して看護職に対して，高い判断力や技術力を要求するようになっている。看護系大学の急増，国立大学の法人化が，看護教育のシステムとパラダイムの転換を促し，これまでの主な職業教育の場であった看護学校に，いっそうのレベルアップと自律を求めるようになった。

　東京都の看護師養成は，戦前に病院付属の養成所として出発したが，戦後は病院から独立した一事業所として位置づき，今日まで継承されてきた。1977年には専修学校となった。1989年には，高度医療に対応できる人材を育成する必要性から都立医療技術短期大学が設立され，保健科学大学から首都大学東京へと発展しつつ現在に至っている。

　一方，都内の看護の質を均衡のとれた適切なものにするために，2000（平成12）年の"衛生局アクションプラン"で，都立看護専門学校（以下，都立看学）の再編整備計画が実行に移され，都立の看護学校のうち3年課程校のみを存続させ，11校が7校に，養成総数4桁から3桁の560人定数へと大幅な縮小を図った。

　2001（平成13）年には，都立看学を所管する保健福祉局医療政策部看護課が医療人材課へと組織が再編され，医療政策部長が医師から事務職に交替した。このときを境に都立看学校長会は学校経営責任者として，本庁と一体的にかかわるという共通認識が定着した。

　量的な再編整備が着実に進行する中で，質的課題は未検討であることに強い危機感を抱き，それを解決するために，当時豊島看護専門学校長であった松原定雄校長会幹事のリーダーシップによって編み出されたのが，校長会プロジェクトチームである。東京都全体の直近の課題であるIT導入を都立看学でも円滑に行うために，同年9月から「IT化推進」と，開始して間もなかった社会人入試の課題を整理する「社会人入試中間評価」の2つのプロジェクトチームを発足させた。

　その後，「看護学校のあり方」「看護教員の資質向上」「看護学校評価全体会」「障がいをもつ学生指導」「医療安全教育」の各プロジェクトチームが生まれた。IT化，社会人入試など役割を終えたものもあるが，さらに国のカリキュラム改正を見越して，「看護教育内容標準化」プロジェクトチームを発足させた。法律の制定や改正の影響，近未来に必然性が高まると予測される課題や，顕在化もしくは潜在化している都立看学の問題点を分析し，その形や意味を洗い直し，考え方や思想を問いながら，新たな時代にふさわしい都立看学を創り直す作業を繰り返してきた。

　校長会は毎月1回，医療人材課長が召集して都庁で開催される。校長会プロジェクトチームは，校長会幹事が，年度当初に存廃を決定し，事案ごとに事務職の校長もしくは看護職の校長がリーダーとなり，学校を横断して副校長や教務係長（教務

主任)や係長クラスのベテラン教員，もしくは相談担当係長の代表者，本庁医療人材課看護担当副参事や学校係職員など，10名程度で構成した。ディスカッションを通して叡智を集め，各種調査を行い，法的解釈や文献収集などを重ね，科学的，客観的な検証をもとに新しい方法論を提案し合意を得るという形態で行った。結論が得られたものは，本庁で要綱などの行政上の手続きをとって機能していく。年度末には年間活動結果の報告書を必ず作成し，医療政策部長に説明することが慣例となっている。

これらの組織的な活動により，都立看学の運営の透明性，健全性，遵法性を高め，本庁はもとより医療機関，学生や保護者に対して説明責任を果たし，情報開示を積極的に行うことで，内部統制の確立および校長の管理者責任の明確化が図られた。と同時に，教育の結果平等に資することともなった。これこそ学校統治(ガバナンス)の思想と合致し，総合的な都立看学の学校力の向上をもたらしたと思料される。

しかし，組織も生き物である。アクティビティの高い良質な組織を維持するためには，校長以下，教職員の情熱とさらなる切磋琢磨が必須である。

この間，教員の研究成果は，学会発表を義務づけているものは当然であるが，それ以外についても積極的に公表することを推奨してきた。

本書は，看護学校の経営・管理論に関する本が今まで刊行されなかったことから，その視点を切り口として雑誌『看護教育』の2008年4月号より7回にわたって連載した内容に大幅な加筆修正を加えたものである。網野は現役を退いたものの，後輩の3名の看護職の校長(遠藤由美子，林慶子，齊藤茂子)とともにこれまでの成果を著すことができた。異動で看護学校を離れ少子社会対策部にいた前述の松原定雄は，幸い今年の7月に北多摩看護専門学校長に異動し，執筆に加わった。

ここで紹介している図表や資料などは東京都立看護専門学校校長会を中心に作成したものである。適切におおいに活用していただけることを望んでいる。本書が少しでも全国の看護専門学校の管理者や教員の皆様の参考になり，学校経営や管理の改善につながることになれば，執筆者一同望外の喜びである。

発刊に際し，今まで，校長会プロジェクトチームの活動を見守り，支援してくださった歴代の東京都福祉保健局医療政策部長，医療人材課長，学校担当係員の皆様，プロジェクトチームに尽力され退職された校長の皆様方，現職の校長をはじめ職員の皆様に対して厚くお礼を申し上げます。実習を通して学校運営に関与してくださった都立病院の院長や看護部長，看護部の皆様にもお礼を申し上げたいと思います。また，連載の企画者であった『看護教育』前編集者の河田由紀子さん，また現編集者である大野学さんに心より感謝いたします。

2008年11月15日

執筆者を代表して　網野　寛子

CONTENTS

第1章 専門学校の経営と管理の概要 ▶長田 泰幸

第2章 専門学校の組織運営 ▶大東 寛宜

第3章 カリキュラム編成 ▶中山 富子

第4章 医療安全への取り組み ▶安井 静子

第5章 教育と倫理 ▶篠原 千鶴子

第6章 専任教員に求められる能力 ▶篠原 千鶴子

第7章 学習支援　▶安井 静子

第8章 リスク（危機）管理　▶鈴木 教子

第9章 情報管理　▶鈴木 教子

第**10**章 入学生確保・進路支援 ▶加藤 奈保美

資料

専門学校の経営と管理の概要

専門学校を取り巻く状況

入学前の課題

　看護師を目指す者にとって，専門学校は大学より修学年数が1年短く，その分看護師国家試験を早く受験できること，また看護師として早く就業できること，そして大学に対して相対的に学費が安いこと等が入学を促す大きな魅力となっている。しかし，2019(令和元)年5月に「大学等における修学の支援に関する法律」が可決され[1]，2020(令和2)年4月より，低所得者世帯の者に対して授業料および入学金の減免制度の創設と給付型奨学金の支給の拡充が行われることになった(以下，高等教育の修学支援新制度)ことで，状況は変わるかもしれない。なかでも，給付型奨学金の支給の拡充では，学生が学業に専念できるように，学生生活を送るために必要な生活費が賄えるよう措置されるため，経済的負担が軽減される低所得者世帯の者が高等教育，とりわけ大学へ進学する可能性が大いに高まると考えられる。

　近年の景気拡大により，2014(平成26)年以降，有効求人倍率(新規学卒者を除きパートタイムを含む)[2]の年平均は1.0を大きく上回る数値で右肩上がりを続けているが，これとは逆に，都立看学7校が実施している社会人入試(受験資格：満25歳以上の者，居住地または就業地要件等あり)では，応募者数は，2011(平成23)年度(2010年実施)の1,300人をピークに減少しており，2020(令和2)年度(2019年実施)にはピーク時の34%にあたる437人となっている。この間の有効求人倍率は，2010(平成22)年の0.52から2018(平成30)年には1.61になっており，倍率の上昇にともなって応募者数が減少する傾向にある。

　看護師の雇用は，景気に左右されず，また2017(平成29)年の給与所得者の平均年収[3]が男性では532万円(45.9歳)，女性では287万円(46.2歳)であるのに対し，同年の看護師の平均年収[4]は男性489万円(36.0歳)，女性477万円(39.6歳)であり，その賃金は他の業種に比べ相対的に高くなっている。そのため，不景気時には，看護師資格を得るために，多くの社会人が専門学校を目指していたと考えられる。しかし，近年の有効求人倍率の上昇や雇用条件の改善等により，あえて数年の修学期間を要

する専門学校への入学意欲が失われたか，または入学の必要性がなくなったために社会人の応募者数が減少したと考えられる。ちなみに，東京都における最低賃金時間額の推移をみると，2010（平成22）年度は821円[5]だったが，2019（令和元）年10月には1,013円[6]に上昇している。また，同時期の最低賃金時間額の全国加重平均額も730円[5]から901円[6]に上昇している。

　なお，専門学校における入学者の中心的な存在である18歳人口は，2009（平成21）年から2020（令和2）年頃までほぼ横ばいで推移しているが，2021（令和3）年以降，減少することが予測されている[7]。仮に，看護師を養成する全国の大学や専門学校における看護師の養成人数が現状のまま1学年定員が5万2,863人（843校）[8]であれば，高校新卒者の争奪が，学校間でより活発化することになる。

入学後の課題

　看護師の需要は，社会の高齢化の進展にともない，今後も一定数が確実に存在する。そのため，特に公的な養成機関であれば，需要に見合った看護師を着実に養成しなければならず，その責任は重大である。しかし，応募者数の減少，延いては入学倍率の低下により，入学生の質の低下，言い換えれば学習到達度の低下や入学後に学習困難となる学生が生じる懸念がある。専門学校の最大の使命は，学生を看護師として輩出することであり，そのためには単位の修得や人格の形成のみならず，看護師国家試験の合格が最終的な目標となる。学習困難となる学生が出た場合，この目標を達成するには，個々の学生の学習到達度に合わせた個別指導等が有効であるが，そのためには専任教員によるマンパワーに頼らざるを得ない。

　また今後は，保健師助産師看護師学校養成所指定規則の指定基準以上に専任教員を配属していない専門学校においては，専任教員の疲弊による教授レベルの低下等，さらなる悪循環につながる可能性がある。看護教育の質を保証するためには，応募者数の確保，すなわち各専門学校における過去の入試実績とそれにより入学した学生の成績状況等から，適正な競争率の確保が絶対的に必要である。なお，2018（平成30）年度における全国の専門学校（3年課程）558校の競争率の平均は2.6であった[9]。

応募者の動向

高校新卒者（18歳）の動向

　18歳人口は，1992（平成4）年の205万人をピークに減少を続け，2009（平成21）年頃から120万人前後で推移していたが，2021（令和3）年頃から再び減少すると予測されている[7]。推計では，18歳人口は2033（令和15）年には101万人まで減少し，さらに2040（令和22）年には88万人まで減少するとされている[7]。一方，大学進学率

は一貫して上昇しており，2017（平成29）年は52.6％であったのが，2033（令和15）年には56.7％，2040（令和22）年には57.4％になると推計されている[7]。特に，女性の進学率の上昇幅は大きく，2007（平成19）年の40.6％から2017（平成29）年には49.1％へ上昇するとともに，その後も2033（令和15）年には55.5％，2040（令和22）年には56.3％に上昇すると推計されている[7]。大学進学者数等の将来推計（**図1-1**）は，「大学等における修学の支援に関する法律」の可決前に算出されたものであることから，高等教育の修学支援新制度の導入にともない，大学の進学率はさらに上昇する可能性がある。

2018（平成30）年3月に高校を卒業した者は105万6,378人おり[10]，卒業後の進路は，大学進学が52万4,158人，短期大学進学が4万8,696人，専門学校（専修学校専門課程・一般課程の合計）進学が22万6,198人，就職が18万5,780人となっている[11]。このうち，就職を選択した者は，高等教育の修学支援新制度の導入にともない，新たに大学や専門学校等へ進学する可能性がある。

以上から，一部の生徒が就職から専門学校への進学を選択することは考えられるが，18歳人口の減少や大学進学率の上昇，特に専門学校（3年課程）の入学者[9,12]の88.5％，20歳未満の入学者に限ると90.5％を女性が占めていることを考えると，女性の大学進学率の上昇は，今後の専門学校の経営に対して大きな脅威になると考えられる。

社会人経験者の動向

全国の専門学校（3年課程）の入学者の合計に占める高校新卒者の割合は，2008（平成20）年度[13]で70.1％（入学者2万3,186人中1万6,256人），2018（平成30）年度[9]で76.0％（入学者2万7,963人中2万1,247人）であり，概ね7割台で安定している。ただし，前述のとおり，2021（令和3）年頃から18歳人口の減少が予測されていることから，入学者に占める社会人経験者の割合の増加に期待したいところである。

この「社会人経験者」の定義は専門学校によりさまざまであると考えられる。厚生労働省の指針では，看護を目指す社会人経験者を「看護学以外の専攻で大学を卒業した後に看護師を志す看護学生や，社会人として一定の就労経験を経た後に看護師を志す看護学生」[14]と定義している。さらに，社会人経験者の特徴としては，「共に学ぶ高校新卒の看護学生に対し，その経験から得た論理的・批判的思考過程や対人関係を円滑に進めるといった，看護において重要な能力を模範的に示す『周囲に刺激を与える存在』となり得る」[14]としている。

都立看学においても，看護師を養成するうえで，社会人経験者は重要な存在であると考えており，2000（平成12）年度（1999年実施）に社会人入試（受験資格：満25歳以上で大学卒業や就労の有無は問わない等，厚生労働省の「社会人経験者」の定義とは異なる）として一部校において試験的に実施し，翌年度から全校において実施し

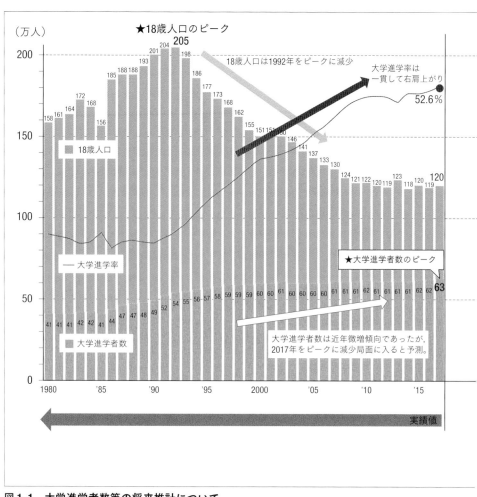

図1-1　大学進学者数等の将来推計について
〔文部科学省：将来構想部会（第9期〜）（第13回）配付資料2「大学への進学者数の将来推計について」より〕

てきた。現在では，入学定員の20〜30％を社会人入試により選抜しているが，その応募者数は，2011（平成23）年度（2010年実施）をピークに減少の一途をたどっている。応募者数減少の要因は複数考えられるが，一因として，前述のとおり，日本の景気動向が挙げられる。一般に，看護師資格は，景気低迷時における雇用情勢の悪化時にあっても就職に有利な資格とされている。反面，景気が好転し，雇用情勢が安定した際には，3年間の修学をしてまで資格を取得し，就職しようというモチベーションに至らないのではないかということである。

　つまり，社会人経験者には，専門学校への入学を希望する一定数の受験者は存在するものの，その数はその時々の景気動向に左右される可能性があるといえる。とはいえ，入学定員を安定的に確保するという学校経営の根幹に立ち返った場合，社会人経験者を含め，多様な受験者を対象としたさまざまな入試を実施することは，

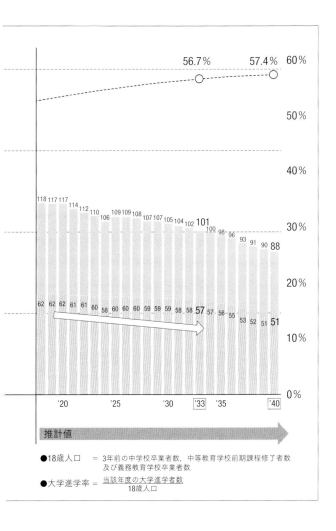

- ●18歳人口 ＝ 3年前の中学校卒業者数，中等教育学校前期課程修了者数
　　　　　　　　及び義務教育学校卒業者数
- ●大学進学率 ＝ 当該年度の大学進学者数 / 18歳人口

リスク分散のためには必要不可欠である。

高等教育の修学支援新制度の導入にともなう影響

　高等教育の修学支援新制度の導入にともない，文部科学省では，同制度の支援対象者は最大で約 75 万人と想定している[15]。2005（平成 17）年 11 月および 2006（平成 18）年 3 月に東京大学と大学経営・政策研究センターとが実施した高校新卒者の進学先の調査[16] では，両親の年収が 200 万円以下の家庭では，就職が 35.9％であるのに対し，大学（4 年制）進学は 28.2％，短期大学進学は 7.1％，専門学校進学は 24.1％であった。また，200 万〜400 万円以下の家庭では，就職が 27.3％であるのに対し，大学（4 年制）進学は 33.0％，短期大学進学は 11.9％，専門学校進学は 22.4％であった。このうち，「経済的ゆとりがあれば子どもにさせてあげたいこと」として，200

万円以下の家庭では，「就職より進学」が27.4%，「短大・専門より大学進学」が22.2%であり，200万〜400万円以下の家庭では，「就職より進学」が22.5%，「短大・専門より大学進学」が23.0%であった。

この調査から，高等教育の修学支援新制度の導入にともない，経済的な理由により就職を選択していた生徒が専門学校へ進学する可能性は高まるが，同時に専門学校へ進学していた生徒が進学先を大学へ変更する可能性も大いにあると考えられる。

ディプロマ・ポリシー，カリキュラム・ポリシー，アドミッション・ポリシー

3つのポリシーの基本的考え方と策定にあたっての個別留意事項

表1-1〜3は，文部科学省のガイドラインで示している3つのポリシー（ディプロマ，カリキュラム，アドミッション）の基本的な考え方[17]と策定にあたっての個別留意事項[17]を筆者が表にまとめたものである。ガイドラインは，各大学において3つのポリシーの策定と運用の指針となるよう整理されたものであるが，専門学校に置き換えて読んでみても十分に活用できる内容となっている。

3つのポリシーの意義

ガイドラインでは，3つのポリシーを一体的に策定し，公表することの意義を，**表1-4**のとおり大学自身はもとより，入学希望者・学生およびその保護者，高等学校関係者，さらには社会にとっての意義という3つの視点から述べている。特に，ポリシーの公表，すなわち可視化することの意義の重要性については，専門学校において各ポリシーを策定または見直しをするうえで，大いに参考になる箇所である。

◆大学にとっての意義

文部科学省は大学に対し，「三つのポリシーを策定し，それらに基づき，『自らの教育理念の実現に向け，どのような学生を受け入れ，求める能力をどのようなプログラムを通じて育成するか』という観点から，大学教育の『入り口』（入学者選抜）から『出口』（卒業認定・学位授与）までの教育の諸活動を一貫したものとして再構築し，その効果的な実施につとめることにより，学生に対する教育をより密度の濃い，充実したものにすることが期待される」[17]としている。また，大学は，学校教育法施行規則第165条の2により3つのポリシーを策定することとされており，これにより，内部質保証のためのPDCAサイクルの確立を図り，大学教育の充実に向けた大学教育の質的転換を図ることが求められている。

◆入学希望者・学生およびその保護者，高等学校関係者にとっての意義

入学希望者やその保護者等に対し，大学等における教育の「入り口」（入学者選抜）

表 1-1 ディプロマ・ポリシー

基本的な考え方	・各大学，学部・学科等の教育理念に基づき，どのような力を身につけた者に卒業を認定し，学位を授与するのかを定める基本的な方針であり，学生の学修成果の目標ともなるもの。
個別留意事項	・各大学の教育に関する内部質保証のための PDCA サイクルの起点として機能するよう，学生が身につけるべき資質・能力の目標を明確化すること。 ・「何ができるようになるか」に力点を置き，どのような学修成果を上げれば卒業を認定し，学位を授与するのかという方針をできる限り具体的に示すこと。その際，学士課程答申で示された「各専攻分野を通じて培う学士力〜学士課程共通の学習成果に関する参考指針〜」をふまえるとともに，日本学術会議の「大学教育の分野別質保証のための教育課程編成上の参照基準」等も参考とすることが考えられること。 ・学生の進路先等社会における顕在・潜在ニーズも十分にふまえたうえで策定すること。

表 1-2 カリキュラム・ポリシー

基本的な考え方	・ディプロマ・ポリシーの達成のために，どのような教育課程を編成し，どのような教育内容・方法を実施し，学修成果をどのように評価するのかを定める基本的な方針。
個別留意事項	・ディプロマ・ポリシーをふまえた教育課程編成，当該教育課程における学修方法・学修過程，学修成果の評価の在り方等を具体的に示すこと。その際，能動的学修の充実等，大学教育の質的転換に向けた取り組みの充実を重視すること。 ・卒業認定・学位授与に求められる体系的な教育課程の構築に向けて，初年次教育，教養教育，専門教育，キャリア教育等のさまざまな観点から検討を行うこと。特に，初年次教育については，多様な入学者が自ら学修計画を立て，主体的な学びを実践できるようにする観点から充実を図ること。

表 1-3 アドミッション・ポリシー

基本的な考え方	各大学，学部・学科等の教育理念，ディプロマ・ポリシー，カリキュラム・ポリシーに基づく教育内容等をふまえ，どのように入学者を受け入れるかを定める基本的な方針であり，受け入れる学生に求める学修成果（「学力の 3 要素」※についてどのような成果を求めるか）を示すもの。
個別留意事項	・ディプロマ・ポリシーおよびカリキュラム・ポリシーをふまえるとともに，「学力の 3 要素」を念頭に置き，入学前にどのような多様な能力をどのようにして身につけてきた学生を求めているか，入学後にどのような能力をどのようにして身につけられる学生を求めているか等，多様な学生を評価できるような入学者選抜の在り方について，できる限り具体的に示すこと。また，必要に応じ，入学前に学習しておくことが期待される内容についても示すこと。 ・入学者選抜において，アドミッション・ポリシーを具現化するためにどのような評価方法を多角的に活用するのか，それぞれの評価方法をどの程度の比重で扱うのか等を具体的に示すこと。

※学力の 3 要素：(1)知識・技能，(2)思考力・判断力・表現力等の能力，(3)主体性をもって多様な人々と協働して学ぶ態度

表1-4　3つのポリシーの意義

大学にとっての意義	・大学が，自らの定める目標に照らし，自大学における諸活動について点検・評価を行い，その結果に基づいて改革・改善を行い，その質を自ら保証する営み（内部質保証）を教育活動において確立するための指針となる。 ・体系的で組織的な大学教育の実現に向け，これに関わるすべての教職員が，どのような教育を行い，どのような人材を輩出するのかを共通理解し，連携して取り組むことを可能とする。 ・大学のもつ資源の戦略的・重点的な配分の企画立案，実施に効果的に活用できる。 ・高等学校卒業生だけでなく，留学生や社会人を含め，これまで以上に多様な学生を受け入れるにあたり，大学がどのような個性・特色，魅力をもち，どのような有為な人材を育成できるかということを対外的に示すことができる。
入学希望者・学生およびその保護者，高等学校関係者にとっての意義	・大学への入学希望者や学生，保護者，高等学校関係者等にとって，3つのポリシーは相互のコミュニケーションを改善し，接続を円滑化するうえでの大学からの重要なメッセージとなる。 ・具体的には，たとえば，入学希望者にとっては，当該大学でどのような教育研究が行われているのかをあらかじめ認識し，入学後の学修方法・学修過程や卒業までに求められる学修成果について見通しをもち，学びたい内容に照らして大学を選ぶことが可能となるとともに，大学が初等中等教育段階におけるどのような学修成果を求めているのか，入学までに何を身につけなければならないのかが明確になる。 ・学生にとっては，自らの学ぶ教育課程の目標や構造等を十分に理解したうえで，個々の学修活動に自覚的に取り組むことで，学問に主体的に向き合い，より密度の濃い学修成果を得ることが可能となる。 ・また，高等学校等において，個々の大学の強みや特色等をふまえ，生徒1人ひとりの将来目標を実現するという観点からの進路指導が促進される。
社会にとっての意義	・大学がどのような教育を行っているかが可視化されることにより，社会（地域社会，国際社会，産業界等）と大学との間で育成すべき人材像の共有や相互に連携した取り組みが可能になり，大学と社会との接続や相互の協働が改善される。

から「出口」（卒業認定・学位授与）までの一貫した流れを理解してもらうことは，自校の特色や他校との違いをアピールし，また入学時のミスマッチを防ぐためにも非常に有効である。この点からも3つのポリシーを策定し，公表することの意義は大きいと考えられる。

◆社会にとっての意義

専門学校では，国際社会や産業界との直接的なつながりはあまりないと考えられるが，臨地実習先の病院をはじめ，地域防災のための消防署等との連携等，地域社会とのつながりは多い。臨地実習先の病院には，実習を行う学生の人物像や学習進度等は伝えているものの，教育の諸活動を「入り口」（入学者選抜）から「出口」（卒業認定・学位授与）まで一貫した流れとして伝えている場合は少ない。ましてや，消防署等へはほとんど伝えていないのが現状である。教育の諸活動を可視化することにより，既存の関係先をはじめとする地域社会に，専門学校がより深く理解されるこ

表1-5　看護学士課程で学ぶすべての学生が身につけるべき基本的素養

1　看護学士教育を通して学生が獲得すべき知識と理解
（1）個人-家族-集団-地域を対象とする看護実践
（2）あらゆる年代の人々に対する看護実践
（3）多様な場で，継続的なケアを提供できる看護実践
（4）健康-疾患の連続性をふまえての看護実践
（5）ヘルスプロモーションや予防を促進する看護実践
2　看護学士教育課程を通して学生が獲得すべき基本的能力
（1）全人的に対象をとらえる基本的能力
（2）ヒューマンケアを提供するために必要な基本的能力
（3）根拠に基づく看護を展開できるために必要な基本的能力
（4）健康課題に対応した看護を展開できる基本的能力
（5）ケア環境とチーム体制を整備し看護を展開できる基本的能力
（6）生涯専門職としての研鑽を継続していく基本的能力
3　人々の健康の維持増進に必要なケア社会を志向する態度

〔日本学術会議　健康・生活科学委員会看護学分科会：報告　大学教育の分野別質保証のための教育課程編成上の参照　基準看護学分野，8-13，2017 より〕

とを期待したい。

看護分野におけるポリシーの策定

　3つのポリシーについては，学校教育法施行規則第165条の2に策定することが示されているが，同条は，学校教育法で定める学校のなかでも大学を対象としたものであり，専門学校が直接にこの規定を受けるものではない。しかし，策定および公表の意義を考えた場合，また教育の充実を図る点からも，今後は専門学校における3つのポリシーの策定および公表は必要不可欠であると考えられる。なお，高等専門学校は，学校教育法施行規則第179条の規定により大学に係る規定が準用され，大学と同様の扱いとなる。

　看護の分野では，日本学術会議がディプロマ・ポリシーの策定の際に参考となる考え方を，「看護学士課程で学ぶすべての学生が身につけるべき基本的素養」[18]として，**表1-5**のとおり示している。

都立看学におけるアドミッション・ポリシー

　都立看学では，7校共通のポリシーとして，2017（平成29）年1月にアドミッション・ポリシーを策定し，公表している。アドミッション・ポリシーの策定にあたっては，2015（平成27）年度に都立看学が看護学生に求める人物像を，①意欲，活力がある，②学習習慣が身についている，③自己理解ができる（他者理解，協調性，社会性），④コミュニケーション能力がある，⑤素直に物事が受け止められる，⑥自立性がある（バランス感覚がある），とし，これをもとに校長会（7つの都立看学の校長が

表1-6　都立看学のアドミッション・ポリシー

　生命の尊厳と高い倫理観を基盤とした豊かな人間性を養い，人間に対する深い理解と共感を持つことのできる看護の専門職業人を育成します。また，科学的根拠に基づく知識・技術を習得し，他の職種と協働しながら，人々の最適な健康状態の実現に向けて支援できる基礎的な看護実践能力を育成します。

　さらには，生涯にわたって自己啓発につとめ，保健医療福祉の分野の発展に貢献できる人材を育成していきます。

　そのため，私たちは看護師を目指す次のような資質を備えた人の入学を期待しています。

❖人を思いやる気持ちをもち，他者と協調して人間関係を構築できる人
❖物事をありのままに受け止めることができ，誠実に対応できる人
❖自分の思いや考えを，自分の言葉で表現することができる人
❖学習習慣を身につけて，意欲的に学び続けられる人
❖マナーやルールを守り，責任ある行動がとれる人

集まる月1回の定例会）において検討した。校長会での検討は，2016（平成28）年10月～2017（平成29）年1月までであり，その過程で前述の人物像をさらに膨らませた「都立看学が期待する看護学生像（素案）」を策定し，それに対する各都立看学の意見を聴取し，修正を加えたうえで，アドミッション・ポリシーとして決定している（**表1-6**）。

　アドミッション・ポリシーは，各専門学校の教育理念や教育内容等をふまえ，どのように入学者を受け入れるかを定める基本的な方針である。そのため，策定にあたっては，学校管理者である校長が主導的な役割を果たすことになるが，その過程において専任教員や事務職員等，広範な関係者から意見聴取をすることが望ましい。

専門学校における予算と管理

専門学校における予算

　都立看学における学生1人あたりの1年間の経費（7校平均）は，約128万円（2017年度）である。このうち，2019（令和元）年現在，学生が負担する費用[19]は，入学料が1万1,300円，授業料が年額で26万5,700円であり，差額は設置者の負担となっている。なお，東京都では，東京都立看護専門学校条例第1条において，都立看学の設置目的を「保健師助産師看護師法に基づく看護師を養成し，併せて東京都における看護師の充足を図る」としており，この都内における看護師の充足を図るという行政目的を達成するために，学校運営に関わる経費が毎年度予算化されている。

　地方自治体が設置者となっている場合，各自治体における行政目的を達成するために，低廉な学生負担での養成が可能となっている。また，医療法人等が設置者と

なっている専門学校では，母体となる病院の予算に依存することが多いと考えられるが，この場合でも，各病院の目的，たとえば病院における看護師の確保等を達成するために，戦略的に学生負担を軽減することは可能である。しかし，自治体立の専門学校であっても，民間立の専門学校であっても，学生からの授業料だけでは学校運営が厳しいことは事実である。健全財政のためには，「学校の総事業費の約65％を学生納付金で賄うことを目標にする」[20] との指摘もある。なお，大学における学生納付金は，2013（平成25）年度において国立大学法人では12％〔公財政（運営費交付金，補助金等収益の合計）は37％〕，公立大学法人では15％〔公財政（一般財源都道府県市負担額，国・都道府県支出額の合計）は32％〕であるのに対し，私立大学では77％となっている[21]（**図 1-2**）。

　ただし，専門学校の運営にあたっては，学校が存在する地方自治体からの公的補助金もあり，これらを勘案したうえで，学生確保につながる魅力的な授業料等を提示することは，教育内容の充実とともに重要である。東京都では，「教育内容を充実させ，もって都内における看護師等の充足を図り，都民の生命と安全の確保に寄与することを目的とする」[22] とした看護師等養成所運営費補助（基準額をもとに調整率を乗じる等して算出された額）を各専門学校に交付している（**表 1-7**）。

　専門学校における経営を考えた場合，その両輪は収入と支出である。一般に支出でもっとも割合が高いのは人件費支出であり，次いで教育研究経費支出である。これら教育活動による支出の割合は，専門学校の規模によっても異なると考えられるが，都内の看護を含む専門学校（275校）の事業活動収支に対する割合（平均）は，2017（平成29）年度において人件費支出が21.3％，教育研究経費支出が10.8％であった[23]。この数値は，看護専門学校のみを対象とした調査ではないが，自校の支出割合と比べる際の目安になるであろう。都立看学の場合，養成経費支出（人件費支出と事業費支出との合計）に対する人件費支出の割合（7校平均）は，2017（平成29）年度決算において67.6％であった。

　なお，施設・設備関係支出も決して小さい割合ではない。学習環境の整備に関して，文部科学省の答申では，高等教育が目指すべき姿の1つとして，「学生や教員の時間と場所の制約を受けにくい教育研究環境へのニーズに対応するとともに，生涯学び続ける力や主体性を涵養するため，大規模教室での授業ではなく，少人数のアクティブ・ラーニングや情報通信技術（ICT）を活用した新たな手法の導入が必要となる」[24] としている。これらをいかに自校の教育の特色として整備するかは，学生確保を図るうえで非常に有効と考えられるが，経営面からみた場合，整備の方針によっては多大な支出をともなうことから，社会的な需要や競合校等の整備状況をみながらの対応にならざるを得ないであろう。

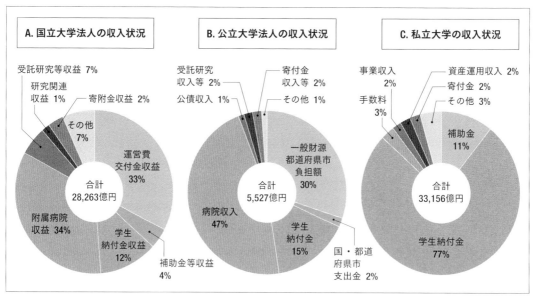

図1-2　2013（平成25）年度の日本の大学の財政状況
〔文部科学省：大学分科会（第135回）配付資料1-2「高等教育の将来構想に関する基礎データ」より〕

表1-7　看護師（3年課程・全日制）養成所における補助金の基準額

	自治体立	民間立
養成所1か所あたり	5,392,000	16,178,000
統合カリキュラム実施施設	2,210,000	6,633,000
総定員数が120人を超える養成所において，専任教員分として定員30人増すごとに	736,000	1,842,000
事務職員分として1か所あたり	178,000	536,000
生徒数1人あたり	5,160	15,500

（単位：円）

専門学校における管理

　専門学校における管理とは，保健師助産師看護師法，保健師助産師看護師法施行令，保健師助産師看護師学校養成所指定規則および看護師等養成所の運営に関する指導ガイドラインに基づく，物的管理，人的管理および運営管理である。

◆人的管理

　保健師助産師看護師法等では，専任教員の要件や配置人数，教務主任，実習調整者の配置等の詳細が記されているが，人的管理においてもっとも重要となるのは，人事考課である。人事考課は専門学校の設置者により，さまざまな尺度で実施されていると考えられるが，基本となる考え方は，職員の勤務実績を客観的かつ継続的に把握し，職員の能力と業績に基づいた公正な評価を行うことである。したがって，

評価は職員の人間性や人格を評価するものではなく，教員の職務遂行過程において
みられた具体的な行動に着目し評価することになる。

　特に，専門学校のようなフラット組織では，専任教員に職位の差はあるが，職務
においては，相互にほぼ対等な関係にある。そのため，人事考課では，専任教員の
職位に見合った評価をする必要がある。たとえば，2 人で構成されているカテゴ
リーのリーダーを，それぞれ課長代理級の専任教員と主任級の専任教員が受け持っ
た場合，その実績が同じであれば，主任級の専任教員のほうが課長代理級に比べ評
価は高くなる。人事考課では，職員のやる気を引き出すとともに，職位の高い職員
へは，より高度な目的を達成するよう指導することにより，専任教員の能力を引き
上げ，組織の活性化へとつなげる必要がある。

　厚生労働省では，看護教員の向上すべき資質と求められる能力について，**表 1-8**
のとおりまとめている[25]。専任教員の人事考課において参考にされたい。

◆ 運営管理

　看護師を養成する専門学校における目標は非常に明確であり，まさに看護師を養
成することである。すなわち，卒業年次生全員を看護師国家試験に合格させること
であり，そのために，学生に看護師国家試験の受験資格となる 97 単位 3,000 時間
〔2019（令和元）年時点〕に及ぶ教育課程の各学科を教授し，看護師として必要な知識
や技術を身につけさせることにある。

　当然，看護師を養成するには，単に看護に関わる知識や技術だけではなく，高い
倫理観や豊かな人間性を養うことも必要であるが，基本的には，看護師国家試験へ
の全員合格を達成するために，ヒト，モノ，カネを最大限有効に活用し，専門学校
という組織を計画的に運営管理することが必要になってくる。専門学校では，「看護
師を養成する」という使命のもと，各校の教育理念をふまえたディプロマ・ポリ
シー，カリキュラム・ポリシーおよびアドミッション・ポリシーを策定し，そのう
えで長期的または中期的な目標を設定し，それらをふまえた今年度の具体的な組織
目標を設定することになる。そして，専任教員および事務職員は，組織目標の達成
に向け，自らの役割を担っていくことになる。

　ここで，専門学校の運営管理を行ううえで課題となるのは，専門学校の組織が一
般的に，管理職（校長，副校長）以外は職位に大差ない専任教員が大多数を占め，横
に並んでいるフラットな組織だということである。このうち，看護師等養成所の運
営に関する指導ガイドラインによって，他の専任教員と区別しているのは，教務主
任と実習調整者のみである。

　会社組織であれば，一般的に職位と権限，そして権限にともなう責任は常に釣り
合いが保たれているが，専門学校においては，必ずしも職位と権限との釣り合いが
とれていない場合がある。たとえば，都立看学では，職員は統括課長代理，課長代
理，主任，主事と 4 つの職位に分かれているが，必ずしも各看護学のカテゴリーリー

表1-8　看護教員の向上すべき資質と求められる能力

向上すべき資質
・対人関係における自己の表現力や相手に対する理解 ・多様な個性を尊重する人権意識や倫理観，看護に対する価値観 ・人として，看護職として学生等の目標となることができる人間性

求められる能力

①教育実践能力

【教育課程】
・時代の要請に合ったカリキュラムを作成し，それを授業展開，評価，改善する能力

【授業設計・実施】
・自らの専門領域の教育のみでなく，すべての領域との関わりを意識して教育を展開する能力 ・学生等が，リアリティを感じながら自分の課題として学ぶことができる学習環境を設定する能力 ・学生等の体験や臨床実践の状況を教材化して学生等に説明する能力

【学生等指導・評価】
・多様な学生等に対応する指導力 ・臨地実習のなかで学習を積み重ねていく学生等を形成的に評価する能力 ・学生等が自らの能力開発に将来活かすことができるような客観的な評価を行う能力

②看護実践能力

・学生等に適切に教えることを目的として，看護の基本技術に加え，最新の医療に関する技術や知識を有し，看護を実践する能力

③研究能力

・専門分野の研究に関する最新情報を収集し，教育に活用できる能力 ・日々の教育活動のなかに課題を見出し，研究に取り組める能力

④コミュニケーション能力

・学生等に対するコミュニケーション能力 ・学生同士のコミュニケーションを支援する能力 ・他の領域の教員，実習施設との連携，協働する能力 ・実習施設との調整能力

⑤マネジメント能力

・提示するべきか守るべきかなど個人情報を適切に処理・管理する能力 ・運営に主体的に参画でき組織目標の達成に向け，リーダーシップが発揮できる能力

ダーが，統括課長代理や課長代理が担うわけではなく，カテゴリーによっては主任がリーダーの場合もある。この場合，主任がリーダーとしての権限と責任を，統括課長代理や課長代理がリーダーである場合と同じく担うことになる。これに対しては，前述のとおり人事考課により専任教員の職責に見合った評価をする必要がある。

　フラット組織では，一般に，組織目標が明確であれば，1人ひとりが責任をもって自らの役割を果たしていくが，ともするとその場の対応に終始したり，責任の所在を不明確にしたりするおそれがある。そのため，都立看学では，専任教員は必ず

いずれか 1 つのカテゴリーに所属し，原則として当該カテゴリーのリーダーからの指示，命令により行動することになる。フラット組織のなかに，複数の小さな係を設けたと考えればよいかもしれない。

また，各カテゴリーまたはカテゴリー間の課題等を調整する場として，各カテゴリーのリーダーからなるリーダー会がある。さらにすべての専任教員が参加し，学校運営に係る共通認識を図る場として教務会がある。これらにより，1 人ひとりの専任教員が担っている業務の進捗状況を複数の専任教員の目で確認することができ，責任の所在の明確化や統一的な対応がとれるよう情報の共有化等を図り，フラット組織の欠点を補っている。

◆ 学校運営評価

ここまでは，管理職の立場からどのように学校を運営管理するかという視点で述べてきたが，学校の運営管理に関しては，都立看学では，専任教員による学校運営評価を行い，その評価結果に基づいて各項目の改善に取り組んでいる。評価項目は，Ⅰ学校経営，Ⅱ教育課程・教育活動，Ⅲ学習成果，Ⅳ入学・卒業対策，就職・進路支援，Ⅴ学生生活への支援，Ⅵ財政，施設設備の管理，Ⅶ教職員の能力向上，Ⅷ広報・地域活動の 8 分類 25 項目であり（**巻末資料 11** ▶ 194 頁），各項目を 4 段階で評価したのち，その結果を各校の Web サイトで公開することとしている。

今後，これらの評価に，外部人材の意見を反映することが求められることになる。具体的には，高等教育の修学支援新制度の対象校となるために，「外部の意見を反映することができる組織への外部人材の複数配置」に関する規程を 2020（令和 2）年 4 月 1 日までに整備することとされている[26]。多くの専門学校が，高等教育の修学支援新制度に関する機関要件を申請すると考えられるが，今後は，学校の運営管理に関して，外部人材への説明など，説明責任がより厳しく求められると考えられる。

● 引用文献

1) 独立行政法人国立印刷局：官報（号外第 11 号），38–41，2019.
https://kanpou.npb.go.jp/old/20190517/20190517g00011/20190517g000110038f.html
2) 厚生労働省：プレスリリース（2019 年 2 月 1 日），9，2019.
https://www.mhlw.go.jp/content/11602000/000485204.pdf
3) 国税庁長官官房企画課：平成 29 年分民間給与実態統計調査―調査結果報告―，13，2018.
https://www.nta.go.jp/publication/statistics/kokuzeicho/minkan2017/pdf/000.pdf
4) 厚生労働省：平成 29 年賃金構造基本統計調査，表番号 2，2018.
https://www.e-stat.go.jp/stat-search/files?page=1&layout=datalist&toukei=00450091&tstat=000001011429&cycle=0&tclass 1=000001098975&tclass 2=000001098977&tclass 3=000001098986
5) 厚生労働省：平成 14 年度から平成 30 年度までの地域別最低賃金改定状況，2019.
https://www.mhlw.go.jp/content/11200000/000541154.pdf
6) 厚生労働省：地域別最低賃金の全国一覧，2019.
https://www.mhlw.go.jp/stf/seisakunitsuite/bunya/koyou_roudou/roudoukijun/minimumichiran/

7）文部科学省：大学への進学者数の将来推計について，1-8，2018.
 http://www.mext.go.jp/b_menu/shingi/chukyo/chukyo4/042/siryo/__icsFiles/afieldfile/
 2018/03/08/1401754_03.pdf
8）公益社団法人日本看護協会：学校養成所数及び定員，2017.
 https://www.nurse.or.jp/home/statistics/pdf/toukei11.pdf
9）厚生労働省：看護師等学校養成所入学状況及び卒業生就業状況調査，表番号 10，2018.
 https://www.e-stat.go.jp/stat-search/files?page=1&layout=datalist&toukei=00450141&ts
 tat=000001022606&cycle=8&tclass 1=000001123616&tclass 2=000001123635
10）文部科学省：学校基本調査，表番号 281，2018.
 https://www.e-stat.go.jp/stat-search/files?page=1&layout=datalist&toukei=00400001&ts
 tat=000001011528&cycle=0&tclass 1=000001123176&tclass 2=000001123177&tclass
 3=000001123192&tclass 4=000001123196&tclass 5=000001123197
11）前掲 10），表番号 283.
12）前掲 9），表番号 11.
13）厚生労働省：看護師等学校養成所入学状況及び卒業生就業状況調査，表番号 10，2008.
 https://www.e-stat.go.jp/stat-search/files?page=1&layout=datalist&toukei=00450141&ts
 tat=000001022606&cycle=8&tclass 1=000001022612&tclass 2=000001022615
14）厚生労働省：看護師養成所における社会人経験者の受け入れ準備・支援のための指針，1-2，
 2015.
 https://www.mhlw.go.jp/file/06-Seisakujouhou-10800000-Iseikyoku/0000079680.pdf
15）日本経済新聞（2019 年 5 月 10 日），2019.
 https://www.nikkei.com/article/DGXMZO44608510Q9A510C1CR0000/
16）東京大学大学院教育学研究科 大学経営・政策研究センター：高校生の進路と親の年収の関連
 について，3-4，2009.
 http://ump.p.u-tokyo.ac.jp/crump/resource/crump090731.pdf
17）文部科学省：「卒業認定・学位授与の方針」（ディプロマ・ポリシー），「教育課程編成・実施の
 方針」（カリキュラム・ポリシー）及び「入学者受入れの方針」（アドミッション・ポリシー）の策
 定及び運用に関するガイドライン，3-7，2016.
 http://www.mext.go.jp/b_menu/shingi/chukyo/chukyo4/houkoku/__icsFiles/afieldfile/
 2016/04/01/1369248_01_1.pdf
18）日本学術会議 健康・生活科学委員会看護学分科会：報告 大学教育の分野別質保証のための
 教育課程編成上の参照 基準看護学分野，8-13，2017.
 http://www.scj.go.jp/ja/info/kohyo/pdf/kohyo-23-h170929-9.pdf
19）東京都：東京都立看護専門学校条例 第 5 条，1977.
20）山田里津他：新・教務必携改定版看護学校の運営と管理，一般社団法人日本看護学校協議会共
 済会，39，2018.
21）文部科学省：高等教育の将来構想に関する基礎データ，15，2017.
 http://www.mext.go.jp/b_menu/shingi/chukyo/chukyo4/gijiroku/__icsFiles/afieldfile/
 2017/04/13/1384455_02_1.pdf
22）東京都：看護師等養成所運営費補助金交付要綱 第 1，1975.
23）公益社団法人東京都専修学校各種学校協会 公益財団法人東京都私学財団：平成 30 年度専修学
 校各種学校調査統計資料，175，2019.
 https://tsk.or.jp/pdf/dw-toukeiH30All.pdf
24）文部科学省：2040 年に向けた高等教育のグランドデザイン（答申），6，2018.
 http://www.mext.go.jp/component/b_menu/shingi/toushin/__icsFiles/afieldfile/2018/12/
 20/1411360_1_1_1.pdf
25）厚生労働省：今後の看護教員のあり方に関する検討会報告書，1-3，2010.
 https://www.mhlw.go.jp/shingi/2010/02/dl/s0217-7b.pdf
26）文部科学省：機関要件の確認事務に関する指針（2019 年度版），28，2019.
 http://www.mext.go.jp/component/a_menu/education/micro_detail/__icsFiles/afieldfile/
 2019/06/25/1418408_01_1.pdf

● URL の最終閲覧日は 2020 年 2 月 1 日

COLUMN

評価は常に難しい

　管理職になり，もっとも戸惑うのは職員に対する人事考課である。人が人を評価するのは，どの業界でも難しいと思うが，営業職であれば，販売実績と会社が求める販売目標との関係から客観的な評価が可能だろう。しかし，公務員の評価は非常に難しい。なぜなら，結果以上に，その過程がより重視されるからである。たとえば，2016（平成 28）年のオリンピック招致に向け，東京都は招致活動を行ってきたが，その時は成功しなかった。だからといって，招致が成功した 2020（令和 2）年の招致活動を行った職員がより高く評価されるという訳ではない。前回のノウハウがあったからこそ，2020（令和 2）年の招致につながったと考えれば，前回の活動も大いに評価されるべきである。

　専任教員の人事考課も同様である。単に看護師国家試験の合格率のみで判断するのではなく，合格に至る過程や学生の成長にいかに寄与したか，また若手教員の育成や学校運営にいかに寄与したか等，その過程にこそ評価すべき行動がある。その際，気をつけたいのが，評定誤差である。評定結果を「普通」ないし尺度上の中心点に集中させてしまう中心化傾向，公正な評定結果よりも常にプラスの方向に偏って甘く評定する寛大化傾向は，評定者として自信がないことの表れである。逆に，職員の担当職務に精通しているからこそ厳しい評定をする対比誤差は，専任教員の経験をもつ管理職では起こり得ることかもしれない。さらに，職員がある 1 つの項目について非常に優れていたり，逆に劣っていたりすると，その特殊な印象から他の評定項目も同様にみえてしまうハロー効果は，管理職が職員の個々の行動と結果を十分に把握していないことから起こるものである。これらは，私が人事考課をする際，常に意識している事項である。いずれにせよ，人が人を評価するというのは難しいと常に自覚しておくべきである。

第2章

専門学校の組織運営

人材あっての組織である。より望ましい組織を目指していくにあたり，人材をどのように育て，その能力を伸ばしていくかが肝要である。

本章では，都立看学における管理運営に関して，その組織のあり方を整理しつつ，組織を支える人材にスポットを当て，教職員および学生の両面からとらえていく。

組織体制

都立看学の組織体制は，校長，副校長，庶務担当および教務担当で構成されており，組織および分掌事務は**図 2-1** のとおりである。

なお，筆者は事務職であるが，都立看学では校長が事務職の場合，副校長は看護職が担う体制をとっており，行うべき管理業務をその専門性を活かして補完し合いながら遂行している。

庶務担当

専門学校における庶務担当は，①職員の人事・給与・福利厚生，②文書管理，③予算・決算・会計・契約，④公有財産の管理運用，⑤施設維持管理・庁内取り締まり，⑥入学試験，を主な業務として掲げている。

東京都の他の組織では，庶務担当の組織として，いわゆる庶務・管理部門と経理・契約部門とを分けている部署もあるが，都立看学においてはそれら業務を合わせて1つの担当としている。したがって，特に庶務担当課長代理は，その両方の部門の業務を進めていく必要がある。

庶務担当課長代理の他，都立看学では，庶務・管理部門を担う職員と，経理・契約部門を担う職員が配置されている。

相談担当

相談担当(看護専門学校運営業務専門員，看護専門学校相談担当員)が主として関わる業務として，①奨学金の申請手続き業務，②健康管理，③学生相談，④就職活動への支援，⑤各種証明書の発行，⑥各種届け出の受理，⑦学生共済制度，⑧学生

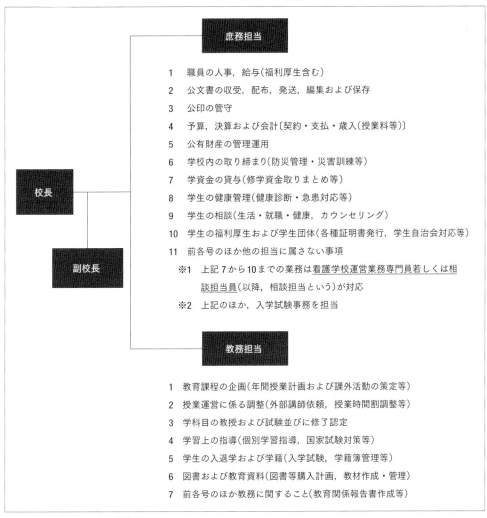

図 2-1　組織および分掌事務

中心に実施する行事への支援，⑨学生団体，⑩学生更衣室の管理，等がある。

　都立看学 7 校は，厚生労働大臣より専門実践教育訓練講座に指定されている。そのため，申請を行う学生は，教育訓練支援給付金受講証明書をハローワークに提出する必要があり，相談担当はそれにともなう証明書発行業務を行っている。また，就職支援に関しては，看護職でない管理職(校長・副校長)が違った視点でフォローしている。たとえば，後述するが，学生が就職先に提出するエントリーシートや学生の論文指導等である。

教務担当

　教務担当が主として関わる業務として，①教育課程の企画・運営，②授業運営，

③学科目の教授および試験ならびに修了認定，④学習上の指導，⑤入退学および学籍の管理，⑥図書の管理，⑦その他教務に関すること，等がある。

年度当初に，教務担当の役割分担として，「教員別年間担当表」(**表2-1**)を作成し決定する。業務分担にあたっては，それぞれの教員の業務経験等をふまえて全体の業務の質・量のバランスを考慮して決定する。

さらに，新任教員が配属となった場合には，プリセプターの役割をどの教員に担ってもらうか看護の専門領域等を総合的に判断して決定することが求められる。

また，業務の内容によっては，庶務担当との連携が必要になるものもあるので，特に校長は全体をみて，バランスのとれた業務分担になるよう配慮することが求められる。

組織目標と自己申告制度

組織目標

都立看学では，年度当初，各校において組織目標をそれぞれ策定する。各校の組織目標は，それぞれの学校の実情に応じて策定するが，看護基礎教育に関する根本的な課題や目標等は共通するため，類似の目標になる場合も多い。また，都立看学7校は，医療政策部・医療人材課の所管となっているため，所管部署の方針をふまえたうえで，組織目標を定めている。

筆者が校長を務める府中看護専門学校(以下，本校)では，校長が，年度当初に本庁の所管部署の組織目標をふまえつつ，自校の組織目標の素案を作成し，学内で行う会議において検討し決定している。

決定した組織目標をふまえ，職員1人ひとりが各自の目標を作成する。次に述べる東京都の自己申告制度における目標・成果シートに反映させ，各自の年間目標を設定し，それに沿って仕事を進めていく。

自己申告制度

◆制度の概要

東京都では，年度当初の目標を管理職と本人とが相互に確認し面接を行う等の取り組みを実施している。その目的は，「職員一人ひとりが自らの担当職務における課題を発見し，主体的な取組を行うことにより，効果的・効率的な職務遂行を図るとともに，職員と管理職とのコミュニケーションを活性化させ，きめ細かな人材育成と職員の意欲の向上を図る」[1]ということにあり，制度化されている。

都立看学7校についても同様に，その制度に沿って対応している。申告基準日は，当初申告は4月1日，中間申告は12月1日，最終申告は3月31日である。

表2-1 教員別年間担当表

＊名簿はカテゴリー順

No	教員名	実習調整・他分担	カテゴリ	学年	リーダー会	学校運営会議	式典司会	学校評価委員会	倫理委員会	作業部会	安全衛生委員会	図書委員会	学校PR委員会	大学卒単位認定	国試対策	入学前学習会	職場内研修係	安全教育	ボランティア	USB	OA	助産師学校進学相談	公開講座担当	プリセプター	美化担当	再就職支援	一日体験入学	ホームカミングデイ	体育祭	学校祭	クラスマネジメントM施設担当L	実習施設リーダー	教育実習	外部講師	授業研究	都専教
1	A	総括	総括	総括	◎	○		○	○	○	○	大委員会	○	◎	○	○							○			○	○						◎	◆		
2	B	教材視聴覚	基礎	1L	○										○	○			○							◎			○			実習	○		
3	C		基礎L	1	○											◎		○								○					○	○		
4	D		基礎	3L											○						◎					○		◎		○				
5	E	教員研修(4/25-3/4)	基礎	1									○	○		○					○				○		○			◎	○	○	実習		
6	F		成人L	2																															
7	G	実調副	成人		○	○	卒業				○							◎												○					
8	H	教務事務L	成人	2L											○															○	○	◎			
9	I							○	○																○				○					
10	J		老L		○								◎																				幹事	
11	K		老年		○			○	○	◎	○	○	○		○		◎					◎		○	○		◎				○	講義	幹事	
12	L		母性L									○					○							○	○		○						幹事	
13	M		母性	3	○								○											○			○		(写真)	(写真)	○	実習		
14	N		精L	1									(写真)		◎					◎				◎						◎				
15	O		精	3	○	○		○	○	○	○	○	○					○		○			◎	○				○			○	実習		○
16	P		小L	2	○		入学						写真							○									(写真)	(写真)	○	講義	◆	
17	Q		小児																			○	○			○								
18	R	形態機能L	在宅L	3	○	○	戴帽						○				○						◎		◎					○				○
19	S		在宅																																
20	T		統合			○						◎	○						○				○											○

L：リーダーの略

管理職が職員との面接を実施する時期は，当初申告は5〜6月，中間申告は11月頃である。最終申告については，書面提出により管理職が確認し，状況に応じて面接を行う場合がある。いずれも，面接は，前述した当該年度の組織目標をふまえて，相互に共通理解を図る機会として実施する。

　自己申告制度における面接は，都立看学においては所属長すなわち校長が実施するものであるが，実際は職員の同意をとったうえで副校長も面接に同席して行う場合が多い。

　職員との面接では，教員歴，専門性だけでなく，本人の健康状態，家族介護の有無，子育て中の職員であればその状況等，各職員のおかれている状況を把握し，総合的に配慮するよう努めるとともに，個人の年度目標設定において助言・指導等を行う。

　面接においては，たとえば基礎看護学等のカテゴリー（領域）のリーダーの役割を担う職員であれば，当該カテゴリーをいかに安定して運営していくか等，校長・副校長と職員とが相互にその内容を確認し，同時に1年間の業務の進め方等も含め話をする。

　特に非看護職の校長は，こういった面接の場を定期的に設定し，職員の話をよく聞くことを継続することにより，看護職の職員1人ひとりの個別の状況を把握することが可能となる。庶務担当職員，相談担当職員についても同様である。

◆目標管理の可視化

　都立看学では，東京都の自己申告制度をふまえ，年度当初に「何の業務を」「どの程度まで」「どのようにして」「いつまでに」を職務目標ごとに記入し，年度当初申告，中間申告および最終申告の段階ごとに，職務への取り組み状況，結果・評価等を追記していく方法をとっている。

　目標管理を一覧表にして可視化することで，職員1人ひとりのがんばりや仕事の内容，成果および課題が明確になる。それとともに，職員と管理職とのコミュニケーションツールになり，相互に共通認識するうえで有効である。

職員の人材育成

よりよい組織風土の醸成

　東京都では，2006（平成18）年3月に「東京都職員人材育成基本方針」を策定している。その後，2011（平成23）年11月に「これからの人事制度の基本的方向」を，2015（平成27）年3月に「都庁 組織・人事改革ポリシー」を策定している。

　これらの方針等は，東京都全体に向けてのものであり，都立看学の実態に必ずしもストレートに合致したものばかりではない。しかし，「組織として職員が有する人

材力を最大限に引き出し，実効性の高い成果を上げていくためには，その根底に『職員が互いに認め合い，自ら育つ』組織風土が不可欠」[2]という「都庁 組織・人事改革ポリシー」の理念は，専門学校においても留意していく必要がある。

専門学校においても，教育に関する考え方等に違いがあったとしても，同じ組織目標に向かって業務を進めていくことで，互いを認め合い，育ち合う組織風土をつくっていくことが大切である。

特に専門学校の教員は，実習，授業，学校行事，学生対応等，さまざまな業務に関わっていく必要があり，業務の質も量も膨大で多岐にわたるため，非常に大変な仕事である。違う分野の業務に携わってきた者としては，特にそう感じる。人は，多忙になればなるほど，自分のことで精一杯になってしまうものである。多忙であるからこそ，より一層お互いに助け合い，育ち合っていくという組織風土が大切である。

さらに，相互に協力して教員同士で仕事をする組織風土は，学生にもよい影響を及ぼす。教員が連携して業務を行う姿を見て，学生から，自分たちもそれに続こうと思ってもらえるような風土づくりが求められる。相互によい職場環境と学習環境がミックスすることで，学校全体としてのよりよい組織風土が醸成されていく。

専門学校で働く職員の人材育成

東京都の基本方針等をふまえ，専門学校で働く職員について，どのように人材育成を進めていくか，筆者が主に心がけている職員への対応等を中心に述べる。

◆庶務担当

庶務担当の業務については，着任当初からすべての分野に詳しい人は多くなく，また専門学校の庶務担当は初めてである場合も多い。

非看護職の校長の場合，自身がこれまでの職場で担ってきた経験をふまえて助言等を行うことが可能な場合もある。また，そういった助言が難しい場合でも，困っている状況が生じたらお互いに情報を共有し，ともに対応策を考えることが肝要である。

都立看学の場合は，7校あって共通の事務を行っているので，相互に連絡し連携し合うことができるメリットがある。必要に応じて，校長がその橋渡しを担うことも考えられる。

庶務担当は，課長代理の他，実務を担う職員が配置されている。それぞれの担当職員とよくコミュニケーションをとり，情報を共有し相互に連携して対応することがまずは大切である。先に述べた，自己申告面接の機会を活用することも一方法である。

◆相談担当

都立看学では，看護専門学校運営業務専門員(以下，運営業務専門員)および看護

専門学校相談担当員（以下，相談担当員）が配置されている。本校の場合，建物の構造もあって，相談室は同フロアーではあるが校長室と離れた位置にあるので，筆者としては，少なくとも1日1回は足を運んで相互に話をする時間を設けるように努めている。

都立看学の場合，運営業務専門員，相談担当員ともに非常勤としての配置となっている*。それでも，人材育成としては，それぞれの専門性をより一層伸ばしていくことが求められるため，都立の組織としての基本的な文書事務等について，庶務担当課長代理との相互に連携した業務遂行を促している。

運営業務専門員には，エントリーシートや小論文の書き方等に関する，学生への説明資料の内容についての助言等を行っていて，これについては後述する。相談担当員は，看護師資格を有しているため，学生からの健康相談に応じる業務を主に担っている。そのため，守秘義務に配慮しつつ，学生対応に関してのスキルアップを目指して可能な限り意見交換等行っている。

◆教務担当

教員の人材育成については，前述した自己申告面接を活用することから始めている。個々に応じたキャリア育成のための話し合いを行うことで，それぞれの職員にとって，より望ましい方向性を確認していく。また，各種研修への推薦や昇任試験の指導等も行っている。特に，主任級職選考の受験対象者は面接の前に把握しておき，面接の場で職員のおかれている状況に配慮しつつ受験勧奨等を行うようにしている。

さらには，昇任試験等の際に課される論文や面接に関して，添削指導や模擬面接の実施を通じて，個々の職員の育成を行っている。そして，学会への参加についても，経費の枠等の制限はあるものの，職員のキャリア育成のためにも，実情に応じた支援等に努めている。

専門学校における会議

学校組織と会議等の関係について，関連図として整理した（**図2-2**）。都立看学における会議は，大きく分けて，全校共通の会議と各学校主催の会議とがある（**表2-2**）。

全校共通の会議の主なものとしては，入学試験運営委員会および入学試験事務連絡会があり，本庁所管部署と都立看学7校の代表が集まり，入学試験に関わる協議や調整等を行っている。

校長会，副校長会，教務総括担当者会，実習調整者会および相談担当連絡会につ

＊2020（令和2）年4月から「会計年度任用職員」との位置づけになる予定。

24

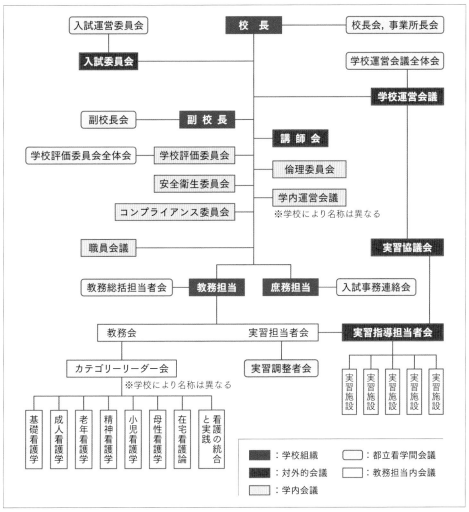

図 2-2　学校組織と会議等関連図　　　　平成 31 年度現在

いては，7 校の「横のつながり」の会議である。校長会であれば，7 校の校長が概ね月
1 回本庁に集まり，各種案件の議決や全体での意見交換等を行っている。また，各
学校の主催の会議としては，外部との会議（実習協議会，講師会等）および内部での
会議（全体会・教員会議，学内運営会議等）がある。

　専門学校の教員は，実習病院へ出張する業務が多くあり，常時学校に在席してい
るわけではない。そのため，会議資料等の事前準備を念入りに行うことはなかなか
難しく，また参加するメンバーが一堂に会することのできる日程を組むことも簡単
にはいかない。したがって，会議のもち方を論じるにあたっては，学校のおかれて
いる状況をふまえて考慮する必要がある。

　会議をもつにあたっては，会議に関わるメンバーの協力が必要である。「会議は，

表2-2　全校共通の会議と各学校主催の会議

学校の運営を円滑に適正に進めていくために，各種の委員会組織と会議が設けられている。各校において会議の名称や内容に関して多少の違いはあるが，代表的なものを一覧表にした。

	会議名	目的・内容	構成員	開催数
全校共通	入学試験運営委員会	都立看護専門学校全校に共通する入学試験の大要について協議，決定する	医療人材課長，看護人材担当課長，各校校長・副校長	数回/年
	入学試験事務連絡会	都立看護専門学校全校に共通する入学試験の事務について協議と連絡調整をする	医療人材課課長看護学校担当，各校入学試験事務担当者，課長代理（庶務担当）	数回/年
	学校評価委員会全体会	都立看護専門学校全体における学校評価の企画立案および課題の整理（学校評価に関する要綱より）	医療人材課長，看護人材担当課長各校の代表者	数回/年
	都立看護専門学校運営会議全体会	都立看護専門学校の臨地実習に関する事項および看護職員の資質向上に関する事項等について協議する	看護職校長または副校長，看護部長または看護科長，実習病院代表者，医療人材課課看護人材担当課長等から成る12名以内の構成員。全体会は年2回	
	校長会，副校長会，教務総括担当者会，実習調整者会，相談担当連絡会	都立看護専門学校全校に共通する事項の協議と連絡調整。各職責別に開催	職責ごと　該当者	適宜
各学校の主催	運営会議	学校の円滑かつ適正な運営を図る。教育計画と実習等に関する基本事項の協議〔都立看護専門学校の運営会議等に関する要綱　平成18年5月1日〕	校長および副校長実習施設等の管理職その他校長が適当と認めるもの	1回/年
	臨地実習協議会実習指導担当者会	運営会議の下部組織で臨地実習等に関する具体的事項の協議〔都立看護専門学校の運営会議等に関する要綱　平成18年5月1日〕	副校長，教務総括担当，実習調整者，専任教員，実習指導関係者	数回/年
	講師会	教育に関する協議と連絡・教育計画・学事報告・教育に関する意見交換	校長，副校長，講師，専任教員，その他校長が適当と認める者	1回/年
	学校評価委員会	・学校評価の企画立案，分析および進行管理・学校運営評価の最終評価	校長（委員長），校長が指名する委員	数回/年
	倫理委員会	・調査・研究および研究調査依頼に関する倫理的審査・研究・調査・報告等，対外的発表等に係る倫理的審査・その他校長が倫理的検討の必要性を認めた事項	校長，副校長，教務総括担当および校長が指名する委員	適宜
	入学試験委員会・社会人入学試験・推薦入学試験・一般入学試験	各校の入学試験に関する審議，協議，連絡調整	校長，副校長，教職員，その他校長が適当と認める者	数回/年
	職員会議・単位認定会議・卒業認定会議	教育上重要な事項を審議する・学事報告，単位認定・卒業認定・学生指導に関すること等	校長，副校長，教職員，その他校長が必要と認める者	数回/年
	学内運営会議※名称は学校によって異なる	学校全体に関わる管理運営事項の協議と連絡	校長，副校長，課長代理（庶務担当），教務総括担当，課長代理等，校長が必要と認める者	数回/月
	安全衛生委員会	安全衛生委員会設置要綱に沿って職員の健康障害の防止策や労働環境上の危険防止対策等の協議	総括安全衛生管理者（校長），衛生管理者，産業医，労働安全または衛生に関連する職員数名	1回/月
	コンプライアンス委員会	汚職等非行防止委員会設置要綱に沿って学校の事務事業執行の適正化および職員に係る汚職その他の非行事故防止を図る	校長，副校長，課長代理（庶務担当），教務総括担当，課長代理等，校長が必要と認める者	数回/年
	教員（教務）会議	具体的な教育活動の協議と連絡調整，教育計画立案・実施，評価，学生指導，学校行事，校務等	校長，副校長，教務総括担当，専任教員	1～2回/月
	カリキュラム（リーダー）会議	カリキュラムの充実と調整カリキュラムの作成・評価	副校長，教務総括担当，実習調整者，各看護学のリーダー	1～2回/月
	各看護学担当者会議（基礎・成人・老年・小児・母性・精神・在宅・看護の統合と実践）	各看護学の教育内容，教育方法の充実と向上　授業計画立案・授業内容検討，授業研究，授業アンケートおよび自己評価による授業評価	各看護学担当者	1～2回/月
	その他　学年担当者会　図書・教材・美化委員会等	その他の校務に関する協議と連絡調整	各担当者必要時学生	数回/年

26

集団で行う問題解決です。会議リーダーをはじめ，会議メンバー，事務局など，会議を運営するすべての人間の力が結集して，初めて会議は成功するのです」[3] と高橋は述べている。

ここでは実際の経験をもとに，学校の運営上，都立看学における要となる会議について述べる。

全体会・教員会議

学校における全体の合意を得ることにおいて，重要な位置づけにある会議である。

全体会は教員全員と学内運営会議メンバー，教員会議は庶務担当課長代理を除く全体会メンバーで行う会議である。本校では，全体会と教員会議は概ね月1回の頻度で原則として続けて実施している。

会議の進行としては，本校では最初に全体会，引き続き教員会議，この順で実施している。

校長が，年度当初に学校の基本方針として，組織目標をこの会議に提示する等，全体に周知を行うのは，この全体会・教員会議を活用している。

学内運営会議

学内運営会議は，校長・副校長・教務総括・庶務担当課長代理で構成し，学内における意思決定機関として月2回程度実施している。

以前は「幹部会」という呼称であったが，本校では2017（平成29）年度から「学内運営会議」という名称に変更した。

学内運営会議では，年間の行事計画をふまえ，効果的な学校運営が行えるように留意し，学校全体の基本的な方針を決定し実施する。

学生との良好な信頼関係の構築

学生と教職員との関わりは，実習や授業だけではなく，さまざまな機会や場面・状況に及んでいる。

学生にとって，専門学校で過ごす3年間は，さまざまなことを学びそして成長していく時間である。そのために，教職員として，その大切な期間を，学生とともに充実して共有していくことが必要である。

各種行事等での学生へのメッセージ

筆者は，まずは各種行事等での学生への挨拶に，できる限りのメッセージを込めることを心がけている。たとえば，実習が始まる前の，全体オリエンテーションの際等における校長の挨拶では，学年に応じた学生へのメッセージを伝えるようにし

ている。話をするにあたっては，前もって当該行事のこれまでの経過をふまえ，その行事を担当する教員とも事前に打ち合わせをしておくことが望ましい。

学生に対して，校長が自分の言葉で，しっかりと熱く語りかけることにより，学生とのコミュニケーションを深め，よりよい関係性の構築につながると考えている。

実習期間中の実習病院への訪問

学生が臨地実習させていただいている，実習病院等に出向き，学生の状況を把握することも大切である。臨地実習指導者や教員等から話を聞くなかで，普段の学内での様子とは違った学生の一面をみることもある。

非看護職の校長にとっては特に，看護の現場を見ることのできる機会として大切にしたい。

就職試験に向けた小論文（作文）等に関する助言・指導

2年生の段階で，就職試験に向け，「小論文（作文）」や「エントリーシート」について，相談担当職員等と連携して，学生への助言・指導等を行っている。

本校では校長が小論文（作文）を読み，必要に応じて気づいたところ等に助言を加えている。既に社会人経験のある学生もいるが，約6割の学生は高卒ストレートで入学してきているので，社会人として備えておくべき素養等，小論文の指導の場で助言している。非看護職である校長の視点でみることで，違った見方もできると思われる。

エントリーシートについては，文章を書く際の基本的なルールを押さえつつ，最低限，誤字脱字や適切でない言い回しがないか等，添削しコメントをつけて学生に返す。エントリーシートは面接日より前に提出の病院等がほとんどであるため，提出前に添削することが可能である。

事前の添削を行うことで，学生とのコミュニケーションを図ることができ，希望する医療機関に関しての助言を行うこともできる。

論文，エントリーシート，どちらにおいても学生によっては自主的に何度も添削を依頼してくる場合があるが，そういった学生が希望の医療機関への就職がかなうのは，非常にうれしいものである。

就職試験対策としての模擬面接

近年は，就職試験が早まる傾向があり，3年次の4月早々，あるいはそれより前の時期に早めに模擬面接を実施するようにしている。教職員が2人でペアを組み，学生1人ずつ個別に面接する形をとっている。面接する側は，学生が就職する病院の「事務長」や「看護部長」を想定して行う。入室から退室まで終えたら，学生に再度入室してもらい，振り返りを行って助言等を本人に伝える。

相談室では，できる限り面接質問例等，受験した者から聞き取り等をして情報収集等を行っており，模擬面接の場面で適宜活用している。また，模擬面接後の振り返りの時間も含め，学生とのコミュニケーションを十分にとり，信頼関係を構築することで，就職に関しての助言を行っている。

個々の学生との面接

各学年のリーダーは，年度当初に，学生との個別面接の日程を設定し，学生 1 人ひとりに話を直接聞く機会をもっている。その後も，学業に不安のある学生や，健康面で留意すべき学生等と，必要時個別に面接をすることを継続して行っている。抱えている課題に応じて，実習調整者や教務総括が同席して，個々の問題が解決するように指導している。

学生の状況に応じて，カウンセラーによる面接ができることを改めて紹介したり，相談室の職員が対応する事例もある。

学生 1 人ひとりのおかれている状況は，それぞれの家庭環境・経済状況や学習進度等によっても違いがあるので，個別具体的に適切に相談に応じる体制を構築することが肝要である。

学生によっては，メンタル面の落ち込みが激しい場合等もあるので，そのような場合は慎重に，かつ迅速な対応が求められる。校長としても，日頃から学生の状況を把握しておくこと，学内での情報共有をまめに行っておくことが必要である。

学生が主体となって行う取り組みへの対応

学生が主体となって行う，学校祭や体育祭等の行事においては，校長としては時に的確な助言をすることも大事である。特に体育祭では，久しぶりに負荷のかかる運動をする学生も多い。体育の講師による準備体操をしっかり行うことや，楽しくとも無理のないメニューを計画することも必要である。万が一，けがをしてしまうと，5 月からの臨地実習に支障を来すこともあるため注意が必要である。

筆者は，自身の経験から「昔スポーツをやっていた人は，そのよい時のイメージが残っているけれども，身体のほうはついていかないことが多い」という話を，体育祭の最初の挨拶の時に話している。

専門学校に勤める教職員のストレスケア

人は，より一層がんばって仕事をしよう，と思うものである。そこで，がんばり過ぎてしまうと，メンタル面で不調を来すことが多い。組織運営における「人」のマネジメントとして，職員のメンタルヘルスケアにも目を向けていく必要がある。

教職員のメンタルヘルスを巡る現状

◆看護教員

　実際に校長として看護教員をみていて感じることは，熱心にまじめに業務を進めようとする傾向が非常に強い，ということである。授業，演習，離れた施設での実習指導等の多重な業務に加え，授業・実習指導以外の委員会活動等の業務も多く抱えている。実習指導での早出勤務があり，そのなかでも，患者・家族，施設職員への気配りや調整を常時行うことが求められる。それに加え，自身の家庭・子育て・介護等と仕事を両立させていくことで，十分な授業準備時間がとれない等の悩みを抱えている職員が多い。

　これらのことから，看護教員は，疲れている割合が高く，ストレスケアが強く求められる職業であるため，組織的な対応が必要不可欠であると考える。

◆事務職員・相談担当職員

　教員だけではなく，事務職員や相談担当職員等のメンタルヘルスについてもスポットを当てていく必要がある。

　事務職員は，入試の受付業務，入学決定者の事務手続き，在学生や非常勤講師等の個人情報の取り扱い等に細心の注意を払わなければならず，またミスなくかつ迅速な進行管理も同時に求められる。庶務事務・契約事務・給与事務等，内部管理においても締め切りに追われながら，正確な事務処理能力を求められるポジションである。そういった状況にあって，なおかつ複数の業務が重なることもあり，体調を崩してしまうことがある。

　特に，新しい担当に着任して1年目で，不慣れな業務につくと，先行きの不安感や，仕事が追いつかないといったことで体調不良を引き起こす例もある。また，2年目以降や中堅・ベテランであっても，「ああ，去年はこの時期に辛い思いをしたなぁ」と思い至り，ストレスのかかる時期が巡ってくることにより，メンタル面で疲れた状態になること等もある。

　また，相談担当職員についても，ストレスのかかる状況に留意する必要がある。前述したが，都立看学においては，相談室に看護専門学校運営業務専門員と看護専門学校相談担当員が配置されている。学校では，年度が替わるたびに学生の概ね1/3が入れ替わる。そのため，年度はじめに職員は，新1年生に関わるさまざまな手続きに加え，全学年の健康診断の実施，奨学金手続き，新3年生の就職相談，面接の設定やエントリーシートの助言等，多岐にわたる業務をこなさなければならない。体調を崩していないかどうか，組織として，業務の進捗状況をまずはしっかり把握することが求められる。

教職員へのメンタルヘルスケア

◆ 看護教員

　看護教員は，教室での授業だけでなく，日常的に実習施設での実習指導を行うという職場環境にある。出張先での業務が多いため，教員の状況を管理職が日常的に直接把握するということが難しい面がある。

　校長の取り組むべきこととしては，副校長，実習調整者や教務総括担当との連携をよくして，随時，報告を受けることが大切である。それとともに，自身も職員1人ひとりに声をかける等，日常から職場全体に気を配ることが望まれる。個々の健康面に関して日常から留意しておくことが必要であり，普段と違った様子がみられるような場合には，周囲の状況をみながら，タイミングをみて直接本人から話を聞いたりすることが肝要である。

　また，組織目標のところでも述べたが，校長は，職員との定期的な面接を行うことが望ましい。都立看学では，春と秋の時期，自己申告面接を行うことになるので，その機会を活用している。校長の側から質問だけ行うのではなく，「この（面接の）機会に，何か話をしておきたいこと，確認したいこと，その他のことでも，何かありますか」と聞くことが大切である。約半年に1回，相互に話をする機会をもつことで，互いのコミュニケーションを豊かにし，信頼関係を構築することに寄与することができる。

　面接を通じてコミュニケーションを図り，それぞれの思いや悩みをできるだけ共有することで，相互の信頼関係やメンタル面の安定も図れると思う。

◆ 事務職員・相談担当職員

　事務職員・相談担当職員については，教員に比べて学外に出張する比率としては高くはないが，さまざまな案件への対応を求められることが多い。外部からの問い合わせや，来校された方へ臨機応変に対応することが必要である。また，老朽化した校舎であったりすると，急に設備に不具合が生じたりして，応急処置も含めた対応が求められる。

　校長は，それぞれの職員の「専門性」をできる限り理解することが必要である。専門であるからこそ困っても気軽に相談できない職員もいるので，職員の状況を，課長代理とともに理解し，組織内で悩みを共有できるようにすることが必要である。

　具体的な対処法としては，定期的にミーティングを開いて相互に情報を共有することである。本校では，庶務・相談ミーティングを週1回，曜日を決めて，朝9時半から30分程度実施し，各人の分担業務の進捗状況を報告している。このようなミーティングを継続していくことで，少しずつではあるが，仕事をするうえで困っていること等を共有でき，個々のメンタル面でも安定するベクトルに向かうのではないかと思われる。

　なお，春と秋の時期，事務職員・相談担当職員においても自己申告面接を行うこ

とは共通である。常勤職員だけではなく，非常勤職員や臨時職員についても，同様の時期に面接を実施し，個々の職員が抱える案件を把握するように努めている。

相談窓口等の社会資源の情報提供

2014(平成26)年6月，労働安全衛生法の一部が改正され，ストレスチェック制度が設けられた。メンタルヘルスに関する不調について，57項目からなる「職業性ストレス簡易調査票」を使用して対応することが望ましいとされている。都立看学においても，東京都職員全体に関わる対応策としての位置づけのなかで，ストレスチェックの実施等が行われている。校長は，職員がストレスチェック制度を活用することについて，適切に周知を行うことが求められる。

そのうえで，メンタル面の不調等を目立って訴えていなくても，普段と違う様子があるか等，心身の不調を来していないかどうか，常に気を配って組織全員に関してその把握に努めていく必要がある。

相談窓口等の社会資源についても，組織を所管する部署や産業医等とも連携しながら把握しておくことが肝要である。そして，各職員の状況に応じて，適切に情報提供を行う。

職員1人ひとりに真摯に向き合い，対応していくことが，校長の役割として今後より一層必要であると考える。

施設・設備面への対応

最後に，これまで述べてきたのとは少し違った視点でみて，施設・設備面への対応を述べる。開校から長い年月が過ぎて施設の老朽化が進んでいる学校においては，校舎や施設設備に関わる資源についての留意が必要である。

とりわけ，安全面に関することは重要である。本校もそうであるが，老朽化にともなって給水関係，電気設備関係等，不具合が発生する頻度は高くなる。建物のなかでは，多数の学生や教職員等が活動しているため，安全面に配慮した予算措置・改修計画等，早めに対策を講じておくことが求められる。

● 引用文献

1) 東京都総務局人事部編：職員ハンドブック2019，319，2019.
2) 前掲1)，219.
3) 高橋誠：会議の進め方＜第2版＞，50，日本経済新聞出版社．2008.

第3章

カリキュラム編成

時代の変化とカリキュラム

カリキュラムと教育課程

　カリキュラムとは，新教育学大事典によると「語源的にはラテン語のcursum＝競争路を意味し，いわゆるコース・オブ・スタディcourse of studyと同義」[1]である。カリキュラムの定義は一様ではないが，教育の目標，教育内容，教材，教授＝学習活動，評価活動等の計画から実践までを含み，学習者の学習経験の総体としてもとらえられる広い概念である。

　一方，教育課程はカリキュラムの訳語とされるが，一般には，初等中等教育の行政用語である教科課程といわれていたものが，戦後に教育課程と言い換えられた。杉森は教育課程について，「現在では，教育目的に即して，学生の学習活動を援助するために，教育施設が計画的・組織的に編成した教育内容を示す用語として使用している」[2]としている。

　カリキュラムと教育課程という用語を比較してみると，カリキュラムは学習者側からみた学びの総体としての意味合いが強く，それに対して教育課程は，主に学校・教師側からみた学習者への教育内容の計画を表しており，後述する潜在的カリキュラム(hidden curriculum)の意味は含まれていない。

看護師養成教育の法的根拠

　看護師養成教育は，学校教育法と保健師助産師看護師法(以下，保助看法)と2つの法律を根拠として運営される。看護専門学校の多くは学校教育法による専修学校として位置づき，保助看法の保健師助産師看護師等学校養成所指定規則(以下，指定規則)第4条3項に教育内容の指定基準が定められている。教育内容・単位数が別表三に定める以上であることとされており，これを遵守することにより国家試験受験資格が与えられる。2008(平成20)年の第4次改正カリキュラムと2022(令和4)年に予定される第5次改正カリキュラムの別表三を**表3-1, 2**に示す。看護師教育の基本的考え方，留意点等は，看護師等養成所の運営に関する指導ガイドライン(以下，指導

表3-1　別表三（第四条関係）

	教育内容		単位数
基礎分野	科学的思考の基盤 人間と生活・社会の理解	}	13
専門基礎分野	人体の構造と機能 疾病の成り立ちと回復の促進	}	15
	健康支援と社会保障制度		6
専門分野Ⅰ	基礎看護学		10
	臨地実習		3
	基礎看護学		3
専門分野Ⅱ	成人看護学		6
	老年看護学		4
	小児看護学		4
	母性看護学		4
	精神看護学		4
	臨地実習		16
	成人看護学		6
	老年看護学		4
	小児看護学		2
	母性看護学		2
	精神看護学		2
統合分野	在宅看護論		4
	看護の統合と実践		4
	臨地実習		4
	在宅看護論		2
	看護の統合と実践		2
合　　　計			97

〔厚生労働省：保健師助産師看護師学校養成所指定規則（https://www.mhlw.go.jp/stf/shingi/2r9852000001vb6satt/2r9852000001vbj5.pdf）より〕

ガイドライン）をもとに各都道府県が定めた看護師等養成所の運営に関する指導要領の別表3に記されている。なお，本章では，これ以降「指導要領」と記している場合は，東京都の指導要領を指す。

社会の変化と指定規則の変遷

1951（昭和26）年に制定された指定規則は，医療・看護を取り巻く社会の変化，医療提供体制の変化，看護基礎教育の環境や学習者の変化等に応じて，1989（平成元）年の第2次改正以降，約10年に1度のペースで改正されている。この年には，少子・高齢社会の進展にともない老年看護学が新設され，1996（平成8）年の第3次改正では教育科目から教育内容による規定に変更され，在宅看護論，精神看護学の新設とともに単位制が導入された。2008（平成20）年の第4次改正では統合分野が創設

表3-2　別表三　改正案（第四条関係）

教育内容		単位数
基礎分野	科学的思考の基盤 人間と生活・社会の理解	14
専門基礎分野	人体の構造と機能 疾病の成り立ちと回復の促進	16
	健康支援と社会保障制度	6
専門分野	基礎看護学	11
	地域・在宅看護論	6（4）
	成人看護学	6
	老年看護学	4
	小児看護学	4
	母性看護学	4
	精神看護学	4
	看護の統合と実践	4
	臨地実習	23
	基礎看護学	3
	地域・在宅看護論	2
	成人看護学 　老年看護学	4
	小児看護学	2
	母性看護学	2
	精神看護学	2
	看護の統合と実践	2
合　　計		102（100）

〔厚生労働省：看護基礎教育検討会報告書（https://www.mhlw.go.jp/content/10805000/000557411.pdf）より〕

され，在宅看護論が専門分野から統合分野に移行した。そして，2022（令和4）年に予定される第5次改正では，在宅看護論を地域・在宅看護論に名称変更し，対象や療養の場の多様化にも対応できるよう内容を充実させる。このような指定規則の変遷をみても，社会のニーズに合わせて教育内容が改正され，看護基礎教育の学びのフィールドも病院内だけでなく在宅，地域へと拡大，シフトしているのがわかる。

　看護を取り巻く社会情勢が加速的に変化していくなか，これからの看護基礎教育を考えるうえで，国が定める指定規則の教育内容を，そのまま自校のカリキュラムと称して運営していくには限界がある。各養成所は5年，10年先を見すえ，社会から求められる看護師の養成に創造的に取り組む必要がある。

時代の変化に対応したカリキュラム

　都立看学の校長会では，近年の看護を取り巻く社会情勢の変化や入学してくる学生像の変化等から，教育の充実に向けた検討の必要性を認識し，2015（平成27）年度から「看護基礎教育の充実検討プロジェクトチーム（以下，充実PT）」を立ち上げた。

表 3-3　医療の動向と社会から求められる看護師像

		医療の動向	社会から求められる看護師像
1	少子超高齢社会と医療提供体制	少子超高齢社会の進展による人口構成の変化，国民の医療・介護ニーズの多様化，都市部での高齢化率の高さ，医療費の高騰による財源の限界，保健医療福祉人材の不足などにより，医療は施設中心から地域へとシフトし，地域包括ケア体制を推進していく。	○施設内看護だけではなく，人々の生活の場である地域（在宅）医療を担っていける看護師 ○多職種と協働してチーム医療を担っていける看護師
2	医療機能の分化が進み，短期集中する急性期医療	医療機能の分化が益々進み，急性期病院では医療ニーズが高く，緊急かつ重症化した患者に対して，高度な医療技術を駆使した短期集中治療が行われ，在院日数はさらに短縮する。	○入院時から退院，さらにその後の生活をも見すえ，患者の状況を的確に判断しつつ，先を見通す力をもった看護師 ○専門的知識・技術をもち，新たな高度医療を担っていくために自己研鑽をしていける看護師
3	疾病や障害を抱えながら地域で生活する人の増加	高齢者や生活習慣病に罹患する人が増加することにより，疾患や障害を抱えながら地域で生活する人が増加する。	○対象が疾患や障害を抱えながら「その人らしく生活できること」を支援できる看護師 ○その人の「健康」についての価値観や人生観を尊重し，尊厳をもって人生を送ることができるよう支援できる看護師
4	多死社会と終末医療の多様化	超高齢多死社会となり，病院，施設，在宅のあらゆる場で人生の最終段階を迎える人が増加する。	○対象や家族に寄り添い，最期まで尊厳を保ちながら，その人らしい生を全うできるような看とりができる看護師
5	IT化やグローバル化の進展に伴う医療への影響	首都東京は，更なる情報化，グローバル化が進展し，異文化の共生，価値の多様化が進み，医療ニーズの多様化や患者や利用者の権利意識が高まる。	○対象の価値観を尊重し，アドボケーターとしての役割の発揮や個人情報の保護に努めるなど高い倫理観をもった看護師

　翌年度からは，次期カリキュラムに向けての準備と位置づけて充実 PT を継続している。充実 PT の構成メンバーは，7 校ある都立看学の看護職の校長と副校長，教務総括担当（指導要領における教務主任）に専門学校を所管する福祉保健局医療政策部看護人材担当課長が加わり総勢 16 名である。

　都立看学は，都民の健康の担い手として活躍できる看護人材の育成を責務としていることから，首都東京における医療の動向を見すえ，今後どのような看護師が社会から求められるかを話し合った。その結果，**表 3-3** に示すように 5 つの医療の動向とそれぞれに対応した求められる看護師像を整理した。これをふまえ，都立看学では，「対象が健康でその人らしく生活することを医療の側面から支えることができる看護師」の育成を目指すことにした。

表 3-4　都立看護専門学校の教育理念

> 　都立看護専門学校は，都内にある保健医療福祉施設や地域において，都民の健康の担い手として活躍できる看護師の輩出を責務とし，人々が健康でその人らしい生活が送れるよう医療の側面から支えることができる看護師を育成する。
>
> 　社会のニーズに即した看護の役割を果たすために，学生がこれまで培ってきた 4 つの力，すなわち「感じ取る力」「考え構成する力」「表現（具現化）する力」「成長する力」をさらに発展させながら，さまざまな対象，健康段階，看護活動の場に応じた基礎的な看護実践能力を養う。
>
> 　人間の尊厳を守り，権利を擁護し，看護専門職として倫理観に基づいた責任ある行動をとるとともに，生涯にわたり学び続ける姿勢をもち，保健医療福祉の発展に貢献できる人材を育成する。

学校の特色を活かしたカリキュラム

教育理念とカリキュラム

　看護系大学が急増し，18 歳人口が減少していくなか，専門学校はどこの学校も受験生確保，質の高い入学生確保に頭を痛めていることだろう。学校説明会に来る受験生に自校の教育の特徴をアピールできているだろうか。

　学校の設置主体の教育理念は，カリキュラムを作成していく基盤となる。たとえば，日本赤十字社が設置主体である看護大学の建学の精神や専門学校の教育理念には，赤十字の基本理念である「人道」が謳われている。教育理念には，学校が何を拠り所として，どういう看護師を育成しようとしているのか，教育のあり方が示され，学校の教育の特色として盛り込まれている。

　充実 PT で合意した都立看学の教育理念は，「都民の健康の担い手として都内の施設や地域で働く看護師を養成すること」「社会が求める看護のニーズに応えるために学生がもっている力を発展させて基礎的な看護実践能力を養うこと」「看護専門職としての倫理観を醸成し，保健医療福祉の発展に貢献できる人材を育成すること」である。明文化した教育理念を**表 3-4** に示す。

育てたい看護実践能力

　看護基礎教育のカリキュラムを考える際に，どのような看護実践能力を育成したいのかは議論になるところであるが，実は「看護実践能力」そのものの定義が多岐にわたり，いまだ定説といえるものは見当たらない。高瀬ら[3] は，看護実践能力を大別すると，①看護技術力を重視した行動主義論，②業務遂行に必要な個々人がもつ特性によって構成される一般特性論，③特定の文脈で必要とされる知識や技術，態度，思考力そして価値観等の要素からなる全体論の 3 つに分けられると述べている。

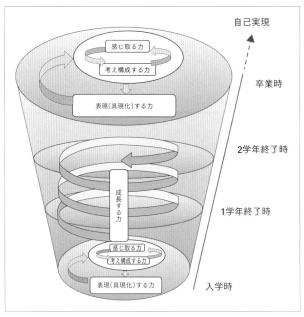

図 3-1　都立看学で発展させたい 4 つの力

　都立看学では，看護実践能力を単に技術の向上のみならず，看護実践に関わる思考や判断，態度等の要素を含む全体論としてとらえている。

　そのため，対象が健康でその人らしい生活ができるよう医療の側面から支える看護師を育成するうえでケアリングのできる看護師を育てることが重要との意見が出された。そこで，「感じ取る力」「考え構成する力」「表現（具現化）する力」「成長する力」の 4 つの力を発展させていくことが看護実践能力につながっていくのではないかという考えに至った。具体的には，対象の思いや状況を感じ取り，どのような支援が必要か考え，対象に提供する看護としてまとまりのあるものに組み立て，看護行為として具現化していく力である。学習により，このプロセスを繰り返すことで看護をより創造的に考え，実践できるようになり，看護学生として成長していく力が身についていくのである。

　以下に都立看学で発展させたい 4 つの力の解説を加えるとともに，その関係を**図 3-1** に示した

1）感じ取る力：対象への関心と思いやりをもって接し，看護のフォーカスを当てて，受け止めるべきサインをキャッチする力である。看護が受け止めるべきサインとは，「健康上の心身の状況」「痛みや苦しみ，悲しみ，喜び等の心の動き」「その人らしい生きよう」等であり，それらを関わりのなかで，察し，気づき，自己の看護に取り込む力である。

2）考え構成する力：キャッチした対象の反応の意味を分析し，看護の必要性や方

向性を導き出そうと思いめぐらし，これまでの経験や知識と照らし合わせつつ判断して，対象に提供できるまでに思考を組み立てる力である。考える力には，推察，検索，解釈，分析等が含まれ，それらをまとまりがあるものに組み立てる力が構成力である。

3）**表現(具現化)する力**：対象を尊重し，気遣いながら，考え構成した看護を行為として具現化する力である。

4）**成長する力**：看護行為として表現(具現化)した結果や対象の反応等を感じ取り，さらに考え構成し，対象に合った看護に質を向上させていく。このサイクルを繰り返すことで学生の看護のとらえ方が深まり広がっていき，創造的に考えられるようになっていく。それが成長する力である。

学校の特色を活かした教育の工夫

　都立看学は区部に 3 校，多摩地域に 4 校あり，全校が 3 年課程の看護師養成課程である。7 校というスケールメリットを活かし，教育の質向上のために，これまでさまざまな取り組みを行ってきた。カリキュラム検討についても，前述した充実 PT を立ち上げ，複数年にわたり議論を重ねながら創造していくことができる。単独の専門学校の教員からみれば恵まれた環境といえるだろう。

　しかし悩みはある。7 校共通の教育理念に基づいた共通のカリキュラムで運営すると，それぞれの学校の特色がはっきりしなくなる。教職員も数年間に 1 度の割合で異動があるため，固定された集団ではない。筆者が広尾看護専門学校(以下，広尾看学)の校長時代に学校説明会の参加者から「他の都立看学との違いはありますか」とたびたび聞かれた。それに対して，7 校共通のカリキュラムで運営しているので，教育内容に大きな違いはないが，学校により講師や実習施設に違いがあること等を説明した。しかし，説得力には欠けていたと思う。東京は交通網の発達により，受験生の居住地によっては複数の都立看学が通学可能となるため，当然比較されるのである。

　そこで，都立看学は 7 校の共通性を基盤としながら，同時に各校の独自性をも併せもった教育の展開に取り組んでいる。学校の伝統，校舎の環境や地域との関係，実習施設等の学習環境，長い間に醸成されてきた学生の雰囲気等から学校の特色を織り込んだ教育内容や方法の工夫をしている。一例として，広尾看学の特色を紹介する。

　都立広尾病院と同敷地内にあり，学生は学校の更衣室でユニフォームに着替えて臨地実習に行けるという便利さがあり，基礎看護学実習から看護の統合と実践の実習まで全領域の実習を受け入れてもらっている。同病院は東京都の基幹災害拠点病院であり，学校は病院との協力関係にある。年に数回行われる災害訓練やトリアージ訓練の企画会議や打ち合わせに看護教員が参加し，学生は訓練時に負傷者役やメッセンジャー役，救護補助役等になり災害医療や看護の実際を学ぶ。さらに，学校での災害看護の授業には，災害医療に精通した医師や看護師から臨場感あふれる

講義や演習指導が受けられる。また，同病院は外国人患者受け入れの認証医療機関でもあり，学生が臨地実習で外国人患者を受け持つことも珍しくない。そこで，病院の外国人向け医療コーディネータである看護師と学校の文化人類学講師および看護教員による異文化看護のコラボレーション授業を実施している[4]。

3つのポリシーの策定

　文部科学省は，変化の激しい時代に新たな価値を創造していく力を育成するために高校教育と大学教育，それをつなぐ大学入試を一体的に変えていこうとする高大接続改革を進めている[5]。このなかでの大学教育改革として，2016（平成28）年3月に学校教育法施行規則が改正され，翌2017（平成29）年4月よりすべての大学において，①卒業認定・学位授与の方針（ディプロマ・ポリシー），②教育課程編成・実施の方針（カリキュラム・ポリシー），③入学生受け入れの方針（アドミッション・ポリシー）の3つの方針を一貫性あるものとして策定し公表することになった[6]（3つのポリシーの内容は，第1章▶7頁 参照）。

　専門学校が大学教育の方針に従う必要はないが，同じ国家資格の看護師を養成する高等教育機関である以上，どのような入学生を受け入れ，どのような教育を実施・評価し，どのような看護実践能力を身につけた卒業生を社会に送り出していくのかを入学生や社会に説明する責任はあるだろう。どこの専門学校も明文化こそしていなくとも，実際には実施していることだと思う。要は入り口から出口まで一貫性をもたせ，教育の質保証をして，それを可視化することが求められている。

　以下，充実PTが第5次改正カリキュラムに向けた検討を行うなかで策定した都立看学の3つのポリシーを紹介する。

◆ディプロマ・ポリシー

　ディプロマ・ポリシーは，教育理念をふまえ，どのような力を身につければ専門士の称号を授与するのかを定める基本的な方針であり，学生の学修成果の目標ともなるものである。

　看護基礎教育を修了する時点で身につけていることを期待する思考や行動の特徴を考え，学生が読んでわかりやすい表現にした。具体的には，都立看学で発展させたい4つの力，すなわち「感じ取る力」「考え構成する力」「表現（具現化）する力」「成長する力」からどのような看護実践能力が卒業時点で身につけばよいかを検討し，**表3-5**のように策定した。

◆カリキュラム・ポリシー

　カリキュラム・ポリシーは，ディプロマ・ポリシーを達成するため，どのように教育課程を編成し，どのような教育内容・方法を実施し，学修の成果をどのように評価するのかを定める基本的な方針である。

　そこで，社会のニーズ，特に首都東京における看護の役割を果たすために，4つ

表 3-5 都立看学のディプロマ・ポリシー

1. 感じ取る力

1) 多様な文化・価値観をもったあるがままの人間を個人として受け止め，尊重できる。
2) 対象および対象を取り巻く人々との関係のなかで，思いや希望，心身の変化に気づくことができる。
3) 命を尊び，人の生死に対し真摯に向き合うことができる。
4) 対象の尊厳と権利を守るための倫理的な課題に気づくことができる。
5) 社会の変化や保健医療福祉の動向に関心をもち，医療や看護へのニーズに気づくことができる。

2. 考え構成する力

1) 対象の反応の意味を多角的に分析・解釈し，看護の必要性を考えられる。
2) その人らしい生活を支えるために，必要な看護援助を根拠に基づき考え組み立てることができる。
3) 実践した看護を振り返り，よりよい看護を考えることができる。

3. 表現（具現化）する力

1) 対象を気遣いながら，よりよい関係を築いていくことができる。
2) 対象の思いを受け止め，必要な情報を提供し，自ら意思決定ができるように支援できる。
3) 切れ目のない医療の実現に向け，チーム医療のなかで看護の視点から情報を発信できる。
4) その人らしく生きるために，対象のもてる力を活かしながら，安全で安楽な看護が実践できる。

4. 成長する力

1) よりよい看護がしたいという思いをもち，学び続ける。
2) 自己の課題に気づき，解決に向けた努力ができる。
3) 仲間とともに，学び支え合い，互いに高めていくことができる。
4) さまざまな状況に柔軟で粘り強く対応できる。
5) 専門職業人としての誇りと自覚をもつ。

の力を発展させながら基礎的看護実践能力を育成するカリキュラムとして，**表 3-6**に示すカリキュラム・ポリシーを策定した。

◆**アドミッション・ポリシー**

　アドミッション・ポリシーは，教育理念，ディプロマ・ポリシー，カリキュラム・ポリシーに基づく教育内容等をふまえ，入学者を受け入れるための基本的方針であり，受け入れる学生に求める学習成果を示すものである。

　そこで，都立看学は，4つの力の発展につながる人材を求めることとし，**表 3-7**に示すアドミッション・ポリシーを策定した。

カリキュラム編成のプロセス

　カリキュラムを作成していく過程は，①計画，②実施，③評価の順に進んでいく。一般にカリキュラム編成というと教育の計画レベルを示している。本項では，カリ

表 3-6　都立看学のカリキュラム・ポリシー

都立看護専門学校は，都内にある保健医療福祉施設や地域において，都民の健康の担い手として活躍できる看護師を育成するため，都立看護専門学校 7 校において，次のようなカリキュラムを編成し，実施する。

1. 都立看護専門学校のカリキュラムは，首都東京における今後の医療動向を見すえ，高度化・多様化・複雑化する看護ニーズへの対応が求められる。そのために，4 つの力〔感じ取る力，考え構成する力，表現（具現化）する力，成長する力〕を発展させながら基礎的看護実践能力を育成するカリキュラムとし，「基礎分野」「専門基礎分野」「専門分野」で編成する。

2. 基礎分野・専門基礎分野は，生活者としての人間を理解するために，一貫性をもたせる。自己を含め人間を理解すること，その人間の生活と健康を基盤と考え，「人間の理解」「人間と生活」「人間と健康」の 3 領域で科目を構成する。

3. 専門分野は，看護を「人々が健康でその人らしく生活することを医療の側面から支えることであり，支えるとは対象の主体性を尊重し，意思決定できるように関わることや，その人に必要な援助を提供することである」と考える。専門分野は，人間，健康，生活，医療，看護の 5 つのキーコンセプトと 4 つの力を発展させながら学修できるよう各領域で科目を配置する。

4. 専門分野では，強化して学習させたい内容である「看護技術」「コミュニケーション」「看護倫理」「医療安全」「マネジメント・キャリア」に関する教育内容を段階的に配置する。

5. 臨地実習では，4 つの力と生活者として対象をとらえることを軸として各看護学の科目設定をする。

6. 実践の場に即した学びのために，アクティブラーニングを活用した多様な学習機会を提供する。

7. 学習目標の達成度をさまざまな側面から総合的に評価するために，多様な評価方法を取り入れる。

表 3-7　都立看学のアドミッション・ポリシー

人を思いやる気持ちをもち，他者と協調して人間関係を構築できる人
物事をありのままに受け止めることができ，誠実に対応できる人
自分の思いや考えを，自分の言葉で表現することができる人
学習習慣を身につけて，意欲的に学び続けられる人
マナーやルールを守り，責任ある行動がとれる人

キュラム編成のプロセスとして，教育理念から教育目的・目標の設定，教育内容の選択と組織化までの一連の進め方を述べる。そのなかで，充実 PT が行ってきた 2022（令和 4）年度から適用となる第 5 次改正カリキュラムの作成経緯を紹介していく。

教育理念，教育目的，教育目標の設定

　教育理念（**表 3-4**）については既に述べたので割愛する。

　教育目的は，一般的で抽象的・包括的な文で示され，教育目標は，教育目的を実現するための手段であり，教育成果を確認するための基準となる。学校は，教育理念を基盤にして，教育目的・教育目標を明文化していくわけであるが，この作業は学校の管理者等の一部の人が行えばよいわけではない。教育実践に携わる教員1人ひとりが参加し，議論し合い，一定の着地点として合意していく必要がある。看護とは何か，看護基礎教育をどのように考えるのか，教育の対象である学生をどのようにとらえて，どのような卒業生を送り出したいのか等を組織構成員全員で考えないと，どんなにすばらしい教育目的や教育目標を設定したとしても，教員個々に任される教育活動まで浸透せず，絵に描いた餅と化してしまう。充実 PT では，要所で7校の専任教員の意見を聴きながらカリキュラム編成を進めている。**表 3-8** に都立看学の教育目的・教育目標を示す。

　教育目標とディプロマ・ポリシーとの整合性を検証するため，教育目標ごとにどのディプロマ・ポリシーが対応しているか確認した（**表 3-9**）。

カリキュラムを編成していくうえでの主要概念

　看護を説明する主要概念は「人間」「健康」「社会（環境）」「看護」である。看護基礎教育のカリキュラムを編成していくうえでもこの4つの主要概念を基盤とする場合が多い。しかし，教育機関の哲学的基盤を表す用語として独自の概念を設定することも可能である。たとえば，「ケアリング」「倫理」「生活」「国際」「学習」等である。

　都立看学では，医療の動向と社会から求められる看護師像をふまえ，対象が健康でその人らしく生活することを医療の側面から支えることができる看護師を育成したいと考えている。そこから「人間」「健康」「生活」「医療」「看護」の5つをカリキュラム編成上のキーコンセプトと位置づけることにした。各校の専任教員から意見を聴き，充実 PT で議論を重ねた結果，それぞれの用語を次のように定義した。

1）**人間**：身体的・精神的・社会的・スピリチュアルな側面をもつホリスティックでかけがえのない存在である。

2）**健康**：身体的・精神的・社会的機能が十分に発揮され，調和がとれている状態であり，人それぞれが自ら創るものである。

3）**生活**：個人の主体的な営みであり，生きている，生きていく，暮らす，その人らしく生きるという側面をもっている。都立看学がとらえる生活の概念図を示す（**図 3-2**）。

4）**医療**：単に疾病や障害の診断・治療のみならず，予防やリハビリテーション，人生の最終段階までを含んだ，広い意味での人々の健康に関する実践活動である。

5）**看護**：人々が健康でその人らしく生活することを医療の側面から支えることであり，支えるとは対象の主体性を尊重し，意思決定できるように関わることや，その人に必要な援助を提供することである。

表 3-8　都立看護専門学校の教育目的・教育目標

教育目的
看護師として必要な知識および技術を教授し，社会に貢献しうる有能な人材を育成する。

教育目標
1）対象の価値観や人生観を尊重し，健康でその人らしい生活を支えるための基礎的能力を養う。
2）対象の状況を的確に判断し，継続的な視点をもって必要な看護を実践するための基礎的能力を養う。
3）対象の尊厳を守り，権利を擁護し，看護専門職として倫理観に基づいた責任ある行動がとれる基礎的能力を養う。
4）他者を理解する感性を磨き，自己成長しながら人と関わり合える人間関係能力を養う。
5）施設や地域で切れ目のない看護の実現に向けて，保健・医療・福祉におけるチームの一員として，多職種と協働できる基礎的能力を養う。
6）社会の変化と医療の動向に関心をもち，よりよい看護の実践をめざし，自ら学び続ける能力を養う。

教育内容の選択と組織化

　カリキュラムは，一般に教育目的を達成するために必要な教育内容を選択し組織し提供する学校の教育計画を指すが，教育内容は，そうしたカリキュラムの鍵となる概念である[7]。教育内容の選択と組織化は，一定的な内容区分をもって構成し，順次的な流れのなかで展開していくため，スコープとシークエンスを決定していく。スコープとはその内容的な区分の「領域」ないしは「範囲」であり，シークエンスとはその順次的な流れの「系列」ないし「配列」を示す[8]。看護基礎教育の場合，保助看法に基づく保健師助産師看護師学校養成所指定規則の指定基準として示された教育内容・単位数（別表三）(**表 3-1, 2**)との整合性を考慮しつつ，自校の教育目的・目標を達成するための教育内容を選択し，組織化していくことになる。

　教育内容を抽出する方法としては，教科書法，活動分析法，看護の概念分析法，目標分析法などがある。充実 PT では，教育内容の抽出をどのような方法で行うか議論した結果，社会のニーズをもとに育てたい看護師像を検討し，教育理念，教育目標，卒業生像の設定というプロセスをふんできたというこれまでの経緯があることから，目標分析で進めていくことにし，教育目標と学生がもつ 4 つの力をクロスさせることによって教育内容を抽出することを試みた。一部を**表 3-10**に示す。その結果，60 の教育内容のまとまりができた。

　このようなプロセスで抽出された教育内容を，「基礎分野」「専門基礎分野」「専門分野」に分類し，現行カリキュラムとも比較検討しつつ，仮の科目名を立て，科目構成を行っていった。

表 3-9　教育目標とディプロマ・ポリシーとの関連性　　○：関連が強いもの　△：弱いが関連しているもの

	ディプロマ・ポリシー	1 対象の価値観や人生観を尊重し、健康でその人らしい生活を支えるための基礎的能力を養う。	2 対象の状況を的確に判断し、継続的な視点をもって必要な看護を実践するための基礎的能力を養う。	3 対象の尊厳を守り、権利を擁護し、看護専門職として倫理観に基づいた責任ある行動がとれる基礎的能力を養う。	4 他者を理解する感性を培き自己成長しながら人と関わり合える人間関係的能力を養う。	5 施設や地域で切れ目のない看護の実現に向けて、保健・医療・福祉の一員として、多職種と協働できる基礎的能力を養う。	6 社会の変化と医療の動向に関心をもち、よりよい看護の実現をめざし、自ら学び続ける能力を養う。
感じ取る力	1 多様な文化・価値観をもった、あるがままの人間を個人として受け止め、尊重できる。	○			○		
	2 対象および対象を取り巻く人々との関係のなかで、思いや希望、心身の変化に気づくことができる。	○		○	○		
	3 命を尊び、人の生死に対し真摯に向き合うことができる。	○		○			
	4 対象の尊厳と権利を守るための倫理的な課題に気づくことができる。		△	○			
	5 社会の変化や保健医療福祉の動向に関心をもち、医療や看護へのニーズに気づくことができる。		○		△	○	○
考える力	1 対象の反応を多角的に分析・解釈し、看護の必要性を考えられる。	○	○	○	△		
	2 その人らしい生活を支えるために、必要な看護援助を根拠に基づき考え組み立てることができる。	○	○	○		○	○
	3 実践した看護を振り返り、よりよい看護を考えることができる。	○	○	○	○		○
表現（具現化）する力	1 対象を気遣いながら、よりよい関係を築いていくことができる。	○		○	○		
	2 対象の思いを受け止め、必要な情報を提供し、自ら意思決定ができるように支援できる。	○	○	○	○	○	
	3 切れ目のない医療の実現に向け、チーム医療のなかで看護の視点から情報を発信できる。					○	
	4 その人らしく生きるために、対象のもてる力を活かしながら、安全で安楽な看護が実践できる。	○	○	○	○	○	
成長する力	1 よりよい看護がしたいという思いをもち、学び続ける。	○			○		○
	2 自己の課題に気づき、解決に向けて努力ができる。	△	△		○		○
	3 仲間とともに、学び支え合い、互いに高めていくことができる。				○		
	4 さまざまな状況に柔軟で粘り強く対応できる。	△					
	5 専門職業人としての誇りと自覚をもつ。			○			○

45

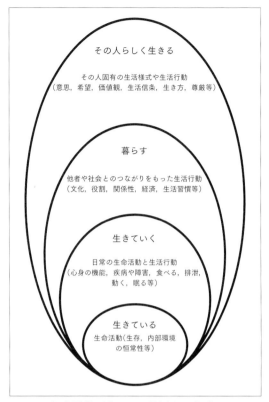

図 3-2　都立看学がとらえる「生活」の概念図

都立看学の第 5 次改正カリキュラムの試案

　カリキュラムの構造は，都立看学で発展させたい 4 つの力と都立看学がとらえる生活の概念をふまえ，基礎分野，専門基礎分野，専門分野の総単位 110 単位，3,045時間とした。これまでのカリキュラム編成過程の概要と第 5 次改正カリキュラムの科目構成を**図 3-3**，**表 3-11** に示す。

　基礎分野と専門基礎分野は，生活者としての人間を理解するために，一貫性をもたせた。自己を含め人間を理解し，その人間の生活と健康を基盤に考え，「人間の理解」「人間と生活」「人間と健康」の 3 領域で科目を構成した。

　専門分野では，3 年間を通じて段階的に，かつ強調して学習させたい教育内容を「看護技術」「コミュニケーション」「看護倫理」「医療安全」「マネジメント・キャリア」の 5 つとした。また，カリキュラムの特色の 1 つとして，各都立看学の地域特性をふまえた「地域特性と看護」という科目を配置した。

　「成人看護学」「老年看護学」「小児看護学」「母性看護学」「精神看護学」「地域・在宅看護論」計 28 単位については，実習全体の教育目的・目標を達成できるよう，実習の構成を先に検討することにし，各看護学の内容については，これからの検討課題となっている。

表 3-10　教育目標と 4 つの力からの教育内容の抽出（一部抜粋）

4つの力／教育目標	A　感じ取る力	B　考え構成する力	C　表現（具現化）する力	D　成長する力
対象の価値観や人生観を尊重し，健康でその人らしい生活を支えるための基礎的能力を養う。	人間理解 価値観の形成 精神機能 人間の欲求 人間の感情 人間の成り立ちと独自性 発達課題 国際社会における日本 地域性と集団特性 異文化理解 伝統と文化 宗教 性の多様性 基本的人権の尊重 患者の権利 権利擁護 インフォームドコンセント プライバシーの配慮 守秘義務 健康の概念 ライフサイクル ライフスタイル 生活信条 生命倫理 看護倫理 倫理的ジレンマ	生活の質（QOL） 生活と健康 セルフケア能力 家族機能 生活環境 社会環境 集団と集団の意思決定 労働と経済 医療経済 保健・医療・福祉と法律 保健・医療・福祉施策 診療報酬制度 事象の普遍性と本質 倫理 ホメオスターシス ストレスコーピング 病態・障害による日常生活への影響 リプロダクティブ・ヘルス 俯瞰力 論理的思考 クリティカルシンキング	交流分析 セルフモニタリング セルフマネジメント 対人行動分析 コミュニケーション アサーショントレーニング リーダーシップとフォロアーシップ カウンセリング 身体表現 プレゼンテーション 組織運営 看護管理 チーム医療 多職種連携 継続看護	自己理解 他者理解 自己認識 自己洞察 自尊心 自己受容 自己肯定観 パーソナリティの形成 専門職 キャリア設計 キャリアアンカー プロフェッショナリズム ワークライフバランス 生涯教育 エンパワーメント ケアリング

　実習の構成については，「4つの力」を段階的に強化できるよう配置した。実習時期に応じて4つの力のうちコアとすべき力を各看護学の実習と関連させて明示した。また，都立看学では，看護の対象となる人を「生活者」としてとらえ，支援できることに重点をおきたいと考えている。このことから，各実習において中心となる「生活の概念」を明示し，意識的に学べることをねらいとして計23単位とした（**表 3-12**）。

4つの力〔感じ取る力，考え構成する力，表現（具現化）する力，成長する力〕を発展させ，基礎的看護実践能力を育成するカリキュラム

1）感じ取る力
　対象への関心と思いやりをもって接し，看護のフォーカスを当てて，受け止めるべきサインをキャッチする力である。看護が受け止めるべきサインとは，「健康上の心身の状況」「痛みや苦しみ，悲しみ，喜び等の心の動き」「その人らしい生きよう」等であり，それらを関わりのなかで，察し，気づき，自己の看護に取り込む力である。

2）考え構成する力
　キャッチした対象の反応の意味を分析し，看護の必要性や方向性を導き出そうと，思いめぐらし，これまでの経験や知識と照らし合わせつつ判断して，対象に提供できるまでに組み立てる力である。考える力には，推察，検索，解釈，分析等が含まれ，それらをまとまりがあるものに組み立てる力が構成力である。

3）表現（具現化）する力
　対象を尊重し，気遣いながら，考え構成した看護を行為として具現化する力である。

4）成長する力
　看護行為として表現（具現化）した結果や対象の反応等を感じ取り，さらに考え構成し，対象に合った看護に質を向上させていく。このサイクルを繰り返すことで学生の看護のとらえ方が深まり広がっていき，創造的に考えられるようになっていく。それが成長する力である。

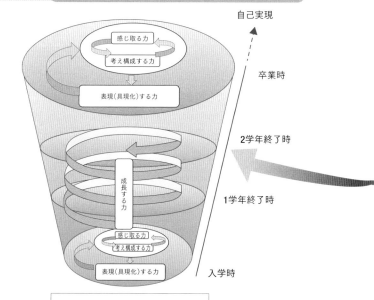

自己実現
卒業時
2学年終了時
1学年終了時
入学時

都立看学で発展させたい4つの力

カリキュラム編成上のキーコンセプト				
人間	健康	生活	医療	看護
身体的・精神的・社会的・スピリチュアルな側面をもつホリスティックでかけがえのない存在である	身体的・精神的・社会的機能が十分に発揮され，調和がとれている状態であり，人それぞれが自ら創るものあてる	個人の主体的な営みであり，生きている，生きていく，暮らす，その人らしく生きるという側面をもっている	単に疾病や障害の診断・治療のみならず，予防やリハビリテーション，人生の最終段階までを含んだ，広い意味での人々の健康に関する実践活動である	人々が健康でその人らしく生活することを医療の側面から支えることであり，支えるとは対象の主体性を尊重し，意思決定できるように関わることや，その人に必要な援助を提供することである

図3-3　都立看学　第5次改正カリキュラム編成過程の概要

教育理念：都立看護専門学校は，都内にある保健医療福祉施設や地域において，都民の健康の担い手として活躍できる看護師の輩出を責務とし，人々が健康でその人らしい生活が送れるよう医療の側面から支えることができる看護師を育成する。社会のニーズに即した看護の役割を果たすために，学生がこれまで培ってきた4つの力，すなわち「感じ取る力」「考え構成する力」「表現（具現化）する力」「成長する力」をさらに発展させながら，さまざまな対象，健康段階，看護活動の場に応じた基礎的な看護実践能力を養う。人間の尊厳を守り，権利を擁護し，看護専門職として倫理観に基づいた責任ある行動をとるとともに，生涯にわたり学び続ける姿勢をもち，保健医療福祉の発展に貢献できる人材を育成する。

教育目的：看護師として必要な知識および技術を教授し，社会に貢献しうる有能な人材を育成する。

教育目標：
1．対象の価値観や人生観を尊重し，健康でその人らしい生活を支えるための基礎的能力を養う。
2．対象の状況を的確に判断し，継続的な視点をもって必要な看護を実践するための基礎的能力を養う。
3．対象の尊厳を守り，権利を擁護し，看護専門職として倫理観に基づいた責任ある行動がとれる基礎的能力を養う。
4．他者を理解する感性を磨き，自己成長しながら人と関わり合える人間関係能力を養う。
5．施設や地域で切れ目のない看護の実現に向けて，保健・医療・福祉におけるチームの一員として，多職種と協働できる基礎的能力を養う。
6．社会の変化と医療の動向に関心をもち，よりよい看護の実践をめざし，自ら学び続ける能力を養う。

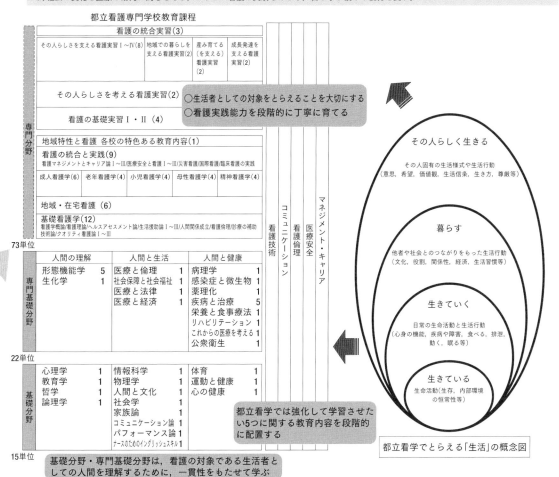

カリキュラムポリシー

都立看護専門学校は，都内にある保健医療福祉施設や地域において，都民の健康の担い手として活躍できる看護師を育成するため，都立看護専門学校7校において，次のようなカリキュラムを編成し，実施する。
1．都立看護専門学校のカリキュラムは，首都東京における今後の医療動向を見すえ，高度化・多様化・複雑化する看護ニーズへの対応が求められる。そのために，4つの力〔感じ取る力，考え構成する力，表現（具現化）する力，成長する力〕を発展させながら基礎的看護実践能力を育成するカリキュラムとし，「基礎分野」「専門基礎分野」「専門分野」で構成する。
2．基礎分野・専門基礎分野は，生活者としての人間を理解するために，一貫性をもたせる。自己を含め人間を理解すること，その人間の生活と健康を基盤と考え，「人間の理解」「人間と生活」「人間と健康」の3領域で科目を構成する。
3．専門分野は，看護を「人々が健康でその人らしく生活することを医療の側面から支えることであり，支えるとは対象の主体性を尊重し，意思決定できるように関わることや，その人に必要な援助を提供することである」と考える。専門分野は，人間，健康，生活，医療，看護の5つのキーコンセプトと4つの力を発展させながら修得するよう各領域で科目を配置する。
4．専門分野では，強化して学習させたい内容である「看護技術」「コミュニケーション」「看護倫理」「医療安全」「マネジメント・キャリア」に関する教育内容を段階的に配置する。
5．臨地実習では，4つの力と生活者として対象をとらえることを軸として各看護学の科目設定をする。
6．実践の場に即した学びのために，アクティブラーニングを活用した多様な学習機会を提供する。
7．学習目標の達成度をさまざまな側面から総合的に評価するために，多様な評価方法を取り入れる。

表 3-11　都立看学 第 5 次改正カリキュラム科目構成

領域		科目	単位数	時間数
基礎分野	人間の理解	心理学	1	30
		教育学	1	30
		哲学	1	30
		論理学	1	30
	人間と生活	情報科学	1	30
		物理学	1	15
		人間と文化	1	15
		社会学	1	30
		家族論	1	15
		コミュニケーション論	1	15
		パフォーマンス論	1	15
		ナースのためのイングリッシュスキル	1	30
	人間と健康	体育	1	15
		運動と健康	1	15
		心の健康	1	15
		小計	15	330
専門基礎分野	人間の理解	形態機能学①	1	30
		形態機能学②	1	30
		形態機能学③	1	30
		形態機能学④	1	30
		形態機能学⑤	1	30
		生化学	1	30
	人間と生活	医療と倫理	1	15
		社会保障と社会福祉	1	30
		医療と法律	1	15
		医療と経済	1	15
	人間と健康	病理学	1	30
		感染症と微生物	1	30
		薬理学	1	30
		疾病と治療①	1	30
		疾病と治療②	1	30
		疾病と治療③	1	30
		疾病と治療④	1	30
		疾病と治療⑤	1	30
		栄養と食事療法	1	15
		リハビリテーション	1	15
		これからの医療を考える	1	15
		公衆衛生	1	15
		小計	22	555
専門分野	基礎看護学	看護学概論	1	30
		看護理論	1	15
		ヘルスアセスメント論	1	30
		生活援助論Ⅰ	1	30
		生活援助論Ⅱ	1	30
		生活援助論Ⅲ	1	30
		人間関係成立	1	30
		看護倫理	1	15
		診療の補助技術論	1	30
		クオリティ看護論Ⅰ(看護過程)	1	30
		クオリティ看護論Ⅱ(看護技術論)	1	30
		クオリティ看護論Ⅲ(看護研究)	1	30
		小計	12	330
	看護の統合と実践	看護マネジメントとキャリア論Ⅰ	1	15
		看護マネジメントとキャリア論Ⅱ	1	15
		看護マネジメントとキャリア論Ⅲ	1	30
		医療安全と看護Ⅰ	1	30
		医療安全と看護Ⅱ	1	15
		医療安全と看護Ⅲ	1	15
		災害看護	1	15
		国際看護	1	15
		臨床看護の実践	1	15
		小計	9	165
		各校の特色ある教育内容の追加として「地域特性と看護」	1	15
		小計	1	15
	地域・在宅看護論	検討中	6	120
	成人看護学		6	180
	老年看護学		4	105
	小児看護学		4	105
	母性看護学		4	105
	精神看護学		4	105
		小計	28	720
		総講義単位・時間	86	2,130

（つづく）

表 3-11　つづき

領域		科目	単位数	時間数
専門分野〈臨地実習〉	基礎看護学実習	看護の基礎実習Ⅰ	1	30
	基礎看護学実習	看護の基礎実習Ⅱ	3	90
	成人・老年看護学実習	その人らしさを考える看護実習	2	90
	成人・老年看護学実習	その人らしさを支える看護実習Ⅰ	2	90
	成人・老年看護学実習	その人らしさを支える看護実習Ⅱ	2	90
	成人・老年看護学実習	その人らしさを支える看護実習Ⅲ	2	90
	精神看護論実習	その人らしさを支える看護実習Ⅳ	2	90
	地域・在宅看護論実習	地域での暮らしを支える看護実習	2	90
	母性看護学実習	産み育てる看護実習	2	90
	小児看護学実習	成長発達を支える看護実習Ⅰ	2	90
	看護の統合と実践	看護の統合実習	3	90
		小計	23	930
		総合計	110	3,045

表 3-12　都立看護専門学校 第 5 次改正カリキュラムの実習構成

No.	「4 つの力」のコア部分	科目名	「生活の概念」のコア部分	主な学習内容	各看護学	単位	時間	年次
1	「感じ取る力」を育む実習	看護の基礎実習Ⅰ	「生きていく」を理解する実習	看護の場の理解 対象の生活(療養環境)の理解	基礎看護学	1	30	1 年
2		看護の基礎実習Ⅱ		対象理解 (コミュニケーション, 　フィジカルアセスメント) 日常生活援助		3	90	
3	「考え構成する力」を育む実習	その人らしさを考える看護実習	「生きていく」を支える実習	根拠に基づいた看護の実践 (初めての看護過程の展開)	成人・老年看護学	2	90	2 年
4	「表現する力」を育む実習	その人らしさを支える看護実習Ⅰ	「生きている」・「生きていく」を支える実習	外科系 多職種連携・切れ目のない医療, 地域を含む		2	90	2〜3 年
5		その人らしさを支える看護実習Ⅱ	「生きていく」・「暮らす」を支える実習	内科系 多職種連携・切れ目のない医療, 地域を含む		2	90	
6		その人らしさを支える看護実習Ⅲ	「その人らしく生きる」を支える実習	終末期・老年等 多職種連携・切れ目のない医療, 地域を含む		2	90	
7		その人らしさを支える看護実習Ⅳ		精神の看護 多職種連携・切れ目のない医療, 地域を含む	精神看護学	2	90	
8		地域での暮らしを支える看護実習	「生きていく」・「暮らす」を支える実習	在宅(訪問看護 St 等) 多職種連携・切れ目のない医療, 地域を含む	地域・在宅看護論	2	90	
9		産み育てる看護実習	「生きている」・「生きていく」を支える実習	母性の看護 多職種連携・切れ目のない医療, 地域を含む	母性看護学	2	90	
10		成長発達を支える看護実習		小児の看護 多職種連携・切れ目のない医療, 地域を含む	小児看護学	2	90	
11	「表現する力」を発揮する実習	看護の統合実習	「その人らしく生きる」を支える実習	看護チーム・夜間・複数受け持ち 多職種連携・切れ目のない医療	看護の統合と実践	3	90	3 年

計 23 単位 930 時間

カリキュラムの管理・運営

　計画したカリキュラムを実施する段階では，年間を通して，あるいは日々の教育活動においてさまざまな事柄についての管理や運営が必要となる。ここでは，学生に提供する教育課程の根拠となる学則，学生の在籍や成績の管理，外部講師の選定や依頼，教材や教具，図書等の整備や管理，実習施設の確保と施設との連携について述べていく。

学則と教育課程

　まず学則の定義について述べる。学則とは，「学校という組織を秩序正しく管理運営し，その目的である教育を円滑に行うために，学校の内部において定められる管理規則の総称を意味している」[9]。「学校（市町村立小・中学校を除く）の設置についての許可の申請または届け出を監督庁に行う際に添付しなければならない書類の一つであり，すべての学校で備え，5年間の保存が義務づけられている学校表簿の一つでもある」[10]。

　指導要領において，学則は養成所ごとに定めることとなっており，記載事項の1つとして「教育課程および単位数について」を定めるよう明記されている。都立看学の学則には，教育課程について，履修すべき科目と単位数および学年ごとの科目の配分を定めており，教育課程を変更する時は知事の承認を受けなければならないとしている。

学籍簿の管理

　学籍簿は，学校における戸籍のようなもので，在籍する学生の学習および身体の状況や身上に関する事項を記録した原簿である。学籍簿の作成は，学校教育法施行規則に定められ，保存年限は20年となっており，多くの大学や専門学校もこれに準じていると考えられる。都立看学の学籍に関する記録としては，「基本カード」と称する氏名，生年月日，性別，学籍番号，住所，入学，休学，復学，退学，卒業等の年月日，取得資格，進路等が記載された用紙と，各学年における成績が記載された「学習記録」とがある。卒業後は，学習記録の代わりに「成績証明書」「単位取得証明書」を「基本カード」と一緒に保管し，学籍簿として，20年以上経過しても破棄せず耐火金庫にて永久保存している。

　現在ある7校以外の既に閉校になった都立看学（多い時は11校あり，これまでに4校が閉校）の学籍簿については，デジタルデータ化して都立看学を管轄している医療政策部医療人材課が保管し，卒業生からの証明書発行の要請に応じている。

表 3-13　修了認定会議に必要な資料の項目

1　学事報告	
1）教育計画・終了状況	
2）学生の状況（在籍者数，休学・復学者，退学者）	
2　学年別の履修状況	
1）科目別成績	
2）個人別成績	
3）未修了科目保持者の状況（科目名・単位数・時間数，未修了の理由）	
4）前年度未修了科目保持者の再履修状況	

成績管理および単位や卒業の認定

　学生の履修結果としての成績の管理については，指導要領の学則に定める事項として「成績の評価および単位の認定に関する事項」，さらに細則に定める事項として「成績評価および卒業の認定」，「諸会議の運営」が記されている。

　都立看学の学則には，科目の修了の認定および講義・演習・臨地実習についての受験資格が明記されており，それらの内容の詳細を定めた修了認定に関する規程準則に則り運営している。成績の管理は，入学試験から卒業までコンピュータによる成績管理システムにて一元管理をしており，各学年の主担任が事務を司っている。さらに学則には，職員会議は校長，副校長および教務担当職員をもって組織し，校長が必要と認める教育上重要な事項を審議すると定められており，これに基づき年数回の修了認定会議と卒業認定会議が開催される。職員会議に提示する資料（**表 3-13**）は，各学年の主担任と教務総括担当が作成する。

　履修した科目の成績や単位の認定は，学生にとって進退に関わる一大事である。学校・教員は学生に説明責任を果たす必要があり，必要事項を事前に周知徹底する。都立看学では，学生便覧（あるいは学生ハンドブック）に，授業の出欠席の取り扱い，受験資格，試験方法，試験当日の欠席の取り扱い，レポートや臨地実習記録等の提出期限，合格基準，追試験や補習実習，未修了科目の再履修方法等について記載し，入学時ガイダンスや初めて試験を行う前，基礎看護学実習前のオリエンテーション等で説明している。それでも，授業の欠席時間数を勘違いして受験資格を失ったり，追試験願や再履修届の提出期限を失念して単位を落としたりする学生がいるため，教員は折にふれて，学生の自己管理の意識を高めるための関わりをしていく。特に，学生生活に慣れていない 1 年生には，担任から，提出期限前に再度，学年掲示板に掲示する，個別に「提出物の忘れがないか確認してください」等の声かけを行うようにしている。

手続きのミスだけでなく，学力不足等により，毎年，未修了科目をもってしまう学生が少なからず出てしまうのが現実である。また，臨地実習で補習実習対象となる学生もいる。そういった学生には，プライバシーが確保できるスペースにて，複数教員により，根拠となる規程等を提示しながら丁寧に説明をしている。学生によっては，精神的ダメージが大きく，気分の沈みが心配される場合もあることから，学生の気持ちを受け止めつつ，必要に応じて保護者を含めた面談を行うこともある。

講師の選定と依頼

看護師養成課程の教育内容には基礎分野と専門基礎分野が相当時間数あるので，専門学校の授業は専任教員のみで網羅することはできず，多くの非常勤講師の協力を得て授業運営をしている状況にある。都立看学では，1校あたり100名近い非常勤講師をお願いしている。カリキュラムの実践段階である授業が非常勤講師への依存状態にあることは看護師養成所における教育の課題ではあるが，校長はじめ専任教員は講師1人ひとりと密に連絡調整を行い，学校の教育理念，依頼する科目の目標や教育内容，学生の特徴，講師への期待等を説明し，理解，協力を得る必要がある。都立看学では年1回，年度末に講師会を開催し，学校の近況，学事報告，年間予定，カリキュラム，学生情報等を説明し，同時にテキストの選定・承認等を得る機会としている。

◆医療系以外の講師の場合

非常勤講師を選任する基準として，指導要領には「当該科目について相当の学識経験を有する者であること」「経歴，専門分野を十分に考慮して選任すること」「基礎分野の授業は，大学において当該分野を担当している教員によって行われるのが望ましいこと」と定められている。

選任する際は，これらのことをふまえ，講師に学校の意向を丁寧に伝える。特に医療系の学科の教育に関与した経験がない講師に依頼しようとする場合は，できれば一度来校していただき，看護師養成教育のシステム，カリキュラムの詳細，学生の特徴等を丁寧に説明するとともに校内を見学してもらい，相互理解が得られてから依頼の手続きに入ったほうがよい。一般大学に所属する講師の場合，専門学校や看護学生のイメージをもっていない場合が多いので，電話やメールのみで話を進めず，忙しいなかでも来校していただき，校内や教室，教材・教具等を見ていただくことは，スムーズな授業開始に有効であると感じている。こちらも，直接会って話すことにより，講師の教育観や人柄等も感じ取ることができ，自校の学生の講師として適任かどうかを判断する機会になる。さらに，採用後のトラブルを避けるため，服務規程等を含めた労働条件を提示し，事前に合意をしておく必要がある。講師採用時の書類と労働契約に必要な項目を**表 3-14, 15**に示す。

基礎分野の非常勤講師のなかには，看護学生の興味・関心に合った授業の実現に

表 3-14　非常勤講師の採用に必要な書類

1	講師への依頼文（必要に応じて講師の所属施設の施設長への講師派遣依頼文）
2	講師からの承諾書（必要に応じて所属長からの承認書）
3	履歴書
4	卒業証書の写し（最終学歴）
5	免許・資格の写し（博士号を取得している場合は学位記の写し）
6	支払口座振替依頼書

表 3-15　非常勤講師採用時に関わる労働契約の項目例

1	身分：〇〇看護専門学校講師
2	勤務形態：非常勤
3	勤務場所：〇〇看護専門学校
4	職務：看護学生への授業（講義，演習，校内実習，実習指導），試験（問題作成，採点）
5	授業科目：〇〇学
6	授業時間：〇〇時間（回数）
7	報酬・交通費
8	支払方法
9	雇用期間・任期：〇年〇月〇日から△年△月△日まで。（雇用期間は1年とする。ただし，雇用期間の更新は妨げないものとするなど）
10	定年・解職
11	服務：（職務への専念，守秘義務，信用失墜の禁止など）

苦慮している場合もある。前述した広尾看学の校長時代に実施した文化人類学講師との異文化看護のコラボレーション授業の時である。実施後，教員間のリフレクション時に講師から「毎年，看護学生が文化人類学を学ぶ意義を考えながら看護学校向けの授業を組み立ててきた。今回，看護師と合同授業を行うことにより，自分だけでは越えられない壁を突破できたように感じた」と言われた。この経験を通して，看護教員も基礎分野は講師にお任せではなく，学生にわかりやすい充実したカリキュラムの実現に向け，積極的に講師と連携していく必要性を実感した。

◆医療系の講師の場合

　専門基礎分野の「人体の構造と機能」に関わる科目は解剖生理学として専門学校では1年次の入学直後から開始するところが多い。都立看学では，従来，臨床の医師や基礎医学の専門家に依頼していた。解剖・生理は，その後に学ぶ疾患や治療の理解，看護援助を行う際の根拠となる基礎的知識であるが，学生は暗記するだけで2, 3年次になるとすっかり忘れてしまい，なかなか看護実践に結びつかないという課題があった。そこで，2009(平成21)年度のカリキュラム改正を機に，名称を形態機能学に変更して，「食べる」「動く」等の生活行動の視点から看護教員が中心になって教授することにした[11,12]。開始から10年以上経過し，実施・評価を繰り返した結果，学生の理解の促進と看護教員の負担とを考慮し，生活行動からみた人間の形態機能を看護教員が教授した後，それにまつわる臓器等の主な機能についての教授を医師や専門家の非常勤講師に依頼している。

　専門分野の授業は，基本的には，看護教員が担っているが，領域別看護学の授業の一部として専門看護師や認定看護師に看護の動向や専門性についてピンポイントで依頼する場合がある。これは，学生にとって，最新の看護を学ぶ機会になるとともに自分のキャリア形成を考えるうえでのよい刺激になっている。また，急性期の術後ケア等は，実習病院の実習指導者に「術後の看護」の校内実習の講師として参加していただくのも一案である。学生には，学内での学びと看護の展開が早い急性期病棟での実習の学びがリンクして効果的である。

教材・教具，図書等の整備と管理

　教材・教具はどちらも文化的素材であって授業展開のための補助手段である。新教育学事典では，「どのような教育目標(目的)を実現するかによって，文化的素材は教材になったり教具になったりする」[13]。しかし「教材は学習内容を具現化しているのに対し，教具は学習の展開を補助し有効にする物的手段であり『内容』に直接に関わらない」[14]とされている。いずれにしても，カリキュラムの実践段階で行われる教授＝学習活動の媒体として，教育目標に合致した教材・教具を整備し，適正に管理することは教育の質を担保するうえで，また，学校経営にとっても必要不可欠である。

　指導ガイドラインにおいて看護師養成所の教育に必要な機械器具，模型および図書は別表9に示されているが，これは最低限必要なものととらえ，学生の人数や実態等をふまえ十分な教材・教具を揃えたい。たとえば，成人用ベッドは学生4人に1ベッドとなっているが，慣れていない1年生が新たに学ぶ看護技術を1コマの校内実習で4人全員が体験しリフレクションまで行うにはかなり厳しい時間配分となる。さらにガイドラインには，看護師教育の技術項目と卒業時の到達度が示されている。学生の看護実践能力育成のためにはシミュレーション教育が効果的であり，

そのために不可欠であるシミュレータ等を相当数確保する必要が生じる。しかし，これらの教材・教具は高価なものが多いため，学校の予算との兼ね合いで優先順位を考え計画的に整備していきたい。予算や備品購入を学校管理者や事務職員任せにするのではなく，授業を実践する教員1人ひとりが具備したい教材・教具の必要性とその教育的効果を提言できること，購入した教材・教具を効果的に活用するとともに丁寧に取り扱い，適正な管理を行うことが求められる。そして，学生が授業時間以外の技術練習に活用できるよう学習環境を整えるとともに，適正に取り扱い，後片付けができるように指導する必要がある。

　さらに，今後は，従来型の講義，演習という教師中心の一方向の教育方法だけではなく，学生が主体的に学ぶアクティブラーニングやICTを活用したe-ラーニングの導入等が求められるだろう。そのためには，図書室，情報処理室だけでなく実習室や普通教室等，校内のWi-Fi環境を整備していくことが必要になる。それとともに，臨地実習での看護実践体験が厳しくなってきているなか，看護実践能力を担保していくためには，学生同士で患者役・看護師役をするだけでなく，プロあるいは医療機関育成の模擬患者の導入等も検討していきたい。

　図書については，指導ガイドライン，指導要領には基礎分野に関する図書1,000冊以上，専門基礎分野および専門分野に関する図書1,500冊以上，学術雑誌20種類以上とある。学生が知りたいことをいつでも調べられる学習環境の整備のために，特に専門基礎分野および専門分野に関する図書は充実させたい。実習で活用したい参考図書等は図書司書と連携をとり，学生の希望を聞きながら一種類につき複数冊整備することが望ましい。図書の購入，廃棄等の管理は，学校管理者，事務職員，教員，図書司書等を構成員とした図書委員会を設置し，学生の図書委員会との調整や指導を行い，適正に管理・運営するとよい。さらに，最近はDVD等の視聴覚教材が充実してきている。特に，人体の構造と機能については目に見えない体内の構造を3次元で確認でき，イメージ化できる等，学習効果が高いものがある。学生が学習したい時にいつでも視聴できる環境の設定も可能であり，自己学習を促進させる効果がある。

実習施設の確保と施設との連携

　カリキュラムの1/3を占める臨地実習は，学生の看護実践能力の育成に必要不可欠であり，実習施設は実習という授業形態の教室でもある。教育目標を実現するうえで望ましい実習施設の確保と施設との連携による指導体制の確立は看護師育成教育の鍵を握っているといっても過言ではない。近年，超高齢社会による医療提供体制の変化等にともない，人々の療養の場が多様化しており，病院以外の場における実習施設を確保する必要性が生じている。そのような施設の管理者は看護職とは限らないため，丁寧な説明，打ち合わせを行い，看護学生の教育への理解，協力を得

る必要がある。

　実習施設としての条件や申請に必要な書類は，指定規則，指導ガイドライン，指導要領に示されている。看護師養成所の実習施設として認可されることは，相応の看護の質をクリアしている証となり施設にとってもステータスとなる。施設に準備してもらう申請書類も相当量あるので，期間的余裕をもって依頼する必要がある。

　質の高い実習指導を行うためには，学校と実習施設との連携が欠かせない。実習協議会や実習指導者との連絡会等を定期的に開催し，相互理解を深めていくことが大切である。特に同一施設に複数校の看護師養成所等が実習に入っている場合，同じ基礎看護学実習であっても，実習目標，実習内容，方法は異なる。施設側に十分理解をしてもらうために，タイムリーな全体会議を開催するとともに，担当教員が実習フロアーに出向いて事前研修や実習指導者との打ち合わせを行い，指導を受ける学生が困惑しないよう調整をしておくことが大切である。実習に関わる会議要領と実習施設と交わす協定書を**資料3-1〜3**に示す。

　近年，医療現場では患者の安全や権利擁護，指導体制が整わない等の理由から，学生が患者に実施できる看護ケアが減少し，看護師のシャドーイングにならざるを得ない状況が出てきている。学校としては，臨地実習でなければ学べないことを精選して，実習施設の看護部や指導者と，どうすれば体験可能か実習場所や実習方法等の調整をすることが求められる。また，学生の看護実践能力を育成するために，実践活動の場以外の学習時間を有効に使って，校内にてDVDを活用したイメージ化の促進やシミュレーション教育による臨床判断力の育成プログラム等を計画し，実施していく必要がある。

課外の活動と潜在的カリキュラム，正課教育と準正課教育

　ここではまず，教科外活動と課外活動との意味の違いについて整理しておく。今日の学校教育の学習指導要領における教育課程は，各教科からなる教科課程と特別活動，道徳科，外国語活動および総合的な学習の時間からなる教科外課程（活動）で編成されている。一方，課外活動というと教育課程外の活動を指している。つまり，教科外活動は，すべての学習者が行う教育課程内に位置づいており，課外活動は放課後の部活動等すべての学習者が参加しなくてもよい教育課程外の活動を意味している。

　看護専門学校は学習指導要領に拘束されない高等教育機関であるため，いわゆる「課外」としている内容や時間の取り扱いは一様ではなく，各専門学校によって差があると推測される。都立看学の場合は，指定規則に定められた看護師国家試験受験資格が得られ，卒業要件を満たす「単位」が付与される科目以外の活動を課外と称している。課外の時間として取り扱っている主な活動は，入学式・戴帽式・卒業式の3大学校行事，体育祭・学校祭等の学生自治会が主体となって行う行事，健康診断，

資料 3-1　学校と病院との実習協議会設置要領

（目的）
第 1 条　この要領は，東京都立○○看護専門学校運営協議会要綱に基づき設置する東京都立○○看護専門学校病院実習協議会（以下「実習協議会」という。）の運営その他の必要事項について定めることを目的とする。

（組織）
第 2 条　実習協議会は，東京都立○○看護専門学校（以下「学校」という。）と校長の定める学校の実習施設（以下「病院」という。）の職員をもって組織する。

（構成員）
第 3 条　実習協議会の構成員は次のとおりとする。
　　学校：校長または副校長，課長代理（教務総括担当），課長代理（教務担当），主任及び専任教員
　　病院：看護部長または看護科長（看護担当科長を含む。）若しくはこれに相当する職，看護長（研修教育担当）若しくはこれに相当する職及び看護部長または看護科長が指定する職員

（構成員の任期）
第 4 条　構成員の任期は，その職にある期間とする。

（会議）
第 5 条　実習協議会は，第 3 条の構成員をもって年 2 回程度開催する。

（招集）
第 6 条　実習協議会は，校長が招集する。

（運営）
第 7 条　実習協議会は，副校長が運営にあたる。
　　2　　実習協議会は，実習に関する次の事項について協議する。
　　　　（1）実習指導内容に関する事項
　　　　（2）実習指導方法に関する事項
　　　　（3）その他，前各号に準ずる具体的事項

（庶務）
第 8 条　実習協議会の庶務は，教務担当が処理する。

付則　この要領は，令和○年○月○日から実施する。

　防災訓練，各学年のガイダンスやクラスアワー，講演会，補講等であり，全学生の参加を前提としている。

　これら課外の活動によって培われる能力は，看護実践能力の育成には欠かせない他者を思いやる気持ちや協調性，創造力等であり，その意義は大きい。

　カリキュラムを学習者の学びの総体としてとらえると，学校が教育理念，教育目標に基づいて計画・実施した教育とは異なる，いわゆる意図していない学びが学習者のなかに生起することがあり，これを潜在的カリキュラム（hidden curriculum）という。学生は，授業や課外の活動だけでなく，学校という 1 つの共同体における

資料 3-2　学校と病院との臨床指導者連絡会設置要領

（目的）
第 1 条　この要綱は，実習協議会の決議内容に準拠し，東京都立〇〇看護専門学校の臨地実習における教育効果を高めるため，東京都立〇〇看護専門学校病院臨床指導者連絡会(以下，「臨床指導者会」という。)の運営，その他の必要事項について定めることを目的とする。

（組織）
第 2 条　臨床指導者会は，東京都立〇〇看護専門学校(以下，「学校」という。)と別表に定める学校の実習病院(以下，「病院」という。)の職員をもって組織する。

（構成）
第 3 条　臨床指導者会の構成員は，次のとおりである。
　　学校：副校長，教務総括担当，実習調整者，実習指導を担当する教員
　　病院：看護副部長・看護科長，看護長(研修教育担当)若しくはこれに相当する職，各実習病棟の臨床指導者

（構成員の任期）
第 4 条　構成員の任期は，その職にある期間とする。

（会議）
第 5 条　臨床指導者会は第 3 条の構成をもって年 3 回程度実施する。

（招集）
第 6 条　臨床指導者会は，副校長が看護部長の了解のもとに招集する。

（運営）
第 7 条　臨床指導者会は，副校長が主催し，実習調整者が運営にあたる。
　　2　臨床指導者会は，実習に関する次の事項について協議する。
　　　　(1)実習目標および実習内容に関する事項
　　　　(2)実習指導方法および評価に関する事項
　　　　(3)その他

（庶務）
第 8 条　臨床指導者会の庶務は，教務担当が処理する。

付則　この要領は，令和〇年〇月〇日から実施する。

日常の連続のなかで，望ましい，時には望ましくない価値観や態度，社会的規範等を暗黙のうちに身につけていく。それが，数年，数十年と構成員が代わっても伝承されていき校風等の学校文化として現れるものである。都立看学 7 校は，全校 3 年課程の看護師養成教育機関であり，同じ学則に基づき，ほぼ共通のカリキュラムで運営しているわけだが，各校，独自の学校文化を築いている。筆者は，5 校の勤務経験があるが，学校の雰囲気，学生の特徴はそれぞれ異なる。潜在的カリキュラムの結果としての現れではないかと感じる。
　なおこの項では，正課教育と準正課教育についても言及しておきたい。正課教育

資料 3-3　学校と病院との実習協定書

　　○○病院（以下「甲」という。）と東京都立○○看護専門学校（以下「乙」という。）は，次の条項により，乙の学生（以下「学生」という。）の実習に関する協定を締結する。

（目的）
　この協定は，甲の施設における学生の実習が円滑に実施され，かつ十分な成果が上がるよう必要な事項を定め，もって都内の医療機関等で活躍する高度な専門技術を持つ看護師の養成・確保に資することを目的とする。

（甲及び乙の役割）
　甲及び乙は，この協定の実現に向けて，それぞれ次の各号に定める役割を果たすよう努めるものとする。
　甲は，本来業務に支障のない範囲で，学生の実習について支援及び協力を行う。
　乙は，甲の施設における学生の実習に当たっては，事前に甲と十分調整の上，実施する。

（実習生の健康状態等）
　実習期間中，甲乙相互に実習生の状態を確認・把握し，健康管理に努めるものとする。
　甲は，実習生に疾病等の問題が生じた場合には，乙と協議の上，当該実習生の実習を中断又は中止させることができる。
　実習生の実習中における疾病及び傷害，又は実習後に生じた実習に起因する疾病及び傷害については，甲の故意又は重大な過失による場合を除き，乙の責任において対処するものとする。

（秘密の保持等）
　学生は，実習中に知り得た患者，家族等の個人情報を第三者に漏らしてはならない。このことは，実習終了後においても同様とする。
　漏洩等の事故が発生した場合は，当該学生の実習を直ちに中止の上，その賠償を乙の責任で対応すること等を含め，速やかに甲乙間で対応を協議する。

（損害賠償等）
　実習中の学生が自己の責に帰すべき事由により，甲の施設設備等を損傷し，又は，第三者に損害を与えたときは，乙は，その損害を賠償しなければならない。ただし，甲がやむを得ないと認めた場合は，この限りでない。

（その他）
　この協定の各条項の解釈に疑義が生じたとき，又はこの協定に定めのない事項については，甲乙協議の上，定めるものとする。

　　附則
1　この協定は，締結の日から発効する。
2　この協定の有効期限は，本年度末とし，当事者からの申立てがない限り自動的に更新されるものとする。
3　この協定書は 2 通作成し，甲乙各自記名押印の上，各 1 通を保有する。

　　令和○年○月○日

　　　　　　　　　　　　　　甲　　東京都○○区○○
　　　　　　　　　　　　　　　　　○○病院
　　　　　　　　　　　　　　　　　　院　長　　○○　○○

　　　　　　　　　　　　　　乙　　東京都○○区○○
　　　　　　　　　　　　　　　　　東京都立○○看護専門学校
　　　　　　　　　　　　　　　　　　校　長　　○○　○○

とは，卒業要件に必要な科目の「単位」が付与される教育課程をいう。そして準正課教育は正課教育を補完することを目的とした，いわゆる「課外」と称するさまざまな活動のことをいう。山田は，「看護のように，専門知識の修得のみならず，専門職としての態度や技能，精神的・道徳的な成長をも視野に入れて人材育成が行われる分野では，とりわけこの準正課教育の導入意義が大きいと考える」[15]と述べている。

近年，キャップレスになり，看護系大学等ではほとんど実施していない戴帽式を都立看学は学校行事として大事にしている。2年生の春に行う学校が多いのだが，1年生の終わりに校長（副校長）から戴帽に向けての講話があり，学年のなかで戴帽式実行委員会を組織し，自分たちの戴帽式をコーディネートする。式の進行，戴帽の受け方，オリジナルの「誓いの言葉」の作成，参列者へ感謝を込めて歌う楽曲の選択と練習を春期休業から年度当初に行う。昼休みに校長室にいても合唱の歌声が聞こえてくる。戴帽式は，家族の参列も多く，来賓からも毎年「感動した」と言われる。こういう準正課教育を通じて，学生個々が看護師になる決意を新たにするとともに，学生間のまとまり，その回生のカラーができ上がっていく。

カリキュラムの評価

カリキュラムの評価は，教育用語辞典によると「学校における教育計画としてのカリキュラムを評価し，その善し悪しを判定すること」[16]であり，カリキュラムの改善を目的として行われる。

カリキュラムの評価には，科目や単元，教授＝学習活動等を部分的に評価する場合とカリキュラム全体を評価する場合とがある。前者は，各科目や授業における学生の学習活動の修得状況の評価や教員の教授活動の評価としての授業評価が行われる。後者は学校の教育活動全体を評価する学校評価の一部として行われる場合が多い。ここでは，カリキュラム全体の評価について紹介する。

評価主体となるのは，カリキュラムを計画・運営する教職員，カリキュラムの受益者としての学生，そして学生以外の学校関係者や第三者評価機関等が挙げられる。このうち，教職員を対象にしたカリキュラム全体の評価については自己点検・自己評価が行われている。指導要領の管理および維持経営に関する事項に，「養成所は，教育活動その他の養成所運営の状況について，自ら評価を行い，その結果を公表すること」と義務づけられている。

2002（平成14）年，専修学校設置基準の一部改正により，自らの自己点検・自己評価に基づいた教育の改善と結果の公表が努力義務となり，翌2003（平成15）年には，厚生労働省から「看護師等養成所の教育活動等に関する自己点検・自己評価指針作成検討会」報告書が示された。指導要領にも，評価の際には，この報告書等を参照することと明示されている。

　都立看学では，学校運営評価（**巻末資料 11** ▶ 194 頁 参照）のなかに，「教育課程・教育活動」として，年 2 回（中間と年度末），教職員による内部評価を行い，その結果に基づき改善計画を立てている。年度末には，所管の福祉保健局医療政策部長宛に報告書を提出するとともに改善点を翌年度の組織目標に反映させ，Web サイトで結果を公表している。また，教育活動の評価やカリキュラムの見直しに向けての評価資料として活用している。

　しかし，このような教職員による自己評価・自己点検は内部評価であるため，結果を客観的に検証する仕組みが必要である。そのため，実習病院の職員等の学校関係者による評価委員会を設置し，専門的・客観的な立場から助言を得るための体制整備を進めている。

カリキュラムに関わる予算

　カリキュラムを実現していくためには，必要経費の獲得，予算整備が必要となる。そうはいっても，限られた運営費のなかでやりくりをしなければならない現状はどこの専門学校も同様であろう。講師や実習施設への謝金は年度の途中で追加しなくても大丈夫なように，前年度に見通しを立てて確保しておく。毎年，購入や更新している図書や教材は，学生の希望も聞きながら，教員間で話し合い，優先順位をつけて計画的に整備していく。

　さらには，今後の教育に向け，必要不可欠と考えられるシミュレータ等の教材やICT 環境の整備等は，高額であるため，すぐに予算がつく話ではないだろうが，学校の設置者や経営者に必要性を理解してもらえるよう，説得力のある資料を作成し，折にふれて説明していく必要がある。

カリキュラム見直しのサイクルを早める

　冒頭にも述べたが，社会は急速に変化している。それにともない，各看護師等養成機関は求められる看護師像を明確にして，国が提示する指定規則との整合性を図りながら，自校が育てたい看護師の育成に見合ったカリキュラムを編成していく必要がある。これからは，一度作成すれば10年単位で継続するカリキュラムでは間に合わず，カリキュラムの計画-実施-評価のサイクルを常に見直していくことが求められるだろう。そのために，看護教員は社会の動き，医療・看護の方向性等，さまざまな情報にアンテナを張って，質の高い看護師の育成に向けて自己研鑽をしていきたいものである。

● 引用文献

1）細谷俊夫他編：新教育学大事典 2，第一法規出版，40，1990.
2）杉森みど里他：看護教育学 第 5 版増補版，医学書院，81，2014.
3）高瀬美由紀他：看護実践能力に関する概念分析：国外文献のレビューを通して，日本看護研究学会雑誌，34(4)，103-109，2011.
4）中山富子他：異文化看護をどう教授するか，看護教育，60(6)，468-474，2019.
5）文部科学省：高大接続改革.
　　http://www.mext.go.jp/a_menu/koutou/koudai/index.htm
6）文部科学省：「卒業認定・学位授与の方針」（ディプロマ・ポリシー），「教育課程編成・実施の方針」（カリキュラム・ポリシー）及び「入学者受入れの方針」（アドミッション・ポリシー）の策定及び運用に関するガイドライン（平成 28 年 3 月 31 日　中央教育審議会大学分科会大学教育部会），2016.
　　http://www.mext.go.jp/b_menu/shingi/chukyo/chukyo4/houkoku/__icsFiles/afieldfile/2016/04/01/1369248_01_1.pdf
7）安彦忠彦他編：新版 現代学校教育大事典 2，259，ぎょうせい，2002.
8）安彦忠彦他編：新版 現代学校教育大事典 4，246，ぎょうせい，2002.
9）細谷俊夫他編：新教育学大事典 3，第一法規出版，133，1990.
10）前掲 9），134.
11）雑賀美智子，佐藤治代：「看護教員が教える形態機能学」をどう構築したか―導入に向けての助走，看護教育，52(1)，6-8，2011.
12）中山富子：「看護教員が教える形態機能学」をどう構築したか―実現させるための取り組み，看護教育，52(1)，8-13，2011.
13）前掲 1），439.
14）今野喜清他編：第 3 版 学校教育辞典，教育出版，245，2014.
15）山田剛史：準正課教育を活かして，カリキュラムを広くとらえよう，看護教育，57(3)，168-173，2016.
16）山﨑英則他編：教育用語辞典―教育新時代の新しいスタンダード，99，ミネルヴァ書房，2003.

● 参考文献

1）天野正輝：カリキュラムと教育評価の探究，文化書房博文社，2001.
2）吉田文子：あらためて，カリキュラム評価の意義と方法を整理する，看護教育，60(2)，122-128，2019.
3）佐藤学：教育方法学，岩波書店，1996.
4）グレッグ美鈴，池西悦子編：看護教育学改訂―看護を学ぶ自分と向き合う 第 2 版，南江堂，168-188，2018.
5）池西静江：地域のニーズを反映した柔軟なカリキュラム開発，看護教育，60(2)，100-107，2019.
6）東京都福祉保健局：東京都地域医療構想，2016.7.
7）東京都福祉保健局：東京都保健医療計画，2018.3.
8）日本赤十字看護大学 Web サイト　https://www.redcross.ac.jp
9）姫路赤十字看護専門学校 Web サイト　http://himeji.jrc.or.jp/school/
10）近藤潤子，小山真理子訳：看護教育カリキュラム―その作成過程，医学書院，1988.
11）安彦忠彦：改訂版 教育課程編成論―学校は何を学ぶところか，放送大学教育振興会，2006.
12）厚生労働省：看護基礎教育検討会報告書，2019.10.15.
　　https://www.mhlw.go.jp/content/10805000/000557411.pdf
13）網野寛子他：看護教員のための学校経営と管理 増補版，医学書院，2012.
14）篠原千鶴子他：東京都立看護専門学校における新カリキュラム編成過程の概要と試案，看護教育，61(4)，324-332，2020.

● URL の最終閲覧日は 2020 年 2 月 1 日

3年生のプライドと団結力

　広尾看学の学校祭には「クラスステージ」という催し物がある。1年生から3年生の6クラスの対抗戦で，お題，内容，方法は問わずクラスの創意工夫によるアピールの時間である。寸劇，ミュージカル，ダンス……何でもありだ。教職員が審査員となり採点表が配られる。1位から3位のクラスには文化祭実行委員会から手作りの表彰状と駄菓子が授与される。ご褒美はそれだけなのだ。

　通常，学校祭は1，2年生が運営し，3年生になると積極的に参加するのは一部の学生くらいで，多くは来ても途中で帰ってしまうか，来ない学生さえいるというのが，長年，看護教員をやっている私のイメージだった。

　ところが，広尾看学の学校祭のクラスステージは違うのだ。3年生の2クラスが，絶対優勝すると張り切るのである。国家試験準備や就職活動で忙しいはずなのに，夏季休業中も登校してシナリオづくりから練習，撮影などをしている。廊下で会って「夏休みなのにがんばるね」と声をかけると「先生，楽しみにしていてください。今年はウチが絶対優勝しますから」とやる気満々の答えが返ってくる。

　当日は，手作りの小道具，衣装も揃えて学芸会の大人バージョンである。1，2年生の各クラスもそれなりの出し物で笑わせてくれるのだが，3年生は格が違う。いつだったか，お姉さん学生たちの出し物は忘れられない。和服代わりに和式寝巻姿でステージに登場し，家事・子育てと学業との両立の苦労を替え歌にして，石川さゆりさんさながらに切々と歌う「天城越え」ならぬ「三十路超え」。おかしくてお腹を抱えて笑いながらも，社会人学生の苦労が身にしみて涙が止まらなかったことを思い出す。その年も，3年生の両クラスが1，2位を独占した。学生たちにどうしてそこまで優勝にこだわってがんばるのか聞いてみた。「どうしてかな？　1年の時，3年生の出し物を観て完成度の高さに度肝を抜かれた。かっこいいなと思った。2年の時は自分たちもがんばろうと思って，結構，力入れてやったが，3年生の団結力と気合には勝てなかった。だから，最上級生として下級生に負けるわけにはいかない。それと，3年間，苦楽をともにしてきたクラスメートとの思い出づくりかな」と言っていた。

　学校祭が終わり日が暮れるのが早くなると，いよいよ国家試験に向けてのラストスパートが始まる。学校祭で盛り上がったクラスの団結力を維持したまま，国試全員合格を目指し，団体戦のように皆でがんばる学生たちを見ていると広尾看学の学生文化を感じる。

第4章

医療安全への取り組み

　日本の「医療安全」への取り組みは，1999（平成11）年1月，2月に連続して発生した重大な医療事故（手術患者取り違え事故，点滴静脈内注射消毒薬注入事故による患者死亡）を契機に社会問題化し，本格的な検討が始まった。その後急速に，医療安全対策が推進されてきた。2001（平成13）年には，厚生労働省に患者安全推進室が設置され，「医療安全推進総合対策」報告書（2002年）[1]が出され，それに基づき，医療法や医療法施行規則，保健師助産師看護師法の改正が進み，同時に保健師助産師看護師学校養成所指定規則の一部を改正する省令の公布，診療報酬制度改定等により，法的制度の基盤が構築されることになった。

　この章では，都立看学が取り組んできた医療安全に関する教育について具体的に述べていきたい。

臨地実習における安全性の確保

　看護学生にとって臨地実習は，将来看護師になるために必要な能力獲得のために欠かすことができない学習である。しかし，無資格者である看護学生は，なぜ臨床現場での看護行為が許されているのであろうか。

　厚生労働省の「看護基礎教育における技術教育のあり方に関する検討会報告書」[2]では，ある条件が整ったうえでの実施が可能であると述べられている（**表4-1**）。

表4-1　看護学生の臨地実習にかかる保健師助産師看護師法の適用の考え方

> 　看護師等の資格を有しない学生の看護行為も，その目的・手段・方法が，社会通念から見て相当であり，看護師等が行う看護行為と同程度の安全性が確保される範囲内であれば，違法性はないと解することができる。
> 　すなわち，(1)患者・家族の同意のもとに実施されること，(2)看護教育としての正当な目的を有するものであること，(3)相当な手段，方法をもって行われることを条件にするならば，その違法性が阻却されると考えられる。
> 　ただし，(4)利益侵害性が当該目的から見て相対的に小さいこと（法益の権衡），(5)当該目的から見て，そのような行為の必要性が高いこと（必要性）が認められなければならないが，正当な看護教育目的でなされたものであり，また，手段の相当性が確保されていれば，これらの要件は満たされるものと考えられる。

　また，同報告書には，「学生が当事者となる医療事故の予防及び発生時の対応の確立」[3] についても，以下のような提言が出されているので，引用して紹介する。

---

①臨地実習が安全に実施できるよう，看護師学校養成所においては，カリキュラムの中で安全教育を徹底させることが必要である。また，実習施設においても，医療に係る安全管理のための指針の整備や職員研修の実施等，安全管理のための体制のより一層の確保を図ることが重要である。

②学内実習及び臨地実習では，学生及び患者の安全の確保を最優先に考え，可能な限り事前の準備を徹底することをはじめ，技術の実施に当たっては教員，実習指導者及び看護師による適切な指導・助言のもとに行わせることが必要である。

③また，看護師学校養成所及び実習施設においては，学生が当事者となる医療事故について予め連絡体制や対応方法，任意保険への加入等の対応など危機管理体制を整えるべきである。

④さらに，医療事故発生時の責任の所在については，「実習委託契約書」等で，予め明確にしておくことが望ましい。患者に対する第一義的責任は病院等の施設側にあるが，事故の形態や過失の程度によって責任の所在は変わり得ることを念頭に置いておく必要がある。

　さらに，同報告書には，身体的侵襲をともなう看護技術の実習指導のあり方について，「実施する看護行為による身体的な侵襲性が相対的に小さいこと」[3] と明記している。

　「安全」はあらゆる分野における重要なキーワードだが，医療分野においてはより大事になる。特に臨地実習では，一歩間違えば大きな医療事故の発生につながり，看護学生でも罪に問われる場合もあり得る。とはいえ，看護学生は学習途上にあり，知識や技術が未熟なうえ，経験が乏しいため，判断ミスや思わぬエラーを引き起こしてしまう危険性がある。そのため，各教育機関において，医療安全に関する教育を充実させる取り組み，臨地実習環境の整備，事故発生時の対応や事故後の補償等，患者や看護学生に不利益が生じないように万全の体制を整える必要がある。

医療安全に関する意識の醸成

　医療安全に関する知識・技術を身につけ，具体的な事故防止対策の実際を学ぶことで，リスク感性を養うことが，患者の安全を守ると同時に学生自身の身を守ることにもつながるのである。

都立看学は，前述の「看護基礎教育における技術教育のあり方に関する検討会報告書」の提言を受けて，「安全教育推進検討会」を立ち上げ，組織で取り組む安全教育について検討を開始した。

　主な検討事項として，①臨地実習におけるインシデントの把握と対策，②臨地実習前後における安全教育の強化，③「診療の補助技術における安全」（1単位30時間）の授業内容の検討等を行い，都立看学全体における安全教育のシステム化を図った。その検討結果を受け，2004（平成16年）から一部カリキュラムを変更し，3年次に「診療の補助技術における安全」（1単位30時間）[4]を新たに加えた。また，教科外活動として，医療安全に関するリスク感性を育成する目的で，基礎看護学実習Ⅰ・Ⅱや各看護学実習の開始前に，「医療安全」標準プログラム[5]を一斉に取り入れ実施した。これらの取り組みは，看護師養成における医療安全教育として先駆的な役割を果たしてきたと自負している。

　医療安全に関する意識は，一度教育したからといって身につくものではなく，何度も繰り返し教育していくことが望ましい。基礎看護学実習から各看護学実習のそれぞれにおける学習段階をふまえ，3年間の教育期間を通して目的・目標が達成できることを目指している。その意味でも臨地実習前の安全教育は効果的であると感じている。

青梅看護専門学校における「安全教育」の教育内容

　現在都立看学は，「安全教育推進検討会」で作成した「安全教育」標準プログラムをブラッシュアップし，学生の特徴や傾向，インシデント発生状況等を加味し，時間・内容を一部変更して実施している。

　ここからは，筆者が所属している青梅看護専門学校（以下，本校）で実施している「安全教育」（**資料 4-1**）の取り組み内容を紹介する。

各学年で実施している安全教育

　1年次秋に行われる基礎看護学実習Ⅰ開始前の安全教育は，臨地実習未経験ということで，ヒューマン・エラーや看護者の倫理的責任，転倒・転落アセスメントスコアシート（**巻末資料 1, 2** ▶178頁）による事故予測およびその記載方法等，講義を中心とした展開で実施している。

　1年次冬に行われる基礎看護学実習Ⅱ開始前の安全教育では，臨床で起こりやすい事故事例を教員がロールプレイし，具体的にイメージ化を図った後に，グループワークで事例の分析，SHELL分析を実施している。その際，インシデント・アクシデントレポートを記載する目的やインシデント・アクシデントの用語の定義，水準分類等についても講義している（**巻末資料 3〜5** ▶180頁）。実習に入る前に事例検討

資料 4-1 「安全教育」年間計画　　　　　　　　　　　　　　　　　　　　　　　　　**都立青梅看護専門学校**

対象/実習	時期/時間	ねらい	目的/目標	内容/方法
【1年生】 基礎看護 学実習Ⅰ 開始前	実習前 3時間 （課外）	医療安全の重要性を認識し，看護学生としての基本的マナーやルールを意識した行動が考えられる。	【目的】 臨地実習に向け，医療安全の目的を理解し看護学生としての責任をもつことができる。 【目標】 1. 安全教育の目的を理解できる。 2. 看護の実践場面における責任ある言動・行動について，自ら考えることができる。	【講義】 1. 安全教育の目的 2. 実習中のマナーやルール 　1）報告・連絡・相談 　2）守秘義務 　3）金銭に関すること 　4）感染管理 　5）看護実践に関する注意 3. 安全な行動の習慣化 　ケア終了後の安全確認
【1年生】 基礎看護 学実習Ⅱ 開始前	実習前 3時間 （課内1・ 課外2）	"人は誰でも間違える"ことを前提とし，医療におけるヒューマンエラーの考え方を学ぶ。また，実習中に起こりやすい事故やインシデント事例の分析を行うことで安全を守る対処行動が考えられるようにする。	【目的】 実習中の事故予防の取り組みを理解し，医療安全への動機づけができる。また，発生した事故事例を分析し発生要因と予防策について考えることができる。 【目標】 1. 医療におけるヒューマンエラーの特徴を理解できる。 2. 事故分析の目的と方法（SHELL）モデルを理解できる。 3. 実習中に発生しやすい事故を知り，予防の方法と発生時・発生後の対応を理解できる。	【講義】 1. ヒューマンエラーの特徴 2. 医療事故の構造 3. 事故分析の目的と方法（SHELLモデル） 4. 実習中の事故予防および事故発生時・発生後の対応 5. インシデントレポートの目的と意義 【演習】 学生が起こしやすい事例を用いたグループ学習
【2年生】 各看護学 実習 開始前	実習前 4時間 （課外）	実習経験を活かし，危険予測と事故分析に対する基礎的知識を修得し，実践に伴う責任を考えることができる。	【目的】 医療事故の危険を予測し回避する方法を理解することができる。 【目標】 1. 医療事故・医療過誤に関する知識を持ち，予測や分析する力の基礎をつくる。 2. 日常生活援助の実践に伴う危険性や感染を予測し，対策を立てて実習に臨む。 3. 実習中の対象の安全確保に関する体験を振り返り，自己の傾向を知る。	【講義】 1. 老年看護学実習Ⅰ（7月）のインシデント・アクシデント発生状況報告と当該学年の傾向 2. RCA 3. 個人情報保護 【演習】 1. 事例検討 2. リスクセンストレーニング
【3年生】 各看護学 実習 開始前	実習前 2時間 （課外）	より倫理的で良質な看護を提供するために，「患者の人権」「患者の立場」「患者のためにどうあるべきか」を考えることができる。	【目的】 対象の個々のおかれている状況を理解し，看護専門職として対象にあった看護を考えることができる。 【目標】 1. 対象のライフステージ・健康段階・健康障害・看護提供の場における危険と対策を考え，実践できる。 2. 自己の行動の傾向を知り，個々の対策を考え，意識的に行動できる。 3. 看護実践の際の倫理的原則を理解し，行動できる。	【講義】 2年次後半の各看護学実習のインシデント・アクシデント発生状況報告と当該学年の傾向 【演習】 倫理的責任に関する事例検討

をすることで，臨地実習中の対象の安全確保に関する意識づけを強化している。さらに，基礎看護学実習Ⅰでのヒヤリとした体験についても振り返り，自己の陥りやすい傾向を知り，その後の臨地実習に臨むことができるようにしている。

　2年次の安全教育は，以前までは，7月の老年看護学実習Ⅰの開始前と11月の各看護学実習開始前の2回計画していたが，プログラムを見直し，現在は，11月から本格的に始まる各看護学実習開始前にのみ実施している。そこでは，7月に経験した老年看護学実習を活かし，危険予測と事故分析に対する基礎的知識を習得することをねらいとしている。直近で起こった実際の事故事例(個人が特定できないように十分に配慮して事例の情報を提供する)を用いてSHELL分析を行い，事故の発生要因と予防策を考え，発表させている。直近で実際に起こった事例は，自分も同じことを起こすかもしれないという緊張感もあり，どのグループも熱心にグループワークに参加している。看護学生として医療安全への関心を高め，対象の安全を守る責任の自覚につながっているといえる。また，この時期には，RCA(根本原因分析法)を用いて分析することで，再発防止を強化し，リスクセンストレーニングの1つとしている。

　3年次の安全教育は，それまでの実習で発生したインシデント・アクシデント発生状況報告と当該学年の傾向について講義した後，倫理的な課題を含む事例を準備し，演習している。3年次は，就職活動が本格化し，さらにケーススタディも進んでいくなかで実習が行われていく。そのため，より質の高い看護の提供を目指す内容としている。

「診療の補助技術における安全」の授業内容

　2009(平成21)年，第4次カリキュラム改正(2009年)が行われ，看護師等養成所の運営に関する指導要領(別表3)「統合分野」の「看護の統合と実践」(4単位)看護師教育の基本的考え方に，「医療安全の基礎的知識を含む内容とする」と明記され，医療安全に関する教育が看護基礎教育に本格的に導入されることになった。

　都立看学では，2004(平成16)年から実施してきた内容を活かしつつ，現在では，看護の統合と実践のなかに，「診療補助技術における安全」1単位(30時間)を位置づけ，3年次の前期に教授している。本校のシラバスを**資料4-2**に示す。

　このシラバスは，都立看学の「安全教育プロジェクト」が作成し，2004(平成16)年度入学生以降の3年次で実施していた「診療の補助技術における安全」の内容を一部ブラッシュアップしたものである。授業内容のポイントは，①診療の補助技術が中心の校内実習，②3年次の前期に計画，③ハイリスク状況での技術演習やロールプレイを取り入れる，④事前課題を準備する，ことである。内容は，"注射業務プロセスからみた事故防止""チューブ類挿入中の主なトラブルと対処""安全で確実な点滴静脈内注射の実施，輸液ポンプ・シリンジポンプ使用中のトラブルと対処""ハイリ

資料 4-2　科目：「診療補助技術における安全」シラバス

1 単位（30 時間）3 年次

科目目標：1　医療システム中の危険要因を知り，診療補助技術における事故防止のための知識・技術を習得する。
　　　　　2　ハイリスク環境下で，安全な看護を提供するための判断力・実践力を高める。
　　　　　3　実践に即した技術演習を通して，専門職としての責任感と倫理観を身につける。

単元	時間	目標	内容	備考
医療・看護における安全	2	1 医療安全の意義を理解し，事故防止行動の基本を学ぶ。	1）医療安全を学ぶ意義 2）事故防止の考え方 　（1）医療事故・看護事故の構造 　（2）医療安全とコミュニケーション	
診療補助技術における事故防止	10	2 医療現場での危険要因を認識し事故防止の知識を修得する。	1）注射業務プロセスからみた事故防止 2）薬剤の特性と事故防止 3）輸血・救急時の事故防止 4）救急カートの薬品・機材 5）検査に伴う事故防止	
	4	3 チューブ類挿入中のトラブルを予測し，安全な管理ができる。	1）チューブ・ドレーンの種類と挿入目的 2）チューブ類挿入中の主なトラブルと対処 　（1）外れ　（2）閉塞　（3）抜去 　（4）切断　（5）不適切な圧力	
	4	4 安全で確実な点滴静脈内注射を実施できる。	1）安全で確実な点滴静脈内注射の実施 2）輸液ポンプ・シリンジポンプの取り扱い 　（1）輸液セット・三方活栓の接続 　（2）輸液ポンプ・シリンジポンプの設定 3）ポンプ使用中のトラブルと対処 　（1）アラームの対処方法 　（2）薬液量の間違い等 4）作用副作用の観察と記録・報告	校内実習 4 h 輸液ポンプ・シリンジポンプの正しい取り扱い 三方活栓の取り扱いと側管注入
ハイリスク状況での点滴静脈内注射	4	5 ハイリスク状況下で，安全に点滴静脈内注射が実施できる。	1）ハイリスク状況における安全な点滴静脈内注射の実践 　（1）読みにくい処方箋 　（2）点滴準備中の作業中断 　（3）輸液ポンプのアラーム 　（4）タイムプレッシャー 2）事故発生時の対処	校内実習 4 h ハイリスク状況での輸液管理
安全で確実な採血技術と管理	4	6 安全で確実な採血が実施できる。	1）学生同士での採血の実施 2）医療廃棄物の取り扱い 3）針刺し事故防止 4）事故発生時の対処行動	校内実習 4 h 採血
	2		修了認定試験	

　　スク状況における安全な点滴静脈内注射の実践”“安全で確実な学生同士での採血の
実施”からなる。日常の看護業務のなかで，起こりやすいタイムプレッシャーや指示
間違い等を実際に体験しながら学習を進めていくことで，安全な看護を提供するた
めの判断力・実践力を高められるようにしている。

なお，採血の校内実習時は，学生からは同意書を提出してもらい，さらに，万が一の事故発生に備えて医師である外部講師にも参加していただいている。失敗して採血できなかった学生は，教員が自身の血管を提供して全員が採血できるように配慮している。

臨地実習におけるインシデント・アクシデントの報告と共有

インシデント・アクシデントの分析

　本校における2018(平成30)年度のインシデント・アクシデント発生件数は，1年次生18件，2年次生11件，3年次生7件の合計36件であった。インシデント・アクシデントが発生した際は，すぐに他の実習施設で実習している教員にも伝えられ，同様な事故を起こさないように注意喚起している。また，インシデント・アクシデントの発生に至った詳細については，全教員が学校に出勤する日の朝のミーティングで担当した教員から概要を報告，情報を共有している。さらに，安全教育担当(毎年，業務のなかに担当が組み込まれている)の教員によって，それぞれの学年の実習のまとまりごとに結果を集計・分析し，教務会議で報告してもらい，次の安全教育のプランニングの参考にしている。

　それぞれの学年で傾向・特徴があるため，実習施設との協議会や指導者会でも，発生時間帯，実習何日目の発生が多いか，インシデントの概要，考察を資料(**巻末資料6**▶184頁)としてまとめ，説明している。実習指導者にも協力を仰ぎ，連携しながら再発防止に努めている。

事故発生時の対応

　臨地実習でインシデント・アクシデントを発生させた当事者の学生は，程度の差こそあれ動揺しており，精神的なサポートが必要な状況にある。事故で自信をなくすのではなく，事故という経験を受け止め，次に活かす前向きな対処行動がとれ，最終的に事故から学べたと自己を認めていけるように，学習支援をしていくことが望ましい。都立看学では学生の事故・病気および患者事故が発生した場合の対応マニュアル(**資料4-3**)，対応フロー図(**図4-1**)を作成して対応している。

　事故等を起こした学生への支援で大切なのは，「学生の感情の把握」とその「感情の段階にあった介入の仕方」であり，リフレクションシンキングや内省が進むように，効果的に声をかけて支援していくことである。

　しかし，事故の程度に関わらず，学生に精神的なプレッシャーが生じている可能性があり，マニュアルを活用する際には，教員の解釈や思い込みでなく，学生の意

資料 4-3　学生の事故・病気および患者事故が発生した場合の対応マニュアル

1　学生の事故および患者事故に関する対応について
　(1)　校内あるいは実習施設で発生した事故
　　　校内あるいは実習施設で発生した事故については，授業時間内外を問わず学校の責任において対処する。
　(2)　事故発生時の対応
　　①ア　事故発生時には，応急処置などを行うと同時に，ただちに上司に事実関係を報告し，指示を受ける。
　　　イ　学内で発生した病気・事故等は，応急処置後，相談担当に依頼し，校医を受診する。（健康相談員は，事実関係を健康日誌に記載し回覧する。）
　　　ウ　緊急を要する場合は，状況により救急車や警察を呼ぶ。
　　　エ　家族への対応をすみやかに行う。

　　│○平日の時間外，土日祝日は，管理職携帯のホットラインに一報を入れるよう指導する。│

　　②とくに臨地実習中は
　　　ア　第 1 段階：事故の状況を把握し，病棟責任者に報告。患者に障害などを負わせた場合は，病棟責任者と相談して患者に対応する。
　　　　　学生が受傷した場合は，受診など必要な対策を病棟責任者と相談して決める。
　　　イ　第 2 段階：実習調整者，教務総括担当に口頭で報告し指示を受ける。
　　　ウ　第 3 段階：学生に「インシデント・アクシデントレポート」を提出させ，学生の行動を分析させて今後の事故防止を指導する。「インシデント・アクシデントレポート」には「事故発生時の状況」「出来事への対応」「発生の要因・原因」「防止策・自己課題」を正確に記録する。
　　　　　教員は学生が記載した用紙の下段にある「教員の指導の振り返り」欄に記載し提出する。
　　　エ　事故の重大性に応じて，実習調整者・教務総括担当・副校長・校長が，病棟師長・看護部(科)長・院長に対応する。

　　│○教員が不在時は，学生はただちに指導者に報告し，その後学校に連絡するよう指導する。│

　(3)　起こる可能性のある事故・病気など
　　①校内：体育時の怪我，体育祭や学校祭時の怪我，過換気症候群，てんかん・ヒステリー発作，起立性調節障害，低血糖発作，喘息発作
　　②実習施設：患者(患児)の転落・転倒，誤薬
　　③臨地実習：看護上の事故・学生の健康障害(感染・損傷)
　　　　「東京都立看護専門学校学生 B 型肝炎予防対策実施要領」(59 衛医看第 29 号)に，B 型肝炎に関して，検査，健康管理，指導・助言，事故発生時の措置，費用負担などについて明記されている。
　(4)　療養費などに関する指導
　　①災害見舞金の支給
　　　　学校の管理下における授業中に災害を受け，療養を要した場合は「東京都立看護専門学校学生災害見舞金支給要領」に基づき，請求があれば災害見舞金を支給できる。
　　②学生保険(Will)に加入している場合は，相談担当への報告を指導する。

2　教職員の事故発生時の対応について
　(1)　事故発生時は，ただちに上司に事実関係を正確に報告し，指示を受ける。
　(2)　職員はすみやかに上司に「事故報告書」を提出する。
　(3)　公務災害に該当する場合は申請手続きをとる。
　(4)　教職員も保険(Will)の加入を勧める。

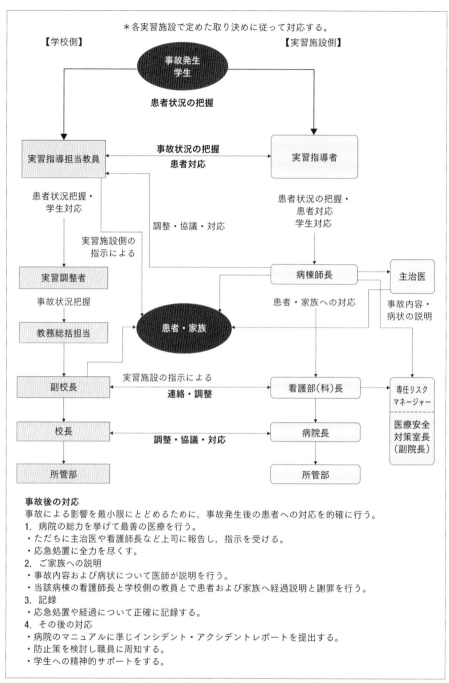

＊各実習施設で定めた取り決めに従って対応する。

【学校側】　　　　　　　　　　　　　　　　　　　　　　　　　　　　【実習施設側】

事故発生
学生

患者状況の把握

実習指導担当教員　　　←　事故状況の把握　→　実習指導者
　　　　　　　　　　　　　　患者対応

患者状況把握・
学生対応

調整・協議・対応

実習施設側の
指示による

実習調整者

事故状況把握

教務総括担当

副校長　　　←　実習施設の指示による　→　看護部(科)長
　　　　　　　　　　連絡・調整

校長　　　←　調整・協議・対応　→　病院長

所管部　　　　　　　　　　　　　　　所管部

患者状況の把握・
患者対応
学生対応

病棟師長　→　主治医

患者・家族への対応

事故内容・
病状の説明

患者・家族

専任リスク
マネージャー

医療安全
対策室長
（副院長）

事故後の対応

事故による影響を最小限にとどめるために，事故発生後の患者への対応を的確に行う。

1. 病院の総力を挙げて最善の医療を行う。
・ただちに主治医や看護師長など上司に報告し，指示を受ける。
・応急処置に全力を尽くす。

2. ご家族への説明
・事故内容および病状について医師が説明を行う。
・当該病棟の看護師長と学校側の教員とで患者および家族へ経過説明と謝罪を行う。

3. 記録
・応急処置や経過について正確に記録する。

4. その後の対応
・病院のマニュアルに準じインシデント・アクシデントレポートを提出する。
・防止策を検討し職員に周知する。
・学生への精神的サポートをする。

図 4-1　臨地実習中における事故発生時の報告・対応・フロー図

をふまえた効果的な振り返りができるようサポートする必要がある。時に，インシデント・アクシデントレポートを学生が記載していく過程で，十分な振り返りが不足している学生に，何度も書き直しを強制しがちである。そうならないように，レポートを記載する前に，事故当時の記憶を思い起こさせ，その時の感情やどんな思いでどのような行動をしたのかを話させ，そこから少しずつ振り返りができるように導くようにしている。

さらに，学生のみでなく担当した教員も当事者の一員である。本校では，毎年業務分担で安全教育担当の教員を 4 名選定し，年間の「安全教育」の計画・実施，インシデント・アクシデントレポートの集計・分析と報告，再発防止策の検討を実施している。当事者の教員のフォローは安全教育担当の教員で実施している。状況によって副校長や校長もフォローすることがある。

また，教員・学生ともに，万が一の事故に備え，掛け捨てタイプの保険に加入している。一般財団法人日本看護学校協議会共済会の Will という保険である。タイプが 4 種類に分かれていてそのどれかへの加入を勧めている。実習場での物品の破損からインフルエンザ罹患時の治療費まで広くカバー可能な保険で，請求時の難しい手続き等はなく事実を証明する書類の添付等で保険がおりる仕組みになっている。

看護学生の体調管理

都立看学では，日本環境感染学会の「医療関係者のためのワクチンガイドライン第 2 版」に基づき，学生は毎年，風疹，水痘，麻疹，流行性耳下腺炎，B 型肝炎についての抗体価検査(いずれも EIA 法)を実施している。そのうえで，基準を満たさない抗体価陽性(±)の学生は予防接種を 1 回，抗体価陰性の学生は予防接種 2 回を奨励し，自費にて実施させている。教員も同様に，抗体価検査を実施し，基準を満たさない抗体価陽性(±)，抗体価陰性の教員には公費で予防接種を接種している。4 年後には再検査を実施している。現在，実習施設から上記の感染症に関する抗体検査結果の提出を求められることが多い。患者の安全を守るためには，自分自身の健康の保持増進も医療従事者の責務の 1 つとして教育指導している。

本校の実習時における健康管理では，朝目が覚めた時，実習場に着いてから，昼休み，夕方帰宅してからの 1 日に 4 回体温測定と記録を課している。微熱やその他の所見があった際は，実習病棟に出向く前に，看護部に実習させてよいかどうかの相談をしている。また，子どものいる学生や家族が何らかの感染症に罹患している場合は，本人に症状がまったくなくても，上記同様に，病棟に入る前に看護部と相談して場合によって実習を休ませることもある。内緒にしていて学生が院内感染の原因になることのないように注意して対応している。そのように対応することで，大きな問題なく実習ができている。

インフルエンザ罹患に対する対応

　毎年，インフルエンザが流行する 12～2 月は，どの学年も重要な時期である。

　1 年生は 1 年次に履修する 37 単位 1,110 時間のほとんどが終了する時期であり，授業が終了した科目の修了認定試験が毎日のように計画される時期でもある。また，2 月後半から 3 月上旬にかけては，基礎看護学実習Ⅱ（看護過程を用いて行う初めての実習：2 単位 90 時間）が計画されている。2 年生は，11～2 月まで，2 単位 90 時間の各看護学実習 3 クール計 6 単位が計画されている。

　いずれにしろ，実習期間中にインフルエンザに罹患した場合，学校保健安全法施行規則第 19 条二イに「インフルエンザ（特定鳥インフルエンザ及び新型インフルエンザ等感染症を除く。）にあっては，発症した後五日を経過し，かつ，解熱した後二日（幼児にあっては，三日）を経過するまで」とあるように，発症後 5 日を経過し，かつ解熱後 2 日を経過するまで，出席停止となり，最低でも 6 日間 48 時間を欠席することになる。また，本校の修了認定等に関する規程第 5 条 2 では，「特定授業及び特例実習は，特例欠席理由による欠席時間数とそれ以外の欠席時間数との合計が，授業時間数又は実習時間数に 1/2 未満でなければ履修できない」となっているため，欠席は学業継続に大きな影響がある。

　3 年生は，実習は終了しているが，2 月中旬には国家試験があり，1 日も無駄にできない追い込みの時期である。インフルエンザに罹患した場合，少なくとも 1 週間以上は勉強どころではなくなるので，国家試験の前後で罹患すると，泣く泣く翌年に見送ることになる可能性が高い。

　このように，インフルエンザは 3 年間で卒業できるかどうかに大きな影響を及ぼすため，本校では，「インフルエンザの予防及び発生時の対応ガイドライン」（**資料 4-4**）を策定している。まず，毎年 10 月，各学年に「インフルエンザ予防接種のお知らせ」を配布し，説明を行っている。基礎疾患による接種不能と主治医から指示のある学生以外は全員接種を勧める。何らかの事情があり接種困難な学生については，校医に相談し，判断を仰いでいる。接種が終了したら，接種時期を報告させ，全学生の接種状況を管理している。したがって，実習中の学生の受け持ち患者がインフルエンザの発症があった際も，即座にグループ全員の接種状況を看護部に報告できる仕組みになっている。

　ただ注意が必要なのは，2 年生の約 6 割が成人式を迎える学生であり，1

月の成人式で不特定多数の人と接触するため，そこで感染してしまう学生も少なくないことである。予防接種済みであっても1月実習開始とともに，インフルエンザに罹患し，次々と感染が広まるケースもある。

実習中の学生にインフルエンザの診断が出た場合，夜間帯であっても，校長または副校長が携帯しているホットラインに電話を入れてもらっている。その後，すぐに看護部に電話を入れて報告している。報告内容は，受け持ち患者氏名，病室，接触した他の患者の有無，予防接種の時期，体調不良（発熱やその他の症状）の経過等についてである。実習グループ内で，次々に発症がみられる場合は，学生同士の感染拡大防止と患者への感染防止の目的で，看護部とも協議のうえ校長が判断し，1〜2日の自宅待機学習という措置をとることもある。

インフルエンザ罹患は，学生の履修にも大きな影響があるだけでなく，患者や病院にも迷惑をかけてしまう。学校と実習施設との細かな情報交換，連携は必須である。時機を逸せず適切に対処することが学校と実習施設との信頼関係の構築にもつながっていく。

医療安全に関する予算措置

本校の教員の定数は，教務総括担当を含め19名配置されている。その教員以外に，複数名実習指導を担当する非常勤の教員を依頼しているため，非常勤の教員を含めた全教員の各種感染症（麻疹・水痘・風疹・流行性耳下腺炎・B型肝炎）の抗体価検査および抗体価（−）（±）だった教員の予防接種に必要な予算を計上している。B型肝炎抗体価検査は毎年実施し，他の感染症の抗体価検査は，日本環境感染学会の「医療関係者のためのワクチンガイドライン第2版」の「麻疹・風疹・流行性耳下腺炎・水痘ワクチン接種のフローチャート」[6] に，「必要ならば4〜5年に1度だけ抗体測定を実施し，基準を満たしていることを確認する」とあるので，そのように予算化して実施している。

また，本校では，毎年，医療安全に関する新刊図書や医療安全教育に必要なVTR等の教材を意識して購入し，活用している。各実習施設の学生控室には，体温計を常備し，適宜計測できるように物品を整え管理している。

医療安全を自らの手で守れる看護師の育成を目指して

医療安全は，永遠に終わりのないテーマである。学生は，安全に留意した実習を

1　予防対策

1）予防および予防接種，罹患時について相談担当作成資料をもとに，学生および教職員に周知する。

⇒学生：健康相談担当が 10 月初めに資料を掲示。1 年生には直接口頭で説明する。

2）早期に予防接種を受けるよう奨励する。

⇒相談担当は，学校近隣の診療所等で予防接種の情報を確認し学生に提供する。

⇒臨地実習等のスケジュールに応じて，予防接種の時期を指導する（教務総括担当に確認し，健康相談担当が中心に勧める）。

＊臨地実習生：毎朝体調チェックし異常の有無を実習担当教員に報告する。

2　罹患者が出た場合の対応

1）インフルエンザ罹患の報告を受けた教職員は状況を確認し，速やかに副校長又は教務総括に報告する（上司に報告後，「感染状況報告書」を作成し，庶務担当経由で東京都福祉保健局へ提出する）。

2）副校長，教務総括は校長に報告し，対応を協議する。

＜臨地実習中の場合＞

1）副校長および教務総括は，速やかに病院看護部および実習担当教員に連絡する。

2）病院側と協議の上，罹患者（感染疑い含む）以外の学生の実習継続ができるよう，学生の健康管理や感染防御体制について病院側に説明し，理解を求める。

3）濃厚接触者のグループ等対象を限定して実習を休むなど臨機応変の対応を行う。

4）学生の家族に感染者がでた場合

①実習担当教員は学生の症状を観察し，看護師長と対応を検討する。

②学生に症状がない場合は，マスクを着用し実習を継続できるよう理解を求める。

＊11 月に，「実習中にインフルエンザ罹患者が出た場合の対応」により実習施設と確認しておく。（副校長および実習調整者）

＊土・日・祝日にインフルエンザ感染が判明した際は，休日明け速やかに学校に連絡し指示を受けるよう学生に指導する。

3　出席停止期間について

1）インフルエンザ発症した後 5 日を経過し，かつ，解熱した後 2 日を経過するまで（学校保健安全施行規則：平成 24 年 4 月から施行）

2）臨地実習中の学生は，再診し治癒証明書を実習担当教員に提出してから実習を開始する。

4　緊急事態への対応

＜休校の指示が出た場合の対応＞

○緊急連絡網に従って速やかに連絡する。

臨地実習：実習病院，実習施設，実習担当教員，学生，非常勤講師への連絡

学校内：学生，教職員，非常勤職員

○局関係，パン業者，委託業者関係への連絡（庶務総括）

○休校等の際で，学校祭等の行事を中止する時にはホームページで公表（副校長）

5　流行期に向けた対応

○マスク，消毒液等必要な資材の備蓄を行う。

○実習施設には，体温計およびマスク，消毒薬を常備する。

○必要な場合は，手洗い，うがい，マスクの着脱等の指導を行う。

○学生にマスクを購入しておくよう勧める。

6　学校行事などの対応について

○受付に，マスク，消毒薬（ウェルパス）を用意し，必要な来校者に提供する。

○明らかに発熱等の症状がうかがえる来校者は，感染予防のため，参加を見合わせていただくようお願いする。

経験し，ヒヤリとした苦い経験も含め，1つひとつ丁寧に振り返り，予防の観点からどのように看護を計画し実践していけば患者の安全が確保できるのか，どのような視点で患者の観察をすればよいのか等を学んでいく。医療が人の手によって行われる限り，どんなに注意をしながら実践しても事故やエラーはつきものである。だからといって医療事故が起きてよいということにはならない。情報の共有と多職種を含めた相互の協力・連携によって，事故やエラーが少しでも予防できる看護師に成長していってほしいと願っている。

⦿ 引用文献

1) 厚生労働省：医療安全推進総合対策〜医療事故を未然に防止するために〜，2002.
  https://www.mhlw.go.jp/topics/2001/0110/tp1030-1y.html
2) 厚生労働省：看護基礎教育における技術教育のあり方に関する検討会報告書，2，2003.
  https://www.mhlw.go.jp/shingi/2003/03/s0317-4.html
3) 前掲2），3.
4) 網野寛子他：看護教員のための学校経営と管理 増補版，67，医学書院，2012.
5) 前掲4），65.
6) 一般社団法人日本環境感染学会ワクチンに関するガイドライン改訂委員会：医療関係者のためのワクチンガイドライン 第2版，日本環境感染学会誌(29)，Supplement III 号，S7，2014.
  http://www.kankyokansen.org/modules/publication/index.php?content_id=17

⦿ 参考文献

1) 林慶子：東京都立看護専門学校における「看護事故防止カリキュラム」の構築について，看護教育，45(2)，94-103，2004.
2) 『看護教育』編集室編：「安全管理」の授業—看護事故防止を中心に，医学書院，2003.

⦿ URL の最終閲覧日は 2020 年 2 月 1 日

第5章

教育と倫理

看護における倫理の必要性

　医療に携わる者は，一般の人よりも高い倫理性が求められる。それは，医療が，人間の生命という人間存在の究極の事象に関わるからである。そのため，医療法第1条の2第1項では「医療は，生命の尊重と個人の尊厳の保持を旨とし，医師，歯科医師，薬剤師，看護師その他の医療の担い手と医療を受ける者との信頼関係に基づき，及び医療を受ける者の心身の状況に応じて行われる」とされ，同法第1条の4第1項では「医師，歯科医師，薬剤師，看護師その他の医療の担い手は，第1条の2に規定する理念に基づき，医療を受ける者に対し，良質かつ適切な医療を行うよう努めなければならない」とされている。

　このような法律上の規定を引用するまでもなく，私たち看護師は，高い倫理性が求められる。そのため日本看護協会も，2003（平成15）年に病院，地域，学校，教育・研究機関，行政機関等，あらゆる場で実践を行う看護者を対象とした行動指針として「看護者の倫理綱領」[1]を作成している。その前文には「看護者は，看護職の免許によって看護を実践する権限を与えられた者であり，その社会的な責務を果たすため，看護の実践にあたっては，人々の生きる権利，尊厳を保つ権利，敬意のこもった看護を受ける権利，平等な看護を受ける権利などの人権を尊重することが求められる」とし，その条文では，「5. 看護者は，守秘義務を遵守し，個人情報の保護に努めるとともに，これを他者と共有する場合は適切な判断のもとに行う」「7. 看護者は，自己の責任と能力を的確に認識し，実施した看護について個人としての責任をもつ」としている。当然，看護師に求められる倫理性は，学生にも看護師を育てる教員にも常に求められる。

　看護教育において，学校や教員に求められる倫理は，学生がひとりの人格として尊重され学習を進められることである。そこで，専任教員は，教育者としての倫理（教育倫理）と前述した看護職としての倫理（看護倫理）という二重の倫理を併せもち，学生が倫理を身につけた看護師となれるよう支援していく必要がある。つまり，学生の看護の学習における権利を擁護すると同時に，学生が患者の倫理に配慮した看護実践ができるよう支援していくことが求められるのである。

学校や教員に求められる倫理性

　日本看護系大学協議会による「看護学教育における倫理指針」[2] では，学生に対する倫理的配慮について以下のように記されている。

---

①看護学教育目標達成に最善の努力をする。
②第一義的責任は学生の権利の擁護であり，この責任は看護学教育を遂行する中で最優先する。
③学生のケアを受ける人々の個人情報の守秘と保護に努め，教育・指導する。
④学生のケアを受ける人々の権利の擁護と同様，安全，安寧を損なわないよう個人衛生に努め，感染症に罹患しないように教育・指導する。
⑤学生が実習や研究を行うにあたって，対象となる人々の意思を尊重しかつ慎重に確認する。
⑥教員は自己の権欲のために学生を心理的に操作，あるいは利用をしない。
⑦教員は学生および学生のケアを受ける人々に倫理的な行動モデルを示す。
⑧教員は看護職としてのモデルを示す。
⑨教員は教員としてだけではなく，一人の社会人としてのモデルを示す。

　このように，教員には，学生に対する人権擁護とケアを受ける患者の権利擁護，そして自身の倫理性が求められている。
　ここでは，都立看学における学生の人権擁護に対する取り組みについて具体的に述べる。

学生相談対応ルール

　学生はさまざまな相談事や悩み事を抱えている。そうした相談事や悩み事を適切に受け止め，解決のために支援することは学校の大事な役割である。しかし，2002（平成14）年度に都立看学の学生に行ったアンケート調査によると，少なからぬ学生が，教職員の相談対応に不満やプライバシーへの懸念を抱いており，これが相談したくても相談しない一因となっていることが明らかになった。一方で，教員が学生から受ける相談のなかには，時としてかなり深刻な相談内容もある。学生の成育歴に関わることであったり，抱えている問題が危険な方向に発展すると予測される情報もあったりする。場合によっては学生の生命に関わる状況にあることもあり，相談を受けた教員は，学生の個人情報を守ることと問題解決の狭間で揺れ動くこととなる。
　そこで，都立看学では，学生に対して学校の相談対応ルールを明示するとともに，教職員がこのルールを遵守することにより，学生が学校や教職員を信頼し，安心し

資料 5-1　学生相談対応ルール

　　都立看護専門学校では，学生の皆さんからさまざまな相談を受けています。学校はこうした相談に適切に対応することが大切であると考えます。
　　そこで，学生の皆さんが学校を信頼し，安心して相談できるように，以下の「学生相談対応ルール」を明文化しました。
　　学校は，このルールを守り，学生の皆さんを支援していきます。
令和〇年〇月
都立〇〇看護専門学校

1　相談を受けた教職員は，それぞれの役割において誠実に対応します。
2　相談の内容を他に漏らすことはしません。
　　相談した方の生命・健康・生活を守るためなど，相談を受けた教職員が相談の内容を他に伝える必要があると判断した場合は，相談した方の了解を得るようにします。ただし，生命・財産などを守るために緊急を要する場合はこの限りではありません。
3　相談の内容に関係しないことは，必要以上に聴くことはしません。
4　相談のより良い解決のために，相談の内容に応じて他の教職員や学外の相談機関などを紹介する場合もあります。

　　以上について，ご意見等ある場合は，校長，副校長，教務総括担当等にご相談ください。あるいは，意見箱に投函していただければ対応いたします。

て相談できる関係を築いていくことを目的として，「学生相談対応ルール」を作成した。このルールは，原則として，学生が特定の教職員に対して何らかの助言や援助を期待してアプローチし，個人的な相談事や悩み事を相談する場合を想定している。ここでいう「教職員」には，常勤の教職員（校長，副校長，専任教員，庶務担当職員）および非常勤の職員（相談担当，学生相談カウンセラー，学校医，部内および部外講師等）すべてが含まれる。具体的相談は，カウンセリング相談，相談担当が受ける相談，専任教員や講師が受ける相談，学校医が受ける健康相談，校長や副校長が受ける相談等である。

　「学生相談対応ルール」は**資料 5-1** のようにまとめ，学生には内容を説明後，上記（**資料 5-1**）を掲示し周知を図っている。

個人情報保護宣言

　都立看学は，個人の人格尊重の理念のもとに個人情報保護の重要性を認識し，学生が安心して学校生活を送れるよう個人情報の保護に取り組むことを宣言し，個人情報の範囲と利用目的を明確にしている（**資料 5-2, 3**）。

　なお，個人情報とは都立看学で教育を受けようとする者，教育を受けようとした者，現に教育を受けている者および教育を受けていた者に関する個人の情報であって，その情報に含まれる氏名，生年月日，その他の記述により特定の個人が識別できる場合だけでなく，他の情報と照合することにより特定の個人が識別できてしまうものも含んでいる。

資料 5-2　都立看護専門学校個人情報保護宣言

東京都立看護専門学校（以下「都立看学」という）は，個人の人格尊重の理念の下に個人情報保護の重要性を認識し，学生等が安心して学校生活を送れるよう以下の通り個人情報の保護に取り組むことを宣言します。

なお，個人情報とは都立看学で教育を受けようとする者，教育を受けようとした者，現に教育を受けている者及び教育を受けていた者（以下「学生等」という）に関する個人の情報であって，その情報に含まれる氏名，生年月日その他の記述により特定の個人が識別できる場合だけでなく，他の情報と照合することにより特定の個人が識別できてしまうものを含みます。

1　法令を遵守します

都立看学は，個人情報の取扱いについて，東京都個人情報保護条例，同条例施行規則等（以下「条例等」という。）の規定に基づき，個人情報を適切に保護します。

2　利用目的を明確にします

個人情報を収集するときは，個人情報を取り扱う事務の目的を明確にし，目的達成に必要な範囲で収集します。

3　本人から収集します

個人情報を収集するときは，学生等本人から収集します。ただし，本人の同意があるときや生命，身体，財産の安全を守るため緊急かつやむを得ないときなどは，この限りではありません。

4　目的外の利用及び提供は行いません

取得した個人情報は，目的の達成に必要な範囲で利用し，目的を超えた利用，提供は行いません。ただし，本人の同意があるときや，生命，身体又は財産の安全を守るため緊急やむを得ないときなどの場合には目的外の利用や第三者への提供を行うことがあります。

5　適正に管理します

個人情報の保護を図るため，管理体制の整備を図り，個人情報への不正なアクセスや個人情報の漏えい，滅失，き損等に関し必要な対応を行うとともに，個人情報を正確かつ最新の情報に保つよう努めます。

6　開示・訂正・利用停止の請求ができます

学生等は，条例等に基づき，自分の個人情報の開示・訂正及び不適正な取扱いに対する利用停止等の請求をすることができます。ただし，内容によっては，条例等の規定により，請求しても認められないものがあります。

都立看学は，これらの請求に対し速やかに対応するよう努めます。

7　職員の啓発に努めます

個人情報を適切に管理するため，都立看学は，所属の教職員に対して，より一層の啓発その他教育研修により個人情報の保護に関する意識の徹底を図っていきます。

令和○年○月○日

個人情報に関するご相談は
○○看護専門学校
TEL○○○-○○○-○○○○

また，職員啓発の一環として，「在学生の個人情報の管理」「卒業生の個人情報の管理」「個人情報を含む媒体の日常的使用時の注意」「学生面接記録」「学生の個人情報を教職員間で共有する場合」「学生が，特定の教職員に話した内容を他の教員に提供す

資料 5-3　都立看護専門学校で取り扱う個人情報および利用目的

　都立看護専門学校では東京都立看護専門学校条例第 1 条に規定する設置目的を達成するため以下に記載する個人情報を利用目的に必要な範囲で収集及び利用しています。
　ここに記載された以外の個人情報と利用目的については，その収集・利用にあたり，その都度，お知らせします。

＜個人情報＞

①学籍に関する情報
②入学試験に関する情報
③看護師国家試験に関する情報
④就職・進学に関する情報
⑤修学資金等の貸与に関する情報
⑥授業料等納付金に関する情報
⑦健康管理に関する情報
⑧授業（講義・演習・臨地実習）に関する情報
⑨学生相談に関する情報
⑩通学，学生寮，学生生活等の指導及び支援に関する情報
⑪その他，住所，生年月日，保護者，連絡先等，学生に関する基本情報
⑫学校運営上必要な各種統計に関する情報
⑬学生個人を特定できる映像，写真

＜利用目的＞

①履修状況の把握，修了認定，卒業認定，休学，復学，退学，入学生・卒業生把握等学籍の管理
②教育課程の企画・運営・評価
③入学試験の実施及び入学の許否
④授業・臨地実習の実施
⑤看護師国家試験の受験
⑥就職，進学の指導及び支援
⑦修学金の貸与・返還
⑧授業料等納付金の管理
⑨学生の健康管理
⑩学習，学校生活等の指導及び支援
⑪卒業生の支援
⑫学校運営上必要な統計データ作成・利用
⑬当校で行われる教育実習，研修等への協力

令和○年○月○日
個人情報に関するご相談は
○○看護専門学校

る場合」「3 年生の就職に関する届け出」「修了認定レポートの回収」「答案用紙の扱い」等，教職員が個人情報を取り扱う可能性のある事項を出し，「学生相談対応ルール」や「都立看護専門学校保護宣言」に従った行動をとるよう，基本的な考え方を示

している。

教員の倫理観を育む組織づくりと倫理委員会のはたらき

　学生が倫理的感性を育むには，教育環境もまた，倫理的でなければならない。学校教職員の 1 人ひとりが倫理的な行動をとることで，学生の倫理的感性もまた育まれていくものだと思う。

　都立看学では，2004（平成 16）年度に「倫理委員会設置要綱」を作成した。倫理委員会の目的は，学校における倫理的配慮が必要な問題を検討することである。検討事項は，①学校運営に関わる倫理的問題に関する基本的方針，②職員および学生の個人情報の保護に関する基本的方針，③研究，調査依頼に関する倫理的審査，④研究・調査・報告等，対外的発表等に関わる倫理的審査，⑤その他，校長が倫理的検討を必要として指定する事項，としている。これをもとに各学校が倫理委員会を設置し，研究倫理の他，学校運営に関わる倫理的問題や職員および学生の個人情報の保護に関する課題について検討し，対策をとっている。

　ここでは，研究倫理を除く倫理課題の対策について，2018（平成 30）年度・2019（令和元）年度の板橋看護専門学校（以下，本校）での取り組みについて述べる。本校では，教職員および学生の人間性ならびに人権を尊重し合う職場風土をつくるために，次の 3 点の目標を立て活動を行っている。すなわち，①学生との日常的な関わり場面における倫理的配慮について，教職員の意識向上を図る，②倫理的問題が生じた際，メンバーと連携をとりながら組織的な対応をする，③意見交換の活性化と倫理的配慮に向けた環境づくりの検討・実施をする，である。倫理委員会のメンバーは校長・副校長・教務総括担当・専任教員 2 名で，専任教員のうちの 1 名が委員長となり，年間の活動を進めている。

　取り組みとして，職場内の倫理的課題に関するアンケート調査を教員対象に 6 月・1 月の年 2 回実施し，アンケート調査結果の改善点等の意見交換を 7 月・11 月・1 月の年 3 回実施している。また，職場内研修とタイアップして，事例検討も行っている。

　教員のアンケート記載内容には，「教務室でのカウンター対応時に教員が座ったままである」「教務室内での指導時の声の大きさや個人情報等の内容が不適切な時がある」「学生に対する愚痴を教務室内で述べている」「教務室内で学生を〜さんづけではなく呼び捨てにしている」「学生個人への通達事項は個室で実施したほうがよい」等，日頃の学生対応で気になる点や「教員間での指導は今後につながるよう内容等の配慮が必要である」「管理職からの声かけがもっとほしい」「教員間の指導も学生と同様に互いを尊重して関わることの基本に立ち返ることが大切」等，教職員同士のあり方に対する意見等も含めさまざまな意見が出た。これらの意見を集約して，学生・教員双方向のコミュニケーションで問題となりやすい場面や言葉，態度等に関し

て，留意点を周知するとともに，問題解決に向けての対応を検討し，対応可能なものはただちに改善するようにしている。

　また，学生の意見箱は，意見を出しやすい場所へ設置したり，気持ちよい挨拶の役割モデルを教員が示す等，日頃から風通しのよい職場，学生が意見を言える環境づくりにも留意している。

多様化する学生への対応

　筆者の世代は，学生時代「無気力・無関心・無感動」の「三無主義」といわれた。自分たちはしごくまじめに積極的に学校生活に取り組んでいたつもりであったが，それ以前の自己主張のはっきりした，いわゆる「団塊の世代」の教育を経験した教師からすると，おとなしくて物足りない世代と映ったのだと思う。そういう私たちもいざ働き始めると，自分らしさにこだわる団塊ジュニアの世代には困惑し，質素で堅実な現代の若者世代には物足りなさを感じたりする。

　しかし，これらの若者気質の変化は時代の変化を反映させたものであり，今まさに学び，これからの時代を担っていく学生たちの実態を知ってこそ，時代に合わせた教育ができるというものである。

　都立看学では多様な学生がともに学習をしている。そのなかには教育上何らかの配慮が必要な学生がいる。ここでは社会人学生，外国籍学生，障害のある学生，多様なジェンダーの学生への対応について述べる。

社会人学生への対応

　都立看学は，1999（平成11）年，社会人入学試験制度を導入し，それ以降，積極的に社会人学生を受け入れてきた。受験・入学してくる学生は，医療とはまったく違う分野の一般企業に就労していた者から，薬剤師や理学療法士等の国家資格をもって働いていた者等，背景はさまざまである。最近は，他の分野から病院の看護助手や介護現場のヘルパー等の医療・福祉系の職場での就労経験を経て，専門学校を受験してくるケースが増えている。

　都立看学では，高校を卒業した現役生が学生の大半を占める状態から，学校によって若干の差はあるものの，社会人が全学生の4割から5割を占める割合になってきている。

　社会人学生は，目的意識が高く，現役学生のよい刺激となり，社会経験を看護に活かすといった学習への積極性がある。その姿勢は，時に，教員が社会人学生から学ぶこともある。一方で，社会人学生への教育方法は現役学生と同様では適切とはいえず，指導が困難な場合もあり，社会人経験があることが，教員の指導困難を招く場合もある。社会人学生へは，自己決定型の学習方法をとるとよいことが明らか

になっているが，基盤となる成人教育の認識や教育方法の基礎が教員側に十分浸透していないままに教育が行われている。それが，学生と教員の双方にとって苦しい状況を引き起こしているといっても過言ではない。

「看護学教育における倫理指針」には，「教員は学生が個々にもつ学習への意欲を育み，人間的な成長とともに看護職としての資質を身につけ発展していくことを保証する役割を負う」[2]とある。学生個々人に即した教育を行うことも教育倫理の観点から重要であることを認識し，教育にあたらなければならない。

外国籍学生

高齢者人口の増加にともなう看護人材の不足が懸念されているなか，政府は，積極的に外国人看護師を受け入れようとしている。都立看学では，ベトナム人留学生受け入れや，経済連携協定(EPA)を通じたフィリピンやインドネシアの看護師が日本の看護師国家試験を受験する際の学習支援を行ってきた。

都立看学を受験してくる外国籍学生は在日外国人の学生と留学生に分けられる。在日外国人の学生は，在日韓国・中国の二世・三世の学生が多く，本校でも毎年複数名在籍している。「オールドカマー」の場合，親世代から日本の教育制度に則って教育を受けている場合が多く，教育上の特別な配慮は必要としない。「ニューカマー」の場合，学生自身は日本の教育制度に則って教育を受けている場合でも，両親は母国での教育を受けているため，日本語による家族間コミュニケーションに課題を抱えている場合がある。そのような場合，学生ともコミュニケーション上のギャップが生じやすい傾向にあり，通常よりも平易な言葉で詳細に対応をしないと学生からの理解が得られにくい。特に指導上，親と直接話をする必要がある場合には，親の理解が得られるよう平易な言葉で丁寧な説明が必要とされる。

留学生の受け入れはいまだ少なく，2014(平成26)年度から2019(平成31)年度まで都立看学全体での受け入れ実績は4名で，内訳は，韓国2名，中国2名である。日本の一般大学を卒業してから入学した者や，本国で他分野の大学を卒業後，看護師を目指すにあたり，日本語学校で学んだ後，日本語能力試験(N1)に合格後，一般受験で入学してきた学生がいた。

現在までのところ都立看学では外国籍学生は少ないが，今後は外国籍学生の受け入れが増加することが想定されるため，筆者の経験から次の課題への対策が必要であると考える。

外国籍学生が看護の学習途上でぶつかる困難は，日本語そのものよりも，その言葉の背景にある文化の理解である。特に実習では，日本人特有の非言語要素を理解することや言語メッセージ以上に相手を慮らなければならないような日本人特有のコミュニケーションのとり方は苦手で，患者のニーズや思いを汲み取ることに教員の支援が必要になる。自己の看護実践を振り返り，体験を深く吟味し，気づきから

学ぶことを繰り返す教育方法をとることで，少しずつではあるが，患者との関係性における文脈が読み取れるようになってくる。これらの教育方法は，何も外国籍の学生だけに限るものではない。状況を読み取ることの苦手な学生においては効果的な教育方法である。また，自国と日本の看護師の業務範囲の認識にずれがあり，ケアに消極的になるケースもあった。これはつまり，学生の母国では，看護師の役割は診療の補助業務が中心で，療養上の世話にあたるケアは，看護師の業務外であると認識していたケースである。学生の行動，感情，態度等から戸惑いに気づき，看護教育のなかでも異文化理解を深め，違いを理解した教授活動を行うことで，学生の学習の権利を擁護できるのだと思う。

障害のある学生への対応

　2016（平成28）年4月，「障害を理由とする差別の解消の推進に関する法律」が施行された。これにより，障害を理由とする不当な差別的取り扱いの禁止や合理的な配慮の提供が，法的に義務ないし努力義務とされ，大学・短期大学・高等専門学校においても一定の取り組みが求められることとなった[3]。

　日本学生支援機構の実施した2018（平成30）年度「大学，短期大学及び高等専門学校における障害のある学生の修学支援に関する実態調査結果報告書」[4]では，大学・短期大学・高等専門学校の障害学生数は3万3,812人で，障害の内訳は，「病弱・虚弱」「精神障害」「発達障害」の順に多い。

　看護においては，2001（平成13）年保健師助産師看護師法の欠格事由が「相対的欠格事由」となり，同法施行規則においては，「当該者に免許を与えるかどうかを決定するときは，当該者が現に利用している障害を補う手段又は当該者が現に受けている治療等により障害が補われ，又は障害の程度が軽減している状況を考慮しなければならない」と補う手段や方法がある者に関しては，免許交付がなされることが示されている。

　筆者の経験では，都立看学に入学してきた学生のもつ障害は，聴覚障害・下肢障害・内部障害・精神障害・発達障害等であった。このなかで，聴覚障害に対しては電子聴診器の使用で，下肢障害は補助具の使用で，必要な学習を修了し，いずれも免許を取得し看護師として就業することができた。また，内部障害や精神障害を有する学生は，適切な受診と薬物コントロールによって，学習に支障がなくなり，免許を取得し就労できたケースもある。いずれの場合も学生からの自己申告で，適切な対処および支援ができた場合には本来の学習目標を達成することができた。

　ただ，教員が対応に一番苦慮するのは，発達障害の傾向のある学生である。この傾向のある学生は，自身がその傾向を自覚し診断を受けているケースと，自身がまったく自覚をしていないケースがある。前者では，服薬管理によって劇的に症状が改善し，学習に支障がなくなった者や，確定診断がついた時点で自分の進路を見

直し，納得したうえで進路変更をした者もいた。しかし，多くの場合は後者のケースである。

　学校内の授業では特段の配慮が必要なくても，実習が始まると対応困難場面が頻発するようになる。それは，教育の場という要素に加え，医療提供の場である病院では，患者や家族はもちろんのこと，医療スタッフとも調整を図りながら実習を進めていかなければならず，当該学生にとっても対応する教員にとっても，多重課題に対しての対応を余儀なくされるからである。

　筆者が出会ったなかには，患者の苦痛や安全性に配慮できなかったり，同じ対象や看護現象を見てもとらえ方に大きなずれがあったりする学生がいた。実習施設からは実習を継続することに対して疑問の声が上がったこともある。当該学生の人権に配慮しつつ実習施設と情報交換をして対応策を協議するとともに，自己の看護実践を振り返り，体験を深く吟味し，気づきから学ぶことを繰り返す教育方法を粘り強く行うことで，少しずつ改善が認められる場合もあった。しかし，専門学校は，看護師のライセンスをもって働く人を育てるという明確な目標がある以上，決められた修学年限で，看護師としての必要な能力を育成しなければならず，このような学生の場合，時間が足りなくなり，卒業や免許取得に至らない場合もあった。そのような場合でも専門学校での学びが当該学生の人生においてプラスの学びとなるような教育活動を行うことが，学生の権利の擁護につながるのだと思う。

多様なジェンダーへの配慮

　世界的リーダーやアスリートが同性愛者であることをカミングアウトする等，性的指向を取り巻く社会環境は大きく変化している。性同一性障害に関する法整備も進んだが，何よりも人間の多様性を認めることにこそ，看護の本質があると思う。法務省が2014（平成26）年度に「性的指向及び性自認」をテーマとして作成した人権啓発ビデオ[5]のなかでは「性的マイノリティと呼ばれる人たちは3〜5％くらいと考えられている」旨の有識者の発言がある。1学年80名定員の学校であれば，各学年に2〜4名は，性的マイノリティの学生が存在するということになる。

　筆者の経験でも専門学校入学を契機にカミングアウトして，自認した性での学校生活を送ることを希望する者や既にトランスジェンダーで性別を変えたうえで学校生活に臨んだ者等，さまざまな学生がいた。

　本人がどのような配慮を希望するのかを聞いたうえで，可能なことと，すぐには対応できなくても調整の努力をすることについて，本人と十分話をして，配慮の方法を検討し，いずれも周囲の学生への配慮も併せて対応をしている。具体的には，自認する性別の衣服やユニフォームの着用，更衣室・トイレの利用上の配慮，文書を希望する呼称で記載，自認する性別として取り扱う等である。また，専門学校の「清拭」「排泄」等の看護技術演習は，身体の露出や身体接触をともなう。これらの演

習のグループ編成は，本人の自認する性でグループ編成をする場合もあれば，本人の見た目の性でグループ編成をする場合もあり，その時の状況によって対応を考えている。また，対人での演習が困難な場合は，シミュレーションモデルを使用する等している。いずれにしても，グループ編成をする際には，他学生に伝えてよい情報の範囲と内容を本人に確認し，グループの学生からも理解を得たうえで決定するよう配慮をしている。

　一方で，カミングアウトしていない（したくない）学生に関しては，教員が把握できないまま学校生活を送っているということになる。カミングアウトをした学生がいなくても，性的マイノリティの学生は存在するということを前提に，個人のプライバシーが守られ，誤解や偏見のない正しい知識をもって向き合える学校づくりをすることにより，学生が苦悩なく学校生活を送れることにつながると考える。

教職員の多様性

　また，多様性の配慮は教職員にも必要である。管理監督者は，教職員の人権を擁護し，働きやすい職場づくりに力を注ぐことも重要である。その配慮は忘れがちなので，自覚と注意が必要である。

　「一方聞いて沙汰するな」という言葉がある。これは，片方だけの主張を聞いて物事の判断をしてはいけないということだが，教職員と学生間，あるいは教員間で発生する問題に対しては，双方から十分話を聴き，解決策や妥協点を見出すことが必要である。そこでは，学生の人権だけでなく，教職員の人権を守ることも重要だ。問題に対して全員が納得できる解決策を提示することは困難である。しかし，解決に至るプロセスのなかで「よく話を聴いてもらった」とか「十分関わってもらえた」という思いになれれば，自己の意見と相反する結果となったとしても納得が得られるものである。

　また，教職員のなかには，障害や疾患を有し，治療を継続しながら就労している者もいる。職場における適切な支援のためには，本人から治療状況や就業上の配慮，今後の見通し等の情報を得て，主治医や産業医等と相談しながら必要な配慮をする必要がある。その際，取り扱う健康情報についても「雇用管理分野における個人情報のうち健康情報を取り扱うに当たっての留意事項」[6]を遵守し，個人情報が守られ，本人が不利益を被ることのないように配慮することが求められる。

アカデミックハラスメント

　看護の教育現場において学生に対するハラスメントの例をみると，「こんなこともできないの」「あなたは看護師には向かない」といった相手の人格を否定するような発言や，「それでは合格させられない」等と安易に評定をちらつかせて学生にプ

レッシャーをかける発言をすること，他の学生の前できつい言葉で注意する等が見受けられる。教員からしてみると叱咤激励し，学生にやる気を起こさせたいという気持ちから出ているものでも，学生からしてみると，大切にされているという実感はまったくもてない。

このように，学校で生じるハラスメントは，世代の違う学生や教員間でのコミュニケーション・ギャップから発生していることが多く，世代間の違い・時代や社会の違い・男女の違い・距離感の違い・価値観の違い等から生じている。そこで，教員1人ひとりが，コミュニケーションのあり方はこれでよいのか，これが正しいと思い込んでいないか，相手の違いを認め，受け入れているか，相手の立場や気持ちを考えているか等，常に自問し，学生指導・後輩指導にあたらなければ，相手の目線まで降り，ともに学び・成長する教育とはなり得ない。何よりも教員自身の意識改革が，ハラスメントのない学校づくりには必要なことである。

都立看学では，学生や教員間での指導のあり方として，アカデミックハラスメントのない職場づくりに努めている。2010(平成22)年度から，3年に1度の悉皆研修として，専門の講師を招聘して研修を行っている。アカデミックハラスメント研修は，①教職員・学生間のよりよいコミュニケーション，よりよい人間関係の形成，②1人ひとりの人権や多様な価値観，考え方を尊重する，③適切なコミュニケーションのあり方を考える，の3点を目標に取り組んでいる。

まず，チェックリストを用いて自己のハラスメントの傾向を知ることから始まり，具体的事例を用いて，対応のどこに問題点があるのか，自分だったらどのように対応するのかを考える。自分の日常のコミュニケーションのあり方を振り返り，改善する機会としている。3年に1度の悉皆研修は，忘れかけた頃，自身のコミュニケーションパターンについて自己反省を促す意味でも効果があると思う。

学生に対する看護倫理教育

看護学生としての倫理

現行カリキュラムが始動する際，都立看学では，教育課程の基本概念(**巻末資料7▶188頁**)に看護倫理について定義した。

現行の教育目標には，「生命の尊厳と高い倫理観に基づいた豊かな人間性を養う」という1項目，卒業生像には「あるがままの人間を，個人として理解し尊重できる」「命を尊び，人間の喜び，悲しみ，苦しみを感じとり思いやれる」という2項目を挙げ，教育課程全体のなかで倫理観を育む教育の実践を意識づけている(**資料5-4**)。

これらをもとに専門基礎科目では「医療と倫理」，専門科目では各看護学の概論を中心に倫理に関する教育内容を入れている(**表5-1**)。しかし，昨今の看護職が直面

資料 5-4　東京都立看護専門学校の教育理念・目的・目標・卒業生像

教育理念

　東京都立看護専門学校は，都内にある保健医療福祉施設や地域において，都民の健康の担い手として活躍できる質の高い看護師を育成することを責務としている。

　生命の尊厳と高い倫理観を基盤とした豊かな人間性を養い，看護の対象である人間に対する深い理解と共感を持つことのできる専門職業人を育成する。科学的根拠に基づいた知識・技術を用い，対象にとって最適な健康状態を目指し支援できる基礎的な看護実践能力を育成する。

　生涯にわたって，自己啓発に努め，看護学及び保健医療福祉の発展に貢献できる能力を培う。

教育目的

　看護師として必要な知識及び技術を教授し，社会に貢献しうる有能な人材を育成する。

教育目標

1　生命の尊厳と高い倫理観に基づいた豊かな人間性を養う。
2　看護の対象である人間を，総合的に捉えるとともに，生活者として理解できる能力を養う。
3　人々の健康上の課題を解決するために，科学的根拠に基づいた看護を実践できる基礎的能力を養う。
4　保健医療福祉における，看護職の役割を認識し，チームの一員として他職種と協働できる能力を養う。
5　看護への探究心をもち，専門職業人として学習し続ける能力を養う。

教育方針

　看護師として必要な知識及び技術を教授するとともに豊かな人間性を培い，社会に貢献しうる有能な人材を育成する。また，学生の自主性と創造性を尊重し，自ら判断し行動できるよう支援する。

卒業生像

1　あるがままの人間を，個人として理解し尊重できる。
2　命を尊び，人間の喜び，悲しみ，苦しみを感じとり思いやれる。
3　人間の健康状態や生活に対する反応を読みとり，必要な看護援助を判断できる。
4　看護の専門的知識，基本的技術を用いて根拠ある看護行為を実践できる。
5　他職種と連携・調整をして，看護職としての役割が果たせる。
6　社会の動きを敏感にとらえ，看護を創造的に考えられる。
7　重要な課題，困難な問題の解決に向けて，リーダーシップを発揮できる。
8　探究心と向上心を持ち，自ら学ぶ姿勢を持ち続ける。
9　他者との相互関係の中で，自己成長をしていける。

する倫理的問題は多種多様になっており，現行の教育内容では不足を感じている。

　2017（平成 29）年に文部科学省から示された「看護学教育モデル・コア・カリキュラム」[4] には，教育のコアの 1 つの「プロフェッショナリズム」のなかに，看護倫理が

表5-1 看護倫理を取り扱う科目と内容

分野	科目	倫理の関する教育内容
専門基礎分野	医療と倫理	**看護倫理** 1）看護専門職 2）看護倫理 3）看護倫理の歴史的変遷 4）看護倫理のアプローチ 5）倫理的ジレンマ 6）倫理的課題と意思決定 7）倫理的意思決定におけるプロセス 8）看護者の倫理綱領
専門分野	基礎看護学	**看護倫理** 1）看護倫理の必要性 2）患者の権利 3）看護者の倫理綱領　　　　　　　　校内実習 　　　　　　　　　　　　　　　　　　・倫理的意思決定に関するプロセス
	成人看護学	**緩和ケアにおける倫理，エンド・オブ・ライフケア** **死をめぐる倫理的課題** 1）QOL と看護師の役割 2）アドバンス・ケア・プランニング 3）意思決定　代理意思決定支援 4）安楽死と尊厳死　　　　　　　　　校内実習 5）鎮静（セデーション）　　　　　　・コミュニケーション 6）脳死
	老年看護学	**老年看護の倫理** 1）尊厳と権利擁護（アドボカシー） 2）高齢者差別と高齢者虐待 3）安全確保と身体拘束 4）高齢者の人権に関する制度 5）高齢者の意思決定への支援
	小児看護学	**小児看護の倫理と施策** 1）子どもの権利と歴史的流れ 2）児童の権利に関する条約 3）児童憲章 4）児童福祉法，母子保健法，児童虐待の防止等に関する法律 5）子どもの虐待防止 6）母子保健施策の活用 7）小児保健医療福祉施策の活用 8）学校保健対策の活用
	母性看護学	**母性看護と倫理** 1）母性の権利と擁護　　　　（1）リプロダクティブ・ヘルス/ライツ 2）生殖医療における倫理　　（1）出生前診断（新出生前診断）と看護 　　　　　　　　　　　　　（2）胎児治療 　　　　　　　　　　　　　（3）高度生殖医療と看護 3）人工妊娠中絶・ハイリスク児の医療における倫理と看護
	精神看護学	**精神保健医療福祉の変遷** 1）精神保健医療福祉の歴史　（1）欧米の精神医療の歴史 　　　　　　　　　　　　　（2）日本の精神医療の歴史 2）偏見・差別・スティグマ 3）精神保健医療福祉改革ビジョン
	在宅看護論	**在宅看護における権利の保障** 1）権利擁護（アドボカシー・成年後見制度） 2）虐待の防止 3）個人情報の保護と管理 4）サービス提供者の権利の保障

位置づけられている。医療が，病院完結型から地域完結型へと変化するなかで，多職種の連携がこれまで以上に必要とされている。多職種協働の場では，職種による価値観の違いから倫理的課題が生じることも想定され，これまで以上に看護職のプロフェッショナルとしてのアイデンティティとともに倫理的判断ができることが求められている。

第3章のカリキュラム編成の項でも述べたが，新（第5次改正）カリキュラムに際しては，看護基礎教育における看護倫理の系統的なプログラム構築に向けて検討を進めている。

患者の個人情報保護

2003（平成15）年5月，「個人情報の保護に関する法律」が成立し，2005（平成17）年4月から全面施行された。個人情報保護法によると，看護学生が手にする看護記録や診療記録も保護の対象になる。2005（平成17）年に日本看護協会から出された「看護記録および診療情報の取り扱いに関する指針」[7]では，実習記録も同様の扱いとなることを明示しており，学生には，患者の個人情報を取り扱っているという意識をもたせることが重要となる。また，看護師と同様に「実習中に知り得た患者の個人情報を漏らさない」責任と「看護者の倫理に基づいた行動」をする責任が当然，学生にも求められていることを看護基礎教育のなかでしっかり押さえる必要がある。特に，臨地実習に出る際には，節目節目で，個人情報の保護や守秘義務における看護学生の責任について強調して伝えている。

都立看学では，2012（平成24）年3月，それまで使用していたガイドラインを見直し，「看護学習記録の個人情報保護ガイドライン」（都立看学では臨地実習に関わる記録を看護学習記録という）を整備した。臨地実習に携わる教員は，実習指導の対象である学生と，学生が看護の対象とする患者等の両方の個人情報を把握しながら教授活動にあたる必要がある。そのため教員は，担当する個人情報管理について，作成したガイドラインを遵守するとともに，学生に対して，個人情報管理の模範を示していかなければならない存在である。学生の看護学習記録の取り扱いとともに，教員においても個人情報の取り扱いについてガイドラインを作成し，遵守している。

また，学生に対しては，「実習説明書」を活用し，患者への倫理的配慮について身をもって学ばせている。患者や家族が理解しやすく，優しい表現になるよう配慮してあり，その文書を用いて学生が患者に説明し，受け持つことの同意を得ている。ケーススタディ等の論文にまとめる際には，個人が特定できる記録はいっさい記載しないこと，論文の保管・破棄は情報が漏れないようにすること，知り得た情報は口外しないことを明記した文書を用いて，説明し同意を得ている（**資料5-5,6**）。

実習における個人情報の保護に関するガイドライン（**巻末資料8，9** ▶189頁）を参考に掲載する。

資料 5-5　実習説明書

実 習 説 明 書

_____ 様

看護学生実習への協力のお願い

　患者様には日頃からご協力いただき感謝申し上げます。

当病院では看護学生の実習を受け入れております。看護学実習におきましては患者様の看護をさせていただくとともに，カルテや看護記録などを拝見し，実習に必要な情報を収集し学生の記録用紙に記載するなど，大変貴重な学習をさせていただいております。

　看護学生は，看護師や教員の指導の下に，日常生活の援助と診療の補助をさせていただきます。

　　　　　　　　　学生は　　都立○○看護専門学校　　○年生　△△　△△　です。
　　　　　　　　　期間は　　　　　年　　月　　日から　　年　　月　　日です。

安全とプライバシーを守るために，学生は，次のことをさせていただきます。

1. 看護をする前には，十分な説明を行います。
2. 同意をいただいた後に，教員や看護師の指導のもとに看護を行います。
3. 看護を行う場合，安全の確保を最優先するために，事前に教員や看護師の助言・指導を受けます。
4. 個人が特定できる看護学習記録の保管に当たっては十分注意し，学業修了時には，破棄します。
5. 個人が特定できる知りえた情報は一切口外しません。

　以上のことをご理解いただきまして，受け持ちをご了解いただきたくお願い申し上げます。

　なお，お断りになりたい場合はいつでも断ることができます。その場合，治療や看護にあたって不利益を受けることはありませんのでご安心下さい。また，学生の実習中に何か支障が生じた場合には，病院および学校は誠意を持って対応させていただきます。

　何かご質問などがございましたら，ご遠慮なく看護長または教員までご連絡くださいますようお願いいたします。

　　　　令和　年　月　日
　　　　　　　　　　○○病院
　　　　　　　　　　院　長_____　　　説明者_____
　　　　　　　　　　東京都立○○看護専門学校
　　　　　　　　　　校　長_____　　　専任教員_____

専門学校における倫理

　現在，専門学校における倫理課題も多様になっている。さまざまな背景をもつ学生が増加したことや実習で担当する患者の病態や背景が複雑になり，医療の選択肢が増えたこともその要因にある。専任教員には，教育倫理と看護倫理が併せて求められ，特に実習では患者のケアに対する人権擁護，教育場面では学生に対する人権擁護を常に念頭に置き，教育活動を行っていかなければならない。

　文部科学省が示す優れた教師が備えるべき資質・条件[8] にはすなわち，教育的な熱情・真剣さ，教育的力量を身につける，総合的な人間力を高める，とある。教員

資料 5-6　看護学生実習論文へのご協力のお願い

＿＿＿＿＿＿＿＿＿＿　様

看護学生実習論文へのご協力のお願い

　日頃から看護学生の実習につきましては，ご協力いただきありがとうございます。
　学生の看護学実習では，たいへん貴重な学習をさせていただいております。
このたび，その体験を振り返り，実習論文としてまとめ，そのことを通し自分の行った看護を考える機会としたいと思っております。

　論文作成する場合は，患者様のプライバシーを守るために，
　①学生が作成した論文には病院名，氏名，住所など患者様個人が特定できるような記載は一切しません。
　②学生が作成した論文の保管，破棄は情報が漏れないよう注意を払います。
　③知り得た情報は口外いたしません。

　また作成した論文を学外発表して学びを共有する機会がありますが，この際も上記同様，個人が特定できないようにいたします。

　以上，実習論文としてまとめさせていただくことに際し，患者様のプライバシー保護には細心の注意を払う所存です。

　以上のことをご理解いただきまして，学生が実習論文としてまとめることについて，ご承諾下さいますようお願いいたします。
　なお，お断りになりたい場合は，御遠慮なく看護長，実習指導教員までお知らせください。

　令和　　　年　　　月　　　日

○○病院
院　長　○○　○○

東京都立○○
看護専門学校
校　長　○○　○○

自身は，教師である以前に看護職である。将来の看護界を担う後輩を自分たちの手で育てることに情熱を傾け，教育実践力を磨き，人間的にも魅力を備えた教員となるよう努力することが，教員個人の倫理観の醸成につながるのだと思う。

　一方，複雑化する倫理課題に対応するには組織としての取り組みも必要である。特に多様化する学生への対応に関しては，「これ」という決まったマニュアルや対応策があるわけではない。そのケースごとに最良の選択を考え，対応していかざるを得ない。担当した教職員だけが苦慮する組織では，教職員の非倫理的行動はなくならず，学校全体の信用や信頼を失うことになる。倫理的な課題について話し合うことのできる組織づくりに管理者が力を注ぐことで，教職員全体の倫理的感性は醸成していくのだと思う。

● 引用文献

1) 公益社団法人日本看護協会：看護者の倫理綱領，2003.
　https://www.nurse.or.jp/nursing/practice/rinri/rinri.html
2) 日本看護系大学協議会：看護学教育における倫理指針（改訂版），2008.
　http://www.janpu.or.jp/umin/kenkai/rinrishishin08.pdf
3) 文部科学省：障害のある学生の修学支援に関する検討会報告（第二次まとめ）平成 29 年 3 月，2017.
　http://www.mext.go.jp/component/b_menu/shingi/toushin/__icsFiles/afieldfile/2017/04/26/1384405_02.pdf
4) 日本学生支援機構：平成 30 年度（2018 年度）大学，短期大学及び高等専門学校における障害のある学生の修学支援に関する実態調査結果報告書，2019.
　https://www.jasso.go.jp/gakusei/tokubetsu_shien/chosa_kenkyu/chosa/__icsFiles/afieldfile/2019/07/22/report2018_2.pdf
5) 法務省：人権啓発ビデオ「あなたがあなたらしく生きるために　性的マイノリティと人権」，2015.
　https://www.youtube.com/watch?v=G9DhghaAxlo
6) 厚生労働省：雇用管理分野における個人情報のうち健康情報を取り扱うに当たっての留意事項.
　https://www.mhlw.go.jp/file/06-Seisakujouhou-12600000-Seisakutoukatsukan/0000167762.pdf
7) 日本看護協会編：看護記録および診療情報の取り扱いに関する指針，日本看護協会出版会，2005.
8) 文部科学省：魅力ある教員を求めて.
　https://www.mext.go.jp/a_menu/shotou/miryoku/__icsFiles/afieldfile/2016/11/18/1222327_001.pdf

● 参考文献

1) 厚生労働省：看護師養成所における社会人経験者の受け入れ準備・支援のための指針，2015.
　https://www.mhlw.go.jp/file/06-Seisakujouhou-10800000-Iseikyoku/0000079680.pdf
2) 三木隆子他：3 年課程看護専修学校の社会人学生の学習及び学習支援に対する認識の特徴，四国大学紀要，44，43-52，2015.
3) 小濱優子：社会人学生の学習支援に関する研究，教育研究所紀要，11，83-90，2002.
4) 大学における看護系人材養成の在り方に関する検討会：看護学教育モデル・コア・カリキュラム，2017.
　http://www.mext.go.jp/b_menu/shingi/chousa/koutou/078/gaiyou/__icsFiles/afieldfile/2017/10/31/1397885_1.pdf
5) 飯岡由紀子：臨地実習において教員や臨床指導者が抱く困難感，看護教育，58(1)，60-65，2017.
6) 浅沼智也：性的マイノリティの存在を意識した看護教育を望む，看護教育，58(3)，190-195，2017.
7) 小野美喜：他職種協働時代における「看護倫理」の再考，日本看護倫理学会誌，11(1)，1-2，2019.
8) 遠藤由美子：教育者側に焦点を当てた看護倫理教育に関する研究の動向と課題，医療保健学研究，3，125-135，2012.

● URL の最終閲覧日は 2020 年 2 月 1 日

第6章

専任教員に求められる能力

都立看学における研修体系の整備過程

　専門学校は，変化する現代社会の要請に応えた実際的な知識・技術等を修得した人間性豊かな人材を育成するため，実践的な職業教育・専門技術教育機関としての役割がある。高度な職業教育機関としての役割を担う専門学校における教員の役割は，看護の実践を通して医療の側面から社会に貢献できる人材を育成することである。

　看護人材の育成は，フローレンス・ナイチンゲールによって看護が確立されて以来，「看護師の教育は看護師の手で」と，専門職である看護師によって行われてきた。したがって，看護教育の質は，看護教員の能力如何によるといっても過言ではない。

　都立看学は，2000（平成12）年の「都における看護職員養成のあり方について『最終報告』」[1]「衛生局改革アクションプラン」[2]の方針のもと，看護師養成の「量」から「質」への転換を図った。2001（平成13）年から7年をかけて，都立看学が3年課程のみで11校から7校へ再編整備されたのを契機に，校長会のプロジェクトチームは，「看護教員の資質向上検討会」を発足し，教員の臨床研修制度，専門領域認定制度，授業研究，新研修体系，教員の研究調査日の改善等の方向性を次々と提言していった。同時に，学校運営評価，IT化の推進，実習指導体制の整備等の新システムも導入していった。その後，社会の要請とともに，資質向上策の改善を繰り返してきた（図6-1）。

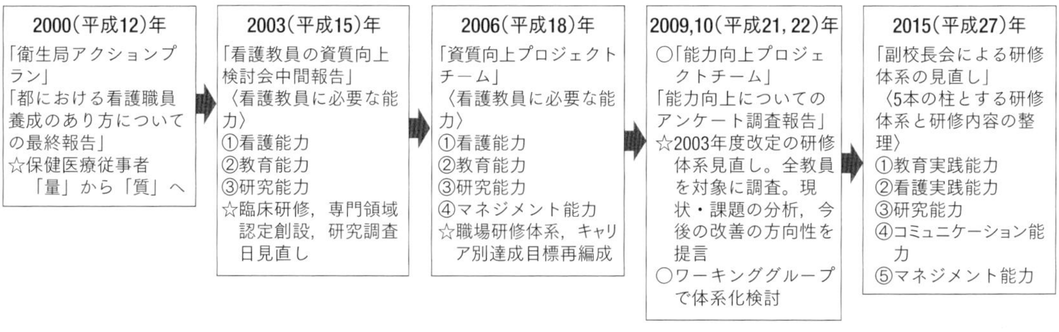

2000（平成12）年	2003（平成15）年	2006（平成18）年	2009,10（平成21,22）年	2015（平成27）年
「衛生局アクションプラン」「都における看護職員養成のあり方についての最終報告」☆保健医療従事者「量」から「質」へ	「看護教員の資質向上検討会中間報告」〈看護教員に必要な能力〉①看護能力②教育能力③研究能力☆臨床研修，専門領域認定創設，研究調査日見直し	「資質向上プロジェクトチーム」〈看護教員に必要な能力〉①看護能力②教育能力③研究能力④マネジメント能力☆職場研修体系，キャリア別達成目標再編成	○「能力向上プロジェクトチーム」「能力向上についてのアンケート調査報告」☆2003年度改定の研修体系見直し。全教員を対象に調査。現状・課題の分析，今後の改善の方向性を提言○ワーキンググループで体系化検討	「副校長会による研修体系の見直し」〈5本の柱とする研修体系と研修内容の整理〉①教育実践能力②看護実践能力③研究能力④コミュニケーション能力⑤マネジメント能力

図6-1　研修体系見直しの推移

2009（平成21）年度改正のカリキュラムでは，「専任教員は専門領域における教授方法の研修や，看護実践現場での研修を受け，研鑽に努めること」と明記され，教員の資質向上を図ることが課題として示された。さらに2010（平成22）年2月の「今後の看護教員のあり方に関する検討会報告書」[3]では，看護教員に必要な能力として，「教育実践能力」「看護実践能力」「研究能力」「コミュニケーション能力」「マネジメント能力」が示された。それらを受けて，都立看学では，5つの能力を柱とする研修体系を作成，2015（平成27）年3月に研修体系の整理を行い現在に至っている。**資料6-1**に職場研修体系，**資料6-2**に専任教員の新たな継続教育プラン概要を示した。なお，研修体系を含んだ学校運営の取り組みに必要なすべての情報は，所管局が電子掲示板に項目別に整理し，教員1人ひとりのパソコンからアクセスし，活用できるシステムとなっている。

研修に関する受講状況は，毎年年度はじめに管理職が各教員に「看護教員研修・学会など参加状況」（**資料6-3**）を提出してもらい，悉皆研修をはじめとする各研修の受講状況やこれまでの学会発表，投稿論文の状況を把握している。悉皆研修を受講していない場合には参加を促すと同時に，年間の業務分担を考慮して参加を促進している。

そこで，ここからは看護教員に必要とされる5つの能力の育成法について述べる。

教育実践能力

専門学校に入学してくる学生は，将来看護師として実践の場で働きたいという明確な意志をもって入学してくる者がほとんどである。その学生たちが，看護の学習に対するモチベーションを切らさずに「看護の勉強は奥が深くておもしろい」「自ら学び続けていきたい」と，学ぶことに興味や関心をもち，自分のキャリアの方向性と学習との関連性を意識して学び，将来の見通しをもって3年間の学習に粘り強く取り組むことが重要である。そのため，教員の日々の教育実践能力が鍵となってくる。

教員には，変化する学生を理解し，学生自身の学習力を醸成し，さまざまな看護現象を学生の興味関心を呼び起こすように教材化し，学ばせる技術が必要である。ただ，臨床経験が豊富な看護師が必ずしも教育実践能力を有しているとは限らず，さまざまな研修を受けたからといって，即教育実践能力が身につくというものでもない。教員自身が日々の教育実践を通して，悩み，新たなチャレンジを繰り返すプロセスで徐々に身についていくのである。都立看学では，教員個人が教育実践能力を身につけるための努力を支援するために，**資料6-1〜3**のような研修制度を設けている。

資料6-1　都立看護専門学校　専任教員職場研修体系図

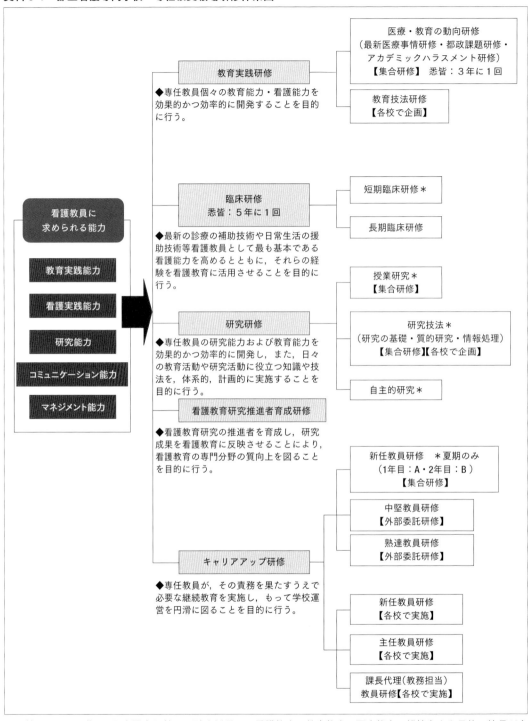

＊が付いている研修は，研究調査日(年12日)を活用して看護能力・教育能力・研究能力の維持向上を目的に校長が命じて(または，校長の承認を得て)行うもの

資料6-2　専任教員の新たな継続教育プラン　概要

	職層　新任　　　　　　主任　　　　　　課長代理　　　　管理職候補

基本的考え方

○社会ニーズに対応できる質の高い看護師養成。
○教育の担い手である教員の能力向上が不可欠。
○新任，中堅，熟達教員それぞれが，学校組織で求められる役割と職責（専門性・組織力）の遂行が重要。
○熟達教員の大量退職，新規採用，病院からの異動による職員構成の変化に対応した経験継承，質の担保が不可欠。
○中長期視点に立った継続教育の構築，キャリア形成への支援，継続教育体制の整備，意図的・計画的な人材育成が必要。
○「継続教育」と「専任教員のキャリア別達成目標」を主体的に活用し連動させることにより一層の効果を期待。

専門性を高める研修

【新任教員研修】

新任教員研修A（1年目）
【目標】
新任看護教員が自らの目標をもち，臨床で培った看護実践能力を活用しながら，看護教員に必要な基礎的実務能力を養う。
新任教員研修B（2年目）
【目標】
1年目に実践したことをふまえて自らの課題を明確に持ち，主体的に教育実践に取り組み専任教員としての実務能力の向上を目指す。
【対象】
都立看護専門学校1・2年目の教員
【実施主体】
校長会研修担当

【中堅教員研修】
【目的】
●中堅職員にふさわしい指導力・教育力を身につける。
●学校運営に関心をもち，自らの役割を理解し実践できる組織力を身につける。
【対象】
実務経験5〜10年前後の中堅教員。
【実施主体】
ナースプラザ「中堅看護教員ブラッシュアップ研修」に参加。2日間。

【熟達教員研修】
【目的】
●熟達教員としての教育力，指導力を身につける。
●教務総括課長代理をサポートし，学校運営に積極的に取り組む力をつける。
【対象】
実務経験11年以上の熟達教員。
【実施主体】
ナースプラザ「熟達教員ブラッシュアップ研修」に参加。2日間。

年1回，中堅教員研修または熟達教員研修を実施。2年毎に交代。

看護教員に求められる能力

- 教育実践能力
- 看護実践能力
- 研究能力
- コミュニケーション能力　（新規）
- マネジメント能力

組織力を高める研修

【臨床研修】
【悉皆研修】
【目的】最新の診療の補助技術や日常生活の援助技術など，看護教員として最も基本となる看護能力及び専門領域の能力を高めるとともに，それらの経験を看護教育に活用させる。
【方法】短期研修5〜8日　長期研修3か月　都立病院等での臨床研修

【医療・教育の動向研修】
【悉皆研修】（最新医療事情研修・都政課題研修・アカデミックハラスメント研修）
【目的】1．専任教員個々の教育能力及び看護能力を効果的かつ効率的に開発する。
　　　　2．看護専門学校が取り組むべき課題について理解を深め，教育の現場に生かす。
【方法】職層・経験を問わず全員を対象とし，3年に1回の悉皆研修とする。夏季に1日の集合研修
【講師】都立看学管理職，医療政策部管理職（医療政策部長や医療人材課長），外部講師
【実施主体】都立看学管理職が企画・実施

【教務主任養成講習会派遣研修】
【目的】
学校運営の推進役となる教務主任としての能力を身につける。
【内容】
学校経営・管理・教育課程開発手法，教育評価など。
【対象】
課長代理，教務総括担当およびそれに準ずる者。
【実施方法】
6カ月程度の派遣研修。
【実施時期】
東京慈恵会教務主任養成講習会6〜12月。

【職場研修】 教育技法研修，自主的研究，授業研究，研究技法研修（研究の基礎・質的研究・情報処理研修），看護教育研究推進者育成研修，キャリアアップ研修（新任・主任・課長代理）

【中央研修・局研修】
新任研修　　　　　主任研修　　　　　課長代理研修

自己啓発（学士・修士取得，学会・研修・研究会・セミナー参加など）

都立看学「専任教員職場研修実施要領」（平成27年3月）より

資料6-3　看護教員研修・学会など参加状況

氏名(　　　　　　　　)

教員養成講座：(　　　　)年修了。幹部コース：(　　　　)年修了。教務主任研修(　　　　)年修了。
専門領域認定：(　　　　)年(　　　　)看護学

(教員用)	看護教育研究推進者育成研修	授業研究カテゴリー・テーマ	参加学会名公費・自費	臨床研修 短期	臨床研修 長期	研究の基礎	質的研究量的研究	最新医療事情研修テーマ	面接技法研修	都政課題アカハラ	【その他】研究テーマナースプラザ講師教員養成講座講師雑誌投稿等

【中長期目標】

★年度当初に管理職に提出。その後自己管理。

教育技法研修

　教育活動を行ううえで大切なのは，教員自身が教育に対する強い信念をもち，取り組んでいくことである。しかし，同時に教員が身につけておくべき技術や手法があり，それらを駆使して，教授活動を行っていく必要がある[4]。

　新任期の教員であれば，教授法というスキルを十分身につけていなかったり，ベテラン教員であれば，従来行ってきた教授法に固執したりする場合がある。また，年々変化する学生の理解ができなければ，教育は一方的なものになってしまう。現代の学生に合った教授方法は何か，社会で求められている能力の醸成はどのようにすればよいのか等を学び続けなければ，教育力不足に陥ってしまう。

　そこで，都立看学では，教育技法研修として各学校で抱えている教育上の課題を解決するために「職場研修」として各学校で研修を企画している。2018（平成30）年度に実施した各校の職場研修のテーマは，「現代の学生の傾向と関わり方」「学生のや

表6-1　専門領域認定の推薦基準

次の(1)から(5)までのすべてを満たすこととする
(1)東京都看護師等養成所の運営に関する指導要領第5 1(3)の看護師養成所の専任教員となることができる者の要件
(2)専門領域に関わる臨地経験(専門領域に関連する診療科等)が当該年度を含み,通算で3年以上あること
(3)専門領域に関わる教育経験(同一専門領域)が当該年度を含み,通算で3年以上あること
(4)看護に関する研究論文(学会,外部の雑誌等,外部に公表したものに限る)の発表数が2本以上あること
(5)関連学会に1箇所以上所属していること

る気をぐんぐん引き出す関わり方」「プレゼンテーション力・印象力をアップさせる,話し方・発声トレーニング」「発達障害の理解と接し方の工夫」「アサーショントレーニング実践DESC法」「これからの日本と医療事情」「教育評価(ルーブリック)を用いて実習評価を考えよう」等,多岐にわたっている。

研修内容は開催校以外の都立看学および都内の専門学校の教員へも公開して,広く参加者を募り,専任教員全体のレベルアップを図っている。

専門領域の認定制度

都立看学では,教員の専門性を高め,看護教育の質の向上を図ることを目的として,教員の専門領域の認定制度を2004(平成16)年度にスタートした。専門領域の認定は,「基礎看護学」「成人看護学」「老年看護学」「小児看護学」「母性看護学」「精神看護学」「在宅看護論」の7領域である。**表6-1**に,専門領域認定の推薦基準について示す。

残念ながら,ベテラン教員の退職と新規採用者や病院からの異動者の増加にともなって,教育経験,研究論文数,臨床経験不足で条件を満たせない教員が増えており,専門領域の認定者は,2019(令和元)年現在,約4割にとどまっている。認定の基準を満たすための研究への支援がいちばんの課題となっているため,板橋看護専門学校(以下,本校)では,この状況を受けて,自主的研究日の取得による研究活動の支援を行っている。

また,2010(平成22)年度から,既認定者のなかから各領域1名の専門リーダーを認定している。専門リーダーは,7領域で実施されている授業研究のアドバイザーとして教員を支援する他,各学校で毎年行われる教育課程の検討の際,専門性を発揮し,アドバイスを行っている。

看護実践能力

　ショーンは，「専門家は実践のなかで実践に即した省察を行いながら行為する」と述べている[4]。看護専門職を育てる看護教育は，臨地実習での実践のなかに学びの真髄があるといえる。

　そのように考えると，看護教員に求められる看護実践能力とは，看護現場で起こるさまざまな現象を実践の文脈のなかで意味づけられることである。そのためには，看護教員自身も現場というものを知っていなければならない。起こっている出来事を意味づけするには，その分野の知識とともに，経験が重要になるからである。

　臨地実習施設のなかで学生がいきいきと実習に参加できること，そのためには教員もその実践の現場をよく知り，さまざまな現象を意味づけ，ここぞという場面で学生の参加を後押しする。そして，学生が経験した看護現象の意味づけをサポートしていくことが教員の役割となる。このような臨地実習でのコーディネート力には，現場の看護の熟知と同時に，日々進化する医療についての学びが不可欠である。しかし，専任教育は，教員としての経験が増すごとに，実践の現場から取り残されてしまう状況になる。

　そこで，教員自身が自己研鑽し，看護実践能力を維持・向上させるために，都立看学では，教員の臨床研修制度を設けている（**資料6-4**）。学生に看護の喜びややりがいを実感させ，「看護って楽しい」と思わせるには，看護実践のなかで成功体験をさせなくてはならないが，そのような実習をコーディネートできるようになるためにも教員の臨床研修は欠かせない。

臨床研修制度

　教員の臨床研修制度は2003（平成15）年にスタートし，2018（平成30）年度末で15年が経過した。長期臨床研修（3か月以内）と短期臨床研修（5〜8日以内）があり，協力を得ている都立病院・公立病院等の他に，訪問看護ステーション等で，いずれも職場から離れて臨床の現場での研修を行う。2008（平成20）年度から臨床研修により看護実践能力を維持させるため，5年に1回の悉皆研修とした。

　都立看学では，在宅看護論や精神看護学を専門とする教員が少ないことから，この研修制度を活用して臨床経験を積む努力をしている教員も多い。2015（平成27）年度からは，前述した専門領域認定を受けるための短期臨床研修は8日，専門領域認定を受けない場合の臨床研修は5日以上とし，より悉皆研修が軌道に乗るよう，制度の一部を改正した。

　各教員が研修する目的，視点を明確にもち，主体的に取り組まなければ，この研修の効果は上がらない。事前に計画をし，臨床現場の協力を得て目標達成に取り組むと同時に，研修終了後には，教員会議等で実践報告会を実施し，個人の学びを他

資料6-4　専任教員の臨床研修制度の概要

1　目的

　　最新の診療の補助技術や日常生活の援助技術など，看護教員として最も基本である看護能力及び専門領域の能力を高めるとともに，それらの経験を看護教育に活用させることを目的とする。

2　対象者

　　対象者は原則として，以下の者とする。なお，長期又は短期臨床研修のいずれかについて5年に1回の悉皆研修とする。

（1）「専任教員専門領域の認定に関する規程」に定める基準に満たない者で，校長が必要と認める者

（2）（1）に掲げる者以外で，校長が必要と認める者

3　研修場所

（1）長期臨床研修

　　都立病院・公社病院・地方独立行政法人東京都健康長寿医療センター

（2）短期臨床研修

　　都立病院・公社病院・地方独立行政法人東京都健康長寿医療センター

　　公立病院・訪問看護ステーション

4　実施方法

　　校長より指名された者は，長期（3か月以内）又は短期（5日～8日以内）臨床研修のいずれか受講する内容等について，「臨床研修実施計画書」を作成し，校長に提出する。受講生は，臨床研修終了了後に必要な書類を添付の上「臨床研修実施報告書」を校長に提出するものとする。「臨床研修実施報告書」の評価は，学校ごとに行う。

の教員に還元している。実際に研修を受けた教員の計画書と実施報告書（**資料6-5, 6**）を紹介する。

研究能力

　かつては，研究活動は大学の教員の役割で，専修学校は職業もしくは実際生活に必要な能力を育成し，または教養の向上を図ることを目的とすることを理由に，専門学校の教員には「研究」は課せられていないといわれていた。しかし，果たしてそうであろうか。今でこそ大学が増えたが，臨床現場では，依然専門学校を卒業した看護師のほうが多い。同じ国家資格をもつ看護師であるならば，臨床の現場において研究的視点で物事をみること，または自ら研究に取り組むための土台をつくるための教育は，大学・専門学校問わず必要なことではないだろうか。研究的視点をもった学生を育てるためには，専門学校の教員もまた研究能力を身につけること，そして教育活動のなかでわいた研究疑問について追及していく姿勢は必要である。さらに，研究成果を教授活動のなかに反映させてこそ価値がある。

　「今後の看護教員のあり方に関する検討会報告書」[3] では，看護教員の向上すべき資質と求められる能力として，専門分野の研究に関する最新情報を収集し，教育に活用できる能力と日々の教育活動のなかに課題を見出し，研究に取り組める能力を

資料 6-5　臨床研修実施計画書の例

臨床研修実施取扱要領　様式 1

臨 床 研 修 実 施 計 画 書

所　　　属	都立○○看護専門学校	研修生名	○○　○○	
研 修 場 所	都立○○病院　小児病棟	自己の専門領域		小児看護学
研 修 種 別	⟨短期⟩　・　　長期　　（該当するものを○で囲む）			
研 修 期 間	令和○年○月○日(月)～令和○年○月○日(金)			5日間
自己の研修目標	臨床における看護実践力を再確認し，技術の向上を図る。 今後の教育活動(臨地・学内での学習内容と指導方法)について考察できる。			

<table>
<tr><td colspan="5" align="center">スケジュールまたは実施内容</td></tr>
</table>

Ⅰ．研修内容
1．病棟の概要
　病棟の構造や設備，病院・小児病棟の特徴(年齢，背景等)，主な治療・検査(入院患児の疾病と治療・検査など)，看護体制，1日の流れ
2．小児病棟における安全対策
　診療補助技術，日常生活援助技術の事故(転倒・転落，食事，損傷，チューブ類，薬物など)と防止策
3．小児看護の実践と考察
　診療補助における看護援助，日常生活における看護援助
　上記のさまざまな看護場面を通して実践力(自己の実践力評価，実践に必要な知識・技術・態度とその教育方法)について再考

Ⅱ．研修方法【スケジュール】
【1日目：○月○日】
・オリエンテーションを受け，病棟の概要，小児病棟における安全対策について把握する。
・援助の実践をするにあたり，必要となる情報の収集方法について確認する。
・ジョブシャドーにて，看護援助を見学，一部実施する。
【2日目：○月○日】
・ジョブシャドーにて看護援助を一部実施(見学)しながら，1日の流れを把握する。
【3日目～5日目午前：○月○日～○日午前】
・2日目までの実施内容から，責任の範囲内で実施可能な看護援助を実施(見学)する。
【5日目午後：○月○日午後】
・5日間の研修内容から今後の教育活動(学内・臨地での学習内容と指導方法)について考察し，まとめる。

挙げている。これは，しごく当然のことと思う。

研究のできる状況の整備

　都立看学でも，以前は研究する環境がほとんど整備されていなかった。専任教員たちは，資質向上と相互の親睦を図ることを目的に，「東京都立看護専門学校専任教員研究会」という自主的研究活動の組織を1975(昭和50)年に発足させ，職免団体と

資料6-6　臨床研修実施報告書の例

臨床研修実施取扱要領　様式2

臨 床 研 修 実 施 報 告 書

令和○年○月○日

都立○○看護専門学校長　殿

下記のとおり実施したので報告します。

所　　　　　属	都立○○看護専門学校	研修生名	○○　○○	
研　修　場　所	都立○○病院　○○病棟(小児科)	自己の専門領域		小児看護学
研　修　種　別	ⓈⓉ短期）　・　長期　　（該当するものを○で囲む）			
研　修　期　間	令和○年○月○日(月)〜令和○年○月○日(金)			5日間
研　修　目　標 の　達　成　度	目標1　看護実践力の再確認と技術の向上 　看護実践力とは、「今後の看護教員のあり方に関する検討会報告書(平成22年度)」を参考に「看護の基本技術に加え、最新の医療に関する技術や知識を有し、看護を実践する能力、臨床実践の状況を教材化して学生等に説明・指導できる能力・臨床現場の看護職員と協働できる能力」とした。臨床を離れしばらく経っているが、安全・的確に基本技術の実施ができたことを確認できたため目標達成とした。 目標2　最新医療に関する知識・技術の向上 　安全管理や業務改善に向けての取り組みが常に行われていることを実感し、自己の技術向上は課題とした。今後の教育活動についての考察は、次に述べる「教育活動へどのように活かすか」の内容をもって目標到達とした。			
実　施　内　容 自　己　評　価	実施した技術としては、生活援助技術では清潔(沐浴含む)、食事(哺乳含む)、移送など、診療補助技術では注射薬剤の準備、吸入、吸引等である。いずれも安全で的確に、過去の経験をふまえて実施できた。そのなかで実施した基本技術すべてにかかる感染予防策(防護具の装着等)は意識していないと忘れがちであった。患児の状況をメモで確認しながら把握するレベルであったことから業務に流されやすく、防護具の装着が過去の臨床経験で習慣化されていなかったことによると考えた。安全対策について、入院時に患児と家族にKYTを実施していることや家族が離れるときに多いベッド柵上げ忘れ防止の確認を毎回行っていることなど、転倒転落防止の実際を見学した。薬剤の血管外漏出防止のため、シーネ交換、刺入部確認の実際も見学できた。知識として学内では必要性を伝えているが、臨床での実践には多くの時間が割かれていて、看護師としての責任、観察力、判断力が求められると改めて感じた。看護師が実践している看護も見学できた。たとえば1か月の患児に、指示の浣腸前に肛門刺激を行い、排便を促し、母へも指導を行っていた。また、酸素吸入3ℓ/分でSpO$_2$が安定していたため、酸素を1ℓ/分に減量してみた。なかなかSpO$_2$が上がらなかったが、看護師は児の姿勢や機械の感度など経験知も含めてアセスメントし観察して安定してきたことを確認していた。卒後2年目の看護師はぐずっている乳児の対応を哺乳時間と哺乳量からアセスメントして対応を考えていた。これらの見学を通して、自己の実践力が通用するか、また看護師の実践を言語化し伝えていたか内省した。			
研修の学びを今後、教育活動にどのように活かすのか？	臨床で技術の再確認ができたことで、1つひとつの技術に認知・精神運動・情意の各領域を明確化することはもちろん、いくつかの技術を合わせて看護実践はあることを常に念頭に置き伝えていくことが必要であると考えた。これまで看護過程中心になりがちな実習指導であったが、臨床の看護師が実践している看護をキャッチできるように感度を高め、学生に学内や臨地実習で学んだ知識と実践を結びつけられる力(言語化)を強化していく必要があると感じた。			

しての許可を得た。都立看学の教員はこの組織の会員となり，毎年各校の輪番制で研究活動に取り組み，年間10本程度の研究論文を作成してきた（現在は3本程度）[5]。

　この活動を契機に，職務から離れて研究活動ができる研究調査日を年間12日取得できる制度が1982（昭和57）年に実現した。「専任教員が，職務上必要な研究調査日を設定し，教育効果の向上を図ること」を目的に，研究調査日を有効活用して，組織として教員の資質向上が図れるよう，研究を含む研修体系の整備がなされた。前述した専門領域の認定を受けるためには，研究論文が2本以上必要であるという条件から，研究を推進するための環境を充実させることが不可欠であり，研究の支援策として，「授業研究」「研究技法研修」「自主的研究」「看護教育研究推進者育成研修」を設けた。組織としての研修体系ができた現在でも教員は，この12日の研究調査日を活用して研修や研究活動を行っている。

　また，教員は，これらの研究活動を契機にさらに研究能力を高めるべく，独自に大学や大学院に入学し，仕事を続けながら自分の時間を使い，研究活動を続けている場合も多い。

授業研究

　授業研究は，2003（平成15）年度から実施しているものであり，「すべての教員が効果的な授業展開とその評価ができる」ことを目指し，都立看学7校のスケールメリットを活かし，「基礎看護学」「成人看護学」「老年看護学」「小児看護学」「母性看護学」「精神看護学」「在宅看護論」の7領域において，学校を超えた横断的な取り組みとして始まった。毎年，看護学7領域ごとに幹事校を決め，受講者による自主運営を行う。受講者は，1回目の研修日に年間活動計画および役割分担等を計画する。研究内容は公開授業・授業案検討（模擬授業）・教材研究・カリキュラム構築・教育評価等，教育能力の向上を図るものとしており，年度末に授業研究報告書にて報告を行う。2011（平成23）年度からは，教員研修体系の研究研修に位置づけて実施している。巻末に授業研究の進め方を示した（**巻末資料10** ▶191頁）。

　この授業研究開始当初は，教授方法や教材研究が取り組みの中心だった。しかし，現在各領域で取り組んでいる内容は，教授方法に関するものから臨地実習評価・臨地実習の事前学習等さまざまである。

　1年かけて取り組んだ成果は「授業研究活動報告会」として報告会が実施（**表6-2**）される他，報告書は，所管部が電子掲示板にアップし，教員1人ひとりのパソコンからアクセスし，活用できるシステムとなっている。また，取り組み開始数年後からは，授業研究での成果を積極的に学会で発表するようにもなっている。

　ただ，ここ数年の取り組みをみると，本来の授業研究の趣旨である教育内容や教育方法の検討というより，学会発表を意識した研究という様相になっているので，本来の意味に立ち返る必要性が出てきた。また，母性・小児・精神・在宅領域を担

表6-2 「平成30年度の授業研究」活動報告会テーマ

基礎看護学	(看護過程)授業における評価指標(ルーブリック)の作成
成人看護学	成人看護学概論におけるプロジェクト学習導入の検討
老年看護学	高齢者理解を深めるための視聴覚教材の作成と活用方法の検討
小児看護学	小児看護学実習の病棟実習におけるルーブリック評価表
母性看護学	新生児の看護における実習評価の視点の検討
精神看護学	精神看護学実習におけるルーブリック評価表の作成と信頼性の検討
在宅看護論	在宅看護論実習で事前学習「社会保障制度ワークシート2018」に取り組んだ学生の主観的理解

当する教員の数は限られており，毎年授業研究に参加するために，臨床研修や自主的研究になかなか参加できない等の課題も出ている。

　しかし，授業研究がシステム化したことによって，着実に教員全体の資質向上が図られている。この研修の開始以前は，学校が違うと教員同士の面識もなく，他者と互いに授業参観をし合ったり，授業研究をしたりする雰囲気はなく，ともに学び合う機会も少なかったため，授業の質向上は教員本人の努力に委ねられていた。授業研究開始後その経過とともに，教員相互の授業参観や意見交換することに抵抗感がなくなり，お互いに多くのことを学んでいる。教育に役立つ視点で授業研究を日々実践していける環境づくりが重要である。

研究技法研修

　研究技法研修は，2003(平成15)年度から情報処理研修としてスタートし，現在は，「研究の基礎」「質的研究」「情報処理研修」の3本立てで実施している。「研究の基礎」研修は毎年実施し，「質的研究」と「情報処理研修」は，その年度のニーズによってどちらかを選択して実施している。

　「研究の基礎」研修は，「研修生が自らの研究に取り組む第一歩となる」「看護教育研究の方法が理解できる」の2点を目標に，主にこれから研究に取り組む初学者を受講対象としている。研究の基本的知識・研究過程に沿った進め方・データ分析と結果のまとめ，研究成果の活用といった内容で，研究全般についての概要を2日間で学ぶ研修となっている。またこの研修は，後述する看護教育研究推進者育成研修に応募する前提の研修となっている。

　「質的研究」は，「看護教育における質的研究の基本となる知識が理解できる」「看護教育研究における質的研究技法が理解できる」「研修生が自らの質的研究に取り組む第一歩となる」の3点を目標に，その特性と倫理的配慮・クリティークの仕方・

データ分析の仕方・研究計画書の作成の内容で実施している。8月に2日，12月に1日の計3日間の研修である。これから質的研究に取り組む教員や，既に研究を進めており，データ分析のためのアドバイスを受けにくる教員等さまざまである。

「情報処理研修」は，対象を"Word・Excel初級以上で全日程出席可能者"に限定し，学生の長期休業中に設定している。内容は統計の分析と基礎知識，質問紙の作成方法，データ入力方法・不良データの整理，解析ソフトを使ったデータの分析・解釈についての講義・演習である。外部講師1名と担当校の副校長が実施する。既に研究を開始している研修生は，自分で入力したデータを持参し，課題解決する形式をとっている。研修生のレベルには差があり，研究に取り組むのが初めての人から既にデータ分析に入っている人，ExcelやSPSSを使いこなせる人から四苦八苦する人までさまざまであるが，自身のもつレベルの問題解決の研修となっている。

自主的研究

前述した研究調査日を年間12日取得して，自主的研究に取り組むこともできる。教員は，自主的に研究テーマを設定し，研究計画書を作成する。各校に設置された倫理委員会で承認を得て，研究活動を開始する。ただ現在では，研究調査日を取得して個人で研究活動を実施する人が少なくなっている。個人研究の場合，単年度で計画書作成から結果の報告までを実施するのは難しい。そこで，本校では，1年目で計画書の作成までを行い，2年目にデータの収集以降の一連の研究を実施する形で，2年がかりで取り組んでいる教員もいる。

看護教育研究推進者育成研修

看護教育研究の推進者を育成し，研究成果を看護教育に反映させることにより，看護教育の専門分野の質向上を図ることを目的として1995（平成7）年に「看護教育研究コース」としてスタートした。

研修生は7校全体で年間4名（2002年まで6名）。希望者は研究計画書を作成・応募し，査読を受けて選ばれる。研修日数は1年間40日取得でき，この40日間は職務を離れ，講師による講義，ゼミ形式の研究指導を受けて，個々の研究活動を進めていく。最終的に論文としてまとめ，年度末には研究発表会を実施して，都立看学7校の教員に研究成果を発表している。その後，学会等の外部の発表と都立看護専門学校紀要への投稿が義務づけられている。

講師は大学教員等で，看護研究の実績のある人に依頼し，4名の研修生に対して講師1名（2002年まで2名）である。本研修修了者2名が研修生のアドバイザーとして参加している。

業務に従事せず40日間の研究に没頭する時間が保証されたとはいえ，本格的に研究に取り組む過程で研修生は自己嫌悪や挫折を感じ，研究が進まないことに苦悩す

ることもある。しかし例年，最後までやり遂げ，達成感を味わいながら研修を修了
している。

受講生は「自分を高めることができた」「視野が広まった」「自己のキャリアアップ
に役立った」と効果を実感している。研修修了後は職場での研究の推進役として，ま
た学生の研究指導や実習病院への研究指導にと，学んだことを反映させている。

コミュニケーション能力

携帯電話が普及していない頃，友達との待ち合わせは「ひたすら待つ」が鉄則だっ
た。なかなか現れない友人は，寝坊したのかもしれないし，のっぴきならない用事
ができたのかもしれない。相手は必ず来ると疑いもせず，何の不安もなく待ち続け
た。今考えるとそこにはお互いの信頼があったのだと思う。IT の普及によって，さ
まざまな情報が短時間で入手でき，連絡をとりたい相手とは SNS で瞬時に連絡がと
れる。面と向かった会話をしなくても用件は伝わるが，そこには相手がその時にお
かれている状況を慮ることがない一方的なコミュニケーションが展開するのも事実
だ。最近の学生はコミュニケーションが下手だといわれるが，それは教員において
も同じことである。時代と環境の変化が生んだ弊害である。

看護は，対人援助職である。目の前にいる人の状況を察知し，物腰や声のトーン，
醸し出す雰囲気まで相手の状況に合わせてコミュニケーションをとらなければなら
ない。まして，専任教員は，学生のみならず，学内においては外部講師，臨地実習
においては，学生が担当する患者，病院のスタッフ，そして教員同士とさまざまな
立場の方々とコミュニケーションをとらなければならない。特に臨地実習におい
て，学生が実習目標を達成するためには，病院スタッフと折衝し調整する能力が必
要となる。

コミュニケーション能力は，「教育実践能力」「看護実践能力」「研究能力」「マネジ
メント能力」のベースである。教員自身がコミュニケーション能力を意図的に高め，
学内外との調整能力を磨いていくことが必要不可欠である。

マネジメント能力

都立看学では，日々の教育活動が円滑にいくよう『看護教員ハンドブック』(**表6-
3**)を作成し共有化している。1965(昭和 40)年頃から部分的に作成されてきたもの
を，2008(平成 20)年に 1 冊にまとめ，2013(平成 25)年に 1 回目の改訂を実施し，
2017(平成 29)年に 2 回目の改訂を行った。最新版の内容は，看護教員としての心構
え，学校運営，学生の人権，個人情報の保護，学校各担当の業務，教育課程，教授
活動，入学試験，看護教員の研修および専門領域認定等，多岐にわたって構成され

表 6-3　看護教員ハンドブック目次

Ⅰ　看護教員として	Ⅳ　各担当の業務
Ⅱ　学校運営	1　教務担当が主として関わる業務
1　東京都立看護専門学校の設置目的と沿革	2　教務担当における役割別の業務内容
2　東京都立看護専門学校の学則	3　庶務担当が主として関わる業務
3　組織及び分掌事務	4　相談担当が主として関わる業務
4　学校運営上の承認・報告事項	5　学校行事等の業務
5　会議	Ⅴ　教育課程
6　東京都立看護専門学校における学校評価	Ⅵ　教授活動
7　緊急災害発生時の対応	1　講義・演習(校内実習含む)
8　感染症対策	2　臨地実習
Ⅲ　学生の人権, 個人情報の保護	Ⅶ　入学試験
1　ハラスメントの防止	Ⅷ　看護教員の研修及び専門領域認定
2　個人情報の保護	
3　ソーシャルメディアの利用	
4　学生相談対応	
5　学生からの意見・苦情等の対応	
6　倫理委員会	

ている。現場の教員の業務遂行, 新任教員の育成, 教員養成研修の教育実習等に役立てている。本文は A4 判約 80 頁に及び, 学校運営全般の能力醸成のため, 活用されている。

OJT でマネジメント能力の向上を

　学生と教員の信頼関係を基盤に, 学生・教員ともに明るくいきいきと学び合うことができれば, 学校運営は円滑にいく。しかし, 日々の学校運営のなかでは, さまざまな課題や解決しなければならない問題が生じるものである。

　教員によっては, やたらと「学校としてはどう考えるのか」と, さまざまな判断を上司に委ねてきて, 教員 1 人ひとりが学校運営に日々深く関わっていること, 学校という組織をつくっていくのは自分たちであるという意識をもてない者もいる。教員のマネジメント能力は, 日々の学生との関わりはもちろんのこと, 入学式, 戴帽式等の学校行事, 入学試験, 学生確保対策, 一日体験入学等の各種事業や学校運営

上のさまざまな役割遂行のプロセスで養われるものである。

　管理職は，教員の構成を鑑みて，毎年業務の役割分担を実施する。新任期から中堅期へ移行する教員であれば，リーダーの役割を，ベテラン教員であれば後輩の育成や対外的な交渉が必要となる役割を担当する等，現在取り組んでいる職務から少し背伸びをして取り組める職務を付与し，主体的な課題解決を日々の仕事のなかで担えるようにする。この日々の取り組みこそが，教員としてのマネジメント能力の醸成につながると考えている。

キャリア別達成目標

　都立看学では，「専任教員のキャリア別達成目標」(**資料6-7**)を設定し，教員経験や職層に応じて「新任期」「一人前」「中堅期」「熟達期」の4期に分けて，それぞれの期に達成すべき教育実践能力，看護実践能力，研究能力，コミュニケーション能力，マネジメント能力の目標を設定している。併せて，「新任期」「中堅期」「熟達期」には，集合研修も実施し，意図的・計画的な人材育成をすることによって，教員自らが自分の役割や責任を自覚し確実に職責を果たすことを目指している。

　マネジメント能力の「組織目標の達成に向けての目標」を例に述べる。教員歴1〜2年の「新任期」は，「組織目標を理解し，学校運営のための業務分担および自己の役割が理解できる」，教員歴3〜4年の「一人前教員」は，「組織目標を理解し，職責を果たすことができる」，教員歴5〜10年の「中堅期」は，「組織目標達成に向けて率先して行動し，リーダーシップが発揮できる」，教員歴11年目以上の「熟達期」は，「組織目標の達成に向けて内外の関係者と折衝・調整が良好にできる」のように，キャリアアップするごとにマネジメント能力に必要な能力が付加されていく。

　管理職は，教員経験や職層に応じて適切な役割を与え，遂行をサポートすること，教員自身は教員経験や職層に合わせ，積極的に課題解決に取り組むこと，この両輪がうまく駆動して，教員のマネジメント能力は醸成される。

キャリアアップ研修

新任研修

　都立看学では，新任教員が不安や悩み等を共有しながら，互いに切磋琢磨できる環境を整備するために，新任教員研修(集合研修)を実施している。研修は年間5日間〔2019(令和元)年度からは4日間〕で，4月は新任教員1年目を対象に，都立看学の概要，看護教員の役割等の説明と交流会を行い，夏休み期間中の8月を利用して2日間，新任研修A(1年目)と新任研修B(2年目)の教員を対象に実施している。3月には，A・B両方の教員を対象に1年を振り返る研修を行っている。

資料 6-7　専任教員のキャリア別達成目標

項　目		1～2 年 新任教員 養成課程修了者・経験採用者・臨床からの転入者	3～4 年 一人前教員 経験採用者・主任クラスなど
達成目標		看護教員として基礎的な実務能力を養う。	積極的に研鑽に励み看護教員としての実務能力の向上に努める。
教育実践能力	教育課程	1. 教育課程編成の基本と原則，運営方法を理解できる。 2. 看護ならびに教育情報に関心をもち情報の収集整理ができる。 3. 保助看法，養成所指定規則と教育課程との関係について理解できる。	1. 看護ならびに教育情報に関心をもち必要な情報を収集整理できる。 2. 教育課程編成のための諸条件（法的，人的，物的等）を理解し，活用できる。 3. 授業環境（講師・実習施設・教材等）の整備ができる。 4. 保助看法，養成所指定規則と教育課程との関係について理解できる。
	授業設計・実施	1. 教材観・学習者観・指導観のもとに授業設計ができる。 2. 授業評価を実施し授業の改善につなげられる。 3. 実習の目標を理解し，指導要項等に沿って実習指導ができる。 4. 実習指導者と教員の役割を理解し協力できる。	1. 授業設計の基本をふまえて意図的な計画ができる。 2. 学習者のニードを理解し，授業内容や授業方法の工夫ができる。 3. 授業効果を評価し，授業の改善方法を見出せる。 4. 学生の自発的な学習力を刺激し，看護への動機を高められる。 5. 実習施設の実態を把握し，実習目標に到達できるよう個別的な指導ができる。 6. 実習指導者と教員の役割を明確にし，協力体制を整えられる。 7. 臨地実習指導者研修の講師として指導をすることができる。 8. 教育実習生を担当し指導することができる。
	学生指導	1. 学生の人権を尊重した姿勢・態度で関わることができる。 2. 学生の多様なニーズに柔軟に対応し，助言を受けながら個別指導ができる。	1. 学生の人権を尊重した姿勢・態度で関わることができる。 2. 学生の多様なニーズに柔軟に対応し，個別指導ができる。 3. 学年，カテゴリーとして集団指導ができる。
看護実践能力		1. 原理原則・基本と応用の識別ができ，根拠に基づいた看護が実践できる。 2. 倫理的意思決定が必要な場面で適切に判断できる。	1. 原理原則・基本と応用の識別ができ，根拠に基づいた看護が実践できる。 2. 倫理的意思決定が必要な場面で適切に判断し，看護が実践できる。 3. 最新の医療・看護技術に即した看護が実践できる。
研究能力		1. 専門分野の最新情報を収集し，教育に活用できる。 2. グループ研究等に参加し，論文作成に寄与できる。	1. 専門分野の研究論文を批判的に読むことができる。 2. グループ研究等に参加し，論文作成に寄与できる。
コミュニケーション能力		1. 職務に必要な情報について早めに報告・連絡・相談することができる（職場内，臨地実習施設）。 2. 学生と適切なコミュニケーションをとることができる。 3. 学内職員と適切なコミュニケーションをとることができる。 4. メンバーシップを発揮できる。 5. 病棟指導者，病棟責任者と適切なコミュニケーションがとれる。	1. 職務に必要な情報について適宜報告・連絡・相談することができる（職場内，臨地実習施設）。 2. 自己の意見・主張をアサーティブに主張することができる。 3. メンバーシップを発揮できる。 4. 学生と適切なコミュニケーションをとることができる。 5. 学生指導や学校運営に関して他の教員と意見交換することができる。 6. 病棟指導者，病棟責任者と適切なコミュニケーションがとれる。 7. 臨地実習の施設リーダーとして関連部署との調整のためのコミュニケーションがとれる。
学校運営（マネジメント能力）		1. 学校運営の一員としての責任を自覚し，服務規律を遵守できる。 2. 保助看法，養成所指定規則における養成所の位置づけを理解できる。 3. 組織目標を理解し学校運営のための業務分担および自己の役割を理解できる。 4. 看護学校における各種会議の目的を理解できる。 5. 自己の業務について時間管理ができる。	1. 学校運営の一員としての責任を自覚し，服務規律を遵守できる。 2. 保助看法，養成所指定規則における養成所の位置づけを理解できる。 3. 組織目標を理解し職責を果たすことができる。 4. 学校運営（予算・人事・組織）のルールを理解できる。 5. 組織の一員として関係職員と協力し，自発的に良好な人間関係を維持できる。 6. 自己の業務について時間管理ができる。 7. 各種行事・カテゴリーリーダー・学年等を担当し，リーダーシップを発揮できる。

5～10年	11年以上	研修
中堅教員	熟達教員	
主任・課長代理（教務担当）クラス等	課長代理（教務担当）・課長代理（教務統括担当）クラス等	
中堅教員にふさわしい指導力および教育力を身につけ，学校運営に関心をもち，自らの役割を理解し実践できる組織力を身につける。	熟達教員としての教育力，指導力を身につける。課長代理（教務総括担当）をサポートし，学校運営に積極的に取り組む力を身につける。	
1. 社会の情勢と専門領域の情報に精通し，教育目的，目標に沿った教育課程の編成ができる。 2. 保助看法，養成所指定規則に基づいた教育課程の編成ができる。 3. 現行の教育課程を分析し，評価・修正ができる。	1. 社会の情勢と看護教育の動向について展望でき，保助看法，養成所指定規則に基づいた教育課程の編成ができる。 2. 教育目的・目標に沿った教育課程の管理運営および評価ができる。 3. 現行の教育課程の問題点を認識し，改善のための方策を提案できる。 4. 他の教員に対して適切な指導，助言ができる。 5. 学生の卒業時の到達目標を明示し，到達状況を分析できる。	○教育実践研修 ・医療・教育の動向研修 ・アカデミックハラスメント研修 ・教育技法研修
1. 社会の情勢と専門領域の情報を積極的に収集し，授業に役立てることができる。 2. 学生の学習状況・授業に関わる諸問題を分析し，創意のある授業の設計と展開ができる。 3. 学生の自発的な学習力を刺激し，看護への動機を高められる。 4. 指導効果を客観的な方法で測定し，自己の授業を分析的に評価できる。 5. 実習指導者との調整を円滑にでき，協力体制を整えられる。 6. 臨地実習を教材化し，学生に指導できる。 7. 教育実習生を担当し指導することができる。 8. 新任教員にプリセプターとして指導することができる。	1. 学生集団の学習状況を的確に判断し，効率的・効果的な授業を展開でき，他の教員に指導できる。 2. 学生の自発的な学習力を刺激し，看護への動機づけを高めるとともに指導方法を他の教員に指導できる。 3. 授業評価の活用について他の教員に指導・助言ができる。 4. 実習目標が達成できるよう，実習施設との連絡調整が円滑にできる。 5. 実習指導について教員の相談・助言ができる。	○研究研修 ・授業研究 ○キャリアアップ研修 ・新任教員研修 ・中堅教員研修 ・熟達教員研修
1. 学生の人権を尊重した姿勢・態度で関わることができる。 2. 学生の多様なニーズに柔軟に対応し，個別指導ができる。 3. 学生指導について後輩教員への相談・助言ができる。 4. 学年，カテゴリーとして集団指導ができる。 5. 学生個々人の個性を尊重しながら，目標到達に向けて適切な面接および指導ができる。	1. 学生の人権を尊重した姿勢・態度で関わることができる。 2. 学生の多様なニーズに柔軟に対応し，個別指導ができる。 3. 適切な学生指導ができるように，他の教員を指導できる。 4. 学生集団の傾向を的確に判断し，適切な人，資源，方法を活用して問題解決を方向づけることができる。 5. 適切な学生指導体制をつくり，学びやすい学校環境をつくることができる。	
1. 原理原則・基本と応用の識別ができ，根拠に基づいた看護が実践できる。 2. 倫理的意思決定が必要な場面で適切に判断し，看護が実践できる。 3. 最新の医療・看護技術に即した看護が実践できる。	1. 原理原則・基本と応用の識別ができ，根拠に基づいた看護が実践できる。 2. 倫理的意思決定が必要な場面で適切に判断し，看護が実践できる。 3. 最新の医療・看護技術に即した看護が実践できる。	○臨床研修 ・短期臨床研修 ・長期臨床研修
1. 日々の教育活動のなかに課題を見出し，研究に取り組める。 2. 学会等において専門領域の発表実績がもてる。 3. 専門領域認定に向けた研究に取り組むことができる。 4. 看護教育研究推進者育成研修の研究に取り組むことができる。	1. 研究活動のリーダーとして指導力を発揮できる。 2. 看護学の各分野の知識を総合的に有し，教員の研究活動へのアドバイス，コーディネートができる。 3. 自己の専門分野に精通し，常に最新情報を活用し，研究者として一定の認知を受けている。 4. 学会に所属し，常に専門分野の看護研究に取り組むことができる。 5. 研究倫理委員会において，研究活動の推進および査読委員の役割を担うことができる。 6. 授業研究において（専門領域リーダーとして），リーダーシップを発揮することができる。	○研究研修 ・授業研究 ・研究技法 ・自主的研究 ○看護教育研究推進者育成研修
1. 職務に必要な情報について適宜報告・連絡・相談することができる（職場内，臨地実習施設）。 2. 自己の意見・主張をアサーティブに主張することができる。 3. リーダーシップを発揮するためのコミュニケーションがとれる。 4. 積極的に他の教員と意見交換ができ，調整を図ることができる。 5. 病棟指導者，病棟責任者と適切なコミュニケーションがとれる。 6. 臨地実習の施設リーダーとして関連部署との調整のためのコミュニケーションがとれる。	1. 職務に必要な情報について適宜報告・連絡・相談することができる（職場内，臨地実習施設）。 2. 学校運営の方針に沿って，推進役としてのコミュニケーションを発揮できる。 3. 円滑に対外折衝でき，問題解決に向けた調整ができる。 4. 教員個々人の意見を引き出すコミュニケーションをとることができる。 5. 教員間の調整を図るコミュニケーションをとることができる。	○教育実践研修 ・アカデミックハラスメント研修 ・教育技法研修 ○キャリアアップ研修
1. 組織目標の達成に向けて，率先して行動しリーダーシップが発揮できる。 2. 保助看法，養成所指定規則に基づいた学校運営ができる。 3. 学校運営に主体的に参画できる。 4. 組織の一員として関係職員と協力し，自発的に良好な人間関係を調整できる。 5. 期日を意識した時間管理ができる。 6. 危機管理意識をもち，必要時適切な判断のもと行動できる。	1. 保助看法，養成所指定規則に基づいた効率的・効果的な学校運営に向けて展望をもち，他の教員を指導できる。 2. 人材育成の視点をもって新任教員・およびプリセプターの指導ができる。 3. 組織目標の達成に向けて，内外の関係者と折衝・調整が良好にできる。 4. 効率的に業務の進行管理ができる。 5. 組織力向上のための業務調整と職員間の調整を図ることができる。 6. 職員のメンタルヘルス対策について対応することができる。 7. 危機管理の理解と危機に際して，敏速かつ適切な判断および必要な指示ができる。	○キャリアアップ研修 ・新任教員研修 ・中堅教員研修 ・熟達教員研修 ・主任教員研修 ・課長代理（教務担当）教員研修

115

以下に，2018（平成 30）年 8 月に実施した例を紹介する。

新任研修 A では，実習指導のなかから苦慮した場面をもち寄り，現状を分析し，最終的になりたい教員の姿に近づくための具体策をグループワークで話し合った。「看護の喜びを感じることができる実習指導」「学生とともに成長できる実習指導」「学内の学びとつながる実習指導」を目指し，話し合う過程で自己の課題も明確になった。新任研修 B では，講義・演習・校内実習の実践で苦慮していることをもち寄り，グループワークで検討した。「学生の気づきを大切にし，学生のなかにある考えをキャッチして，学生とともにつくり上げる授業」を実践するための教育力の向上等，課題解決への糸口を見出すことができた。

研修最終日には，先輩教員にも参加してもらい，情報交換を行った。教員 1 年目の研修生は「皆が同じ気持ちでいることがわかり，話し合えてよかった」等，仲間がいる喜びを語り，初日よりも表情が明るくなった。教員 2 年目の研修生は，「視野を広げてものをみる姿勢が身につき，1 年目の教員をみて自己の成長を実感する機会になった」等と述べ，それぞれの教員が一歩前に踏み出す原動力となる研修となっている。

中堅教員研修・熟達教員研修

中堅教員研修・熟達教員研修は，都立看学の中堅・熟達教員の系統的な研修の必要性から，都の専門学校を所管する東京都福祉保健局医療政策部医療人材課が，東京都看護協会（東京都ナースプラザ）への委託事業として開始し，広く都内の専門学校からも研修生を募集してブラッシュアップ研修として実施されている。中堅教員ブラッシュアップ研修と熟達教員ブラッシュアップ研修は 2 年ごとに交互に実施されている。都立看学の教員も教員経験を鑑みて，積極的に参加を促している。

中堅教員ブラッシュアップ研修・熟達教員ブラッシュアップ研修とも夏季休暇中を利用した 2 日間で実施されている〔2018（平成 30）年度まで 3 日間〕。

中堅教員ブラッシュアップ研修は，経験が概ね 5～10 年程度の教員を対象に専門性を高め，リーダーシップを発揮し，後輩教員の指導ができることを目的に，①「コミュニケーション力」（伝える力，聞く力を養い，後輩育成が担えるコミュニケーション力を身につける），②「マネジメント能力」（組織目標の達成に向けて，率先してリーダーシップが発揮できる，学校運営に主体的に参画できる，危機管理能力を身につける），③「中堅教員に必要な能力」（看護の状況，学生の特徴について理解を深め，授業や学生指導に反映できる，看護教員としてのキャリアデザインを考える）という 3 科目の構成で実施している。

熟達教員ブラッシュアップ研修は，実務経験 11 年以上の教員を対象に教育力および学校運営に必要な知識を身につけ，組織に貢献できる能力の向上を図ることを目的に，①「学校組織マネジメント」（主体的に学校運営に参画する能力を身につけ

る），②「教員育成」（若手，中堅教員を指導育成するための指導力の向上を図る），
③「教育評価」（教育評価について理解を深め，カリキュラム運営に活かすことができる）という3科目の構成で実施している。

これらの研修を活用し，継続的な教員としての能力開発を支援している。

授業評価による授業改善の取り組み

教員には，学生1人ひとりの豊かな学びの実現に向け，最大限の努力をする責任がある。なかでも日々の授業は重要で，授業は教員の指導と学生の主体的な学習が折り重なって初めて成立する。学生に学んでほしいことを明確にし，授業の過程が学びを育むものになっているか，目指すべき卒業生像を意識して検討することが必要である。

学生の主体的な学びを醸成する仕掛けや指導等を計画することで，学生の主体的な学習をさらに進められる。そして，その授業で教えるべき知識・技術をしっかりと教えることができ，自ら学び練習することにより習熟させる。また，学生の思いや考え，判断や表現を存分に引き出すなかで，その授業で身につけさせたい力を定着させることができる。同時に，自身の変容や学びを実感させ，学ぶことの充実感，達成感等を味わわせる授業を目指せればいうことはない。

学生と教員双方の相互作用で成立する授業にするためには，授業力が欠かせない。授業者が授業を見てもらうことで，自身では気づかない自分自身の特性や学生の動きを知ることができる。また，先輩や同僚の授業を見学し，学ぶことは，授業力向上にもつながる。学生からの授業評価は，授業改善のための貴重な資料となる。ここでは，「授業評価の取り組みの経緯と概要」「学生による授業評価」「教員自身の自己評価」「相互評価とリフレクション」について述べる。

授業評価の取り組みの経緯と概要

都立看学では，2001（平成13）年9月学校活動全般に計画・実施・評価・修正を行うマネジメントサイクルを導入の際，学校評価プロジェクトチームを立ち上げ検討を開始した。2002（平成14）年4月「専修学校設置基準」の一部を改正する省令により，専修学校にも自己点検・評価が努力義務として課せられたのを契機に，2003（平成15）年5月から学校運営評価のなかに授業評価を位置づけ，学校運営評価（**巻末資料11** ▶194頁）とともに本格実施し，現在に至っている。その後も評価表の妥当性や信頼性について検討を重ね，客観性を担保する努力をしてきた。現在では，評価結果を教員個々人が授業改善に活かし，評価の意義を理解し前向きに取り組んでいる。臨地実習においても授業評価をフィードバックすることは「当たり前」のこととして各実習施設に浸透している。さらに，2019（令和元）年からは，枠組みを自己評

価(学校運営評価と教員の授業評価)と学校関係者評価として，第三者評価による授業改善にも取り組み始めた。

学生による授業評価

学生による授業評価は，15時間以上の全科目を対象としている。「講義」「演習」「臨地実習」に分け，4段階評価，無記名で実施している。講義・演習は，授業終了時に担当教員または週番が配布，臨地実習は，実習終了後に教務総括担当(教務主任)が配布，いずれも教務総括担当が回収し，集計は，業者に委託している。集計結果は，学生評価が終了した後，教務総括担当から外部講師も含む各教員に返却される。各教員から学生への返却方法は，アンケート結果と学生への返事を各クラスの所定の場所に掲示している。掲示期間は概ね2週間程度としている。臨地実習の結果については，3期(9月，1月，12月)に分けて掲示をしている。

評価が，教員に対する誹謗中傷や感情的な記述にならず，授業は，学生と教員がともにつくり上げていくという意識づけをするために，事前に教務総括担当から学生に対して授業アンケートの意義・目的，実施方法，倫理的な配慮についてオリエンテーションを行っている。

評価項目は，講義では，学生と教員の信頼関係の深化，教員の意識改革，指導力向上を目的とし，「学生自身の講義への参加」「講義の内容や進め方」「総合評価」「自由設問」で構成されている。演習・校内実習では，グループワークでも使用できることを目的に，「学生自身の演習・校内実習への取り組み」「演習・校内実習の内容や進め方」「グループ指導教員の関わり」「教員のデモンストレーション(実施した場合)」「総合評価」「自由設問」で構成されている。臨地実習では，「学生自身の実習への取り組み」「実習内容・方法」「教員の関わり」「臨地実習指導者(指導に関わったすべての人)について」「学習環境」「総合評価」「自由設問」で構成されている。

巻末に2014(平成26)年度改訂の「学生による授業評価(講義・演習・実習)」を示した(**巻末資料12〜14**▶196頁)。

教員自身の自己評価

「教員の自己評価」は，学生の授業評価と併用することで自分の授業の傾向を知り，学生との意識のずれを認識し，一方通行でない双方向的な評価が可能となり，授業の質向上につながる。最終的に教務総括担当(教務主任)に提出している。しかし，教員の自己評価は実施率が低く(「自己評価まで手が回らない」とする人が多く)，一部の教員しか実施していない。学内の評価委員会や教員会議で周知徹底し，活用を促している。評価項目は，「準備」「内容・方法」を中心に，演習・校内実習では「学生への指導方法」「デモンストレーション」，臨地実習では「個々の学生の実習状況の把握」「グループ指導」「関係者との連携・調整」等，授業形態特有の評価内容

を入れている。また、評価項目の一部は「学生による評価」と同一にし、学生と教員自身の認識を比較・分析して一致点や相違点を明確にしている。巻末に 2010（平成22）年度改訂の教員の授業評価（講義、演習・校内実習、臨地実習）の自己評価表を示した（**巻末資料 15～17** ▶199 頁）。

相互評価とリフレクション

　教員相互評価は、講義、演習・校内実習、臨地実習すべての授業形態で、教員相互の授業参観とその後の検討会により実施している。本校での取り組みを紹介する。

　講義、演習・校内実習では、担当者が、公開できる授業について予め校内 LANの指定されたシートに記載し、授業評価委員会が授業公開・参観一覧表を印刷・掲示する他、授業評価委員が適宜実施状況を確認し、朝のミーティング時等において実施および参加を促している。授業参観を希望する者は、計画一覧表に氏名を入力し、参加当日までに授業案・授業計画、授業資料を十分に確認して参加する。参加後は参加者のなかから、進行役（プロンプター）を選出し、授業者の振り返りを支援する。

　臨地実習では、参観を希望する者は、実習開始前の前週までに、授業者および実習調整者に日時と目的・内容を伝える。実習調整者は該当施設の看護部に連絡をとり、臨地実習の授業参観がある旨を伝える。授業者は実習初日に、参観者がある旨を看護師長および実習指導者に伝える。学生へは、授業者から参観者がある旨を事前に伝える。参観後は可能であれば実習指導者を交え、リフレクションを実施する。

　リフレクションは、**資料 6-8** の「集団による授業リフレクションの進め方」を参考に、授業公開者、参加者ともに実りのあるものとなるよう進めている。

専任教員の資質向上に関わる予算の確保

　専任教員の資質向上に組織的に取り組むには年間予算の確保が必要である。都立看学では、必要予算が主管課から配布され、その予算の範囲で各学校が資質向上に関わる取り組みを行っている。ここでは、学会参加、臨床研修、研究に関する予算の必要項目を示す。

1. 学会参加は、学会参加費、交通費、宿泊費等が必要となる。都立看学では、各校の教員人数に乗じて必要額を計上している。専門リーダーの所属する学校には基準額に加算して予算配布がされる。この予算で、毎年、教員の半数から2/3 が公費で学会に参加できている。

2. 臨床研修では、都立病院以外の病院・施設には、研修謝礼金が必要となる。1日あたり 3,000 円の予算が組まれている。

3. 研究に関わる研修のなかで「看護教育推進者育成研修」では、年間を通して研究

資料 6-8　集団による授業リフレクションの進め方

1. 事前の準備
   1) 授業者は指導案や授業で使用する資料などを参加者の人数分用意しておく
   2) 参加者は事前に指導案や授業資料に目を通しておく

2. 授業開始の直前
   1) 参観者はなるべく学生の表情が見やすい場所に立つか，または座るようにして，学生と共に授業に参加する

3. 授業の実施
   1) 授業者はなるべく参観者の目を意識せず，肩の力を抜いて普段どおり授業を行う
   2) 参観者は指導案と見比べながら授業を「観察」するのではなく，学生や授業者と共に授業を味わう

4. セルフ・リフレクションの実施
   1) 授業が終わってすぐに，参加者同士で授業についてのおしゃべりをしない
   2) 自分の中でなにが起きていたのか，自分自身に経験された授業の事実をなるべく時間経過に沿って，素朴に白紙の紙に書き出してみる
   ※授業者：「授業者用振り返りシート」使用
   ※参加者：「参加者用振り返りシート」使用

   > **「参加者用振り返りシート」を使った集団による授業リフレクション**
   >
   > 　セルフ・リフレクションのときに「白紙の紙」の代わりに，自分に経験された授業の「事実」と「解釈・感想」を書き分けるシートを使い，全体の場では「事実」の欄を中心に発言してもらうのが特徴。
   > 　参加者に「事実」と「解釈・感想」を書き分けてもらう一番大きな理由は，「つまらなそうにしていた」とか「わかってなさそうだった」といった個人の解釈や感想があたかも授業の中で起きていた事実のように語られてしまうのを防ぐため。

5. 集団による授業リフレクションの実施
   1) 全体の場で，実施した授業が自分にどのように経験されていたのか，今，自分のなかでどんなことが残っているのかなどを交流する
   2) 発言にあたっては，あらかじめ「4」で記入しておいた紙をもとに，授業のなかで起きていたことから離れないようにする
   3) 発言の順番は，おおむね次のとおりとする
   ①授業者の「ねがい」や「授業の印象」などを確認する
   ②授業者が自分に経験された授業の報告をする
   ③参観者が各自に経験された授業の報告をする
   ④必要に応じて，参観者の発言に対して授業者の考えや感想を確認する
   ⑤それぞれが，リフレクションをとおして「感じたこと・気づいたこと」を交流する

指導を受けるための講師謝金，研修生が研究を推進するために必要な物品・郵券・交通費の予算が組まれている。「研究技法研修」「授業研究」においても研究指導を受けるための必要日数に応じた講師謝金の予算が組まれている。

看護教育は人なり

専門学校の教員は個性豊かである。きりりとしていて看護技術もすばらしく，学生から尊敬される教員，母親のような包容力で学生を温かく包みこんでくれる教員，いろいろな個性があるからこそ，学生もいろいろな拠り所を見つけられ，学校運営はうまくいくのだと思う。「教育は人なり」というが，看護教育においても人なりである。

しかし，どんなに優秀で能力があっても学生にまったく歓迎されない教員がいる。そういった教員の共通項は，上から目線で，学生とともに歩む，ともに育つという気持ちに欠けているところだ。愛情のなさは敏感に感じ取られてしまう。逆に，日頃から愛情をもって接していれば，多少の厳しさは，「この先生に言われたのだから自分自身を振り返ってみよう」と教育方法の1つになる。根本的に，人が好きであり，学生が好きでなければ，教員という仕事はできない。そのベースがあって初めて教員の行う自己研鑽も実りのあるものになるのだと思う。

教員の仕事は，きりがない。筆者も教員養成研修時代に，ある講師から「学校は『提灯学校』といって，教員が夜遅くまで授業準備に励むものだ」という話を伺ったものだが，時代は，ワーク・ライフ・バランスや働き方改革等で，仕事の効率性が求められるようになった。しかし，限りある時間や制約条件のなかでも教育の工夫をしていく努力をすることが教員には求められる。学校・管理者は，教員の資質向上を支援するシステムの制度化や教員が専門職業人として活躍できる基盤整備をし，本人の自助努力や自己研鑽を後押ししていく必要がある。教員の誰もが，看護教育に自信と誇りとやりがいをもち，いきいきと教育活動を続けられる環境整備をしていきたい。

● 引用文献

1) 東京都福祉保健局：都における看護職員養成のあり方について「最終報告」，2000.
　 http://www.fukushihoken.metro.tokyo.jp/iryo/shikaku/kango/gaiyou.files/10_05.pdf
2) 東京都：東京都行政資料集録平成12年度都政ダイジェスト，2000.
　 http://www.soumu.metro.tokyo.jp/01soumu/archives/0605gyousei_h12nenpyo.htm
3) 厚生労働省：今後の看護教員のあり方に関する検討会報告書，2010.
　 https://www.mhlw.go.jp/shingi/2010/02/dl/s0217-7b.pdf
4) ドナルド・ショーン著，佐藤学他訳：専門家の知恵—反省的実践家は行為しながら考える，ゆみる出版，105-108，2001.
5) 平成26年度東京都立看護専門学校専任教員研究会：東京都専任教員研究会の研究内容に関する分析，第36回研修会集（平成26年・27年 東京都立看護専門学校専任教員研究会），22-30，2016.

● 参考文献

1) 新保幸洋：「教員」になるために必要な教育力と教員力，看護教育，56(1)，32-39，2015.

2) 村中陽子：看護教員が教育力 UP のためにやってきたこと，やっていくこと，看護教育，56(1)，20-26，2015.
3) 中山富子：東京都立看護専門学校における「授業研究」研修の実際，看護教育，55(1)，24-31，2014.
4) 吉崎静夫：リフレクションは授業研究の一部である，看護教育，58(7)，496-500，2017.
5) 遠藤由美子他：専任教員の新たな継続教育プランの概要，看護教育，52(9)，726-733，2011.
6) 安井静子，水澤晴代：都立看護専門学校のスケールメリットを生かした"継続教育"，看護展望，39(10)，875-883，2014.

●URL の最終閲覧日は 2020 年 2 月 1 日

COLUMN

まずできるところから，
教員研修に取り組んでみよう

　都立看学のさまざまな研修体系は，長年をかけた先輩諸氏の努力と7校あるというスケールメリットを活かして築かれたものである。そこで，この章を読まれた皆さんのなかには，自校の看護専門学校で取り組むには難しいと感じられた方も多いのではないかと思う。しかし，筆者が都立看学の教員となった1993(平成5)年当時の都立看学では，教員研修に関する制度は，自主的な研究活動の支援くらいであった。学校間の連携という発想もなく，各校が手探り状態で研究活動に取り組んでいたのが実態であった。都立看学がそうであったように，教員が自助努力で行っている自主的な研究活動や授業参観等を資質向上の研修として学校組織のなかで位置づけをし，支援するところから始めれば，少しずつ研修体系の構築やブラッシュアップは可能となる。

　単独の学校でもはじめの一歩として取り組みやすいのは，「教員の相互評価とリフレクション」であると思う。授業が教員の独りよがりにならず，学生と教員双方の相互作用となっているか，授業者が他の教員に授業を見てもらうことから始めることで，授業力向上につながる。その際，相互評価やリフレクションが授業や公開した教員の批判や批評とならないよう，予め評価やリフレクションの視点を明確にすることや学生とともに授業に参加する(学生や授業者とともに授業を味わう)姿勢で臨むことが大切である。授業者・参加者双方の経験を大切にして「感じたこと・気づいたこと」を素直に述べて交流することが肝要である。

　また，研究活動や新任教員研修，中堅・熟達教員研修等は，単独ではできない場合でも，都立看学のように，自治体単位または，グループ単位，近距離の学校同士等，複数の学校で取り組めば十分実現可能である。都立看学も特に授業研究に7校で取り組むようになってから教員の資質は格段に向上したと実感している。他校との交流や他者との交流が教員に新たな発見をもたらし，成長につながるのだと思う。

第7章

学習支援

入学生の傾向と学習支援の必要性

中央教育審議会の「2040年に向けた高等教育のグランドデザイン(答申)」[1] によると，高等教育機関への主たる進学者である18歳人口は減少し続け，一方で，大学進学率はほぼ右上がりに上昇している。その結果，大学全入時代を迎え，学力低下が関心を集め，社会問題化されるようになった。専門学校においても例外ではなく，入学してくる学生の多様化とともに学力低下が問題となっている。

都立看学においては，18歳人口減少による応募者確保の目的で，1984(昭和59)年度入学生から推薦入学試験(以下，推薦入試)を導入し，さらに，社会人経験のある学生の入学しやすい環境整備の一環として，2000(平成12)年度入学生から社会人入学試験(以下，社会人入試)を導入している。

現在の都立看学の入学試験は，社会人入試，推薦入試および一般入学試験(以下，一般入試)とし，全校統一問題で学校ごとに行われている[2]。社会人入試の募集人数は，各校とも入学定員の20〜30%程度とし，推薦入試による募集人員(入学定員の20〜30%程度)と合わせ，入学定員の50%程度としている。また，社会人入試・推薦入試の選考方法は，小論文および人物考査[3,4] である。推薦入試・社会人入試で定員の約半数程度の入学者を決定し，残りの人数を学科(古典を除く国語総合，数学Ⅰ，コミュニケーション英語Ⅰの3教科)・人物考査で行われる一般入試で募集[5] するという仕組みで行われている。

都立看学全体の応募者数は，2011(平成23)年をピークに以後減少の一途をたどっており，筆者が所属する青梅看護専門学校(以下，本校)も同様である。入学定員80名は確保できているものの，応募倍率の低下による入学生の学力の低下が大きな問題となっている。

看護師を目指して入学してくる学生は，他学生に比べて将来の目標が明確であるとはいえ，高校までの学習スタイルで専門領域の学習を進めるには困難をともなう。受け身だった高校教育や受験対策のための"暗記する"学習スタイルから，よく噛み砕いて理解し，知識を定着させたうえでその知識を活用して"考える""解釈する""判断する"という学習スタイルへの転換が求められる。

　看護師を目指す貴重な人材の 1 人ひとりの可能性を最大限に引き出し，未来を支える有能な人材に育てるには，専門学校入学直後から卒業・国家試験(以下，国試)合格まで継続した学習支援が不可欠である。そこで，本校での取り組み内容を紹介しながら学習支援について考えてみたい。

成績が振るわない学生への支援

　本校の 2019(令和元)年度の入学生 80 名の内訳は，18・19 歳 64%，20 歳代 17%，30 歳代 16%，40 歳代 3%，平均年齢は 22.4 歳である。学歴では，高校卒 81.3%，短大・大卒 15%，専門学校卒 2.5% である。男子学生は 12 人(15%)である。

　このなかにも成績の振るわない学生は必ず存在する。その原因はさまざまだが，筆者の経験では，①基礎学力が乏しい，②学習習慣が身についていない，③アルバイトに多くの時間を費やしている，④主体的に学べない等により，成績が低迷していることが多いと感じる。そこで，成績の振るわない学生への支援と主体的に学ぶことができない学生への支援とを実施している本校の取り組みを紹介する。

基礎学力が乏しい学生への支援

　本校では，入学直後に全学生を対象に基礎学力テストを実施し，学習支援が必要な学生の早期把握に役立てている。

　学科試験を課していない推薦・社会人入試の合格者に対し，入学前の 11 月に，『ここから始める！　看護学校入学前ドリル(照林社，2017)』を全員に購入するよう案内し，そのうえで，入学までの期間の自主学習を促し，完成させたドリルを入学式翌日に提出させている。また，一般入試合格者に対しては，入試一次試験で 3 科目の学科試験があることから，課題としてはいないが，入学後のガイダンスで，基礎学力テストについて説明すると，一般入試で入学してきた学生も自主的にドリルを購入し，5 月中旬のテストに向けて，学習を進めているようである。

　基礎学力テストの問題作成は，ドリルのなかから抜粋して，毎年，教員が作成している。2019(令和元)年度は，81 問 100 点満点の A4 用紙 7 枚からなる問題(**巻末資料 18 ▶202 頁**)で実施し，結果は，最高 100 点から最低 62 点，平均 89.6 点であった。ドリルのなかからの抜粋ということで，毎年平均点は高めであるが，80 点未満が 11 名おり，その入試区分の内訳は，一般 6 名，社会人 3 名，推薦 2 名であった。一般入試で入学してきた学生は学習期間が短かったが，95 点以上の高得点者 29 名を入試区分でみると，一般がもっとも多く 13 名，推薦 11 名，社会人 5 名であった。その後，6 月以降の修了認定試験で 2 科目以上が追試験の該当になっている学生が，基礎学力テスト 80 点未満 11 名のなかに 6 名も含まれていた。

　例年，年度末に複数の未修了科目を抱えることになる学生は，基礎学力テストの

結果も低迷していることが多い。そのため，基礎学力テストの結果が出次第，その結果を全教員で共有している。このテストで成績が振るわなかった学生に対して，担任から，学習の取り組み方やテキストの活用方法，ノートの取り方等の指導を個別に行っている。さらに，後述する夏季休暇中の強化学習の対象にしている。

学習習慣が身についていない学生への支援
◆入学前学習
　本校では，入学前教育による学習の動機づけを行っている。

　推薦入試や社会人入試の入試区分で入学してくる学生は，前述したように論文試験と人物考査のみで合格が決定する。推薦入試応募資格には，高校の調査書の条件はあるものの，高校の偏差値等による換算はまったくしていないため，入学後の成績の伸び悩みによる学力の格差が大きな問題となる。また，社会人入試合格者の場合，学校卒業後のブランクが長い学生ほど学習習慣が身についていないことが多く，学力への影響も生じてくる。そのため，入学前に学習の動機づけとして，1年生の形態機能学（都立看学では解剖生理学をこう命名している）の演習の参観に，推薦入試合格者と社会人入試合格者を招待している。本人および推薦入試合格者には，高校の校長宛に案内文と依頼文を送付し，可能な範囲で参加を促している。

　この参観は毎年好評で，合格者の約9割の出席があり，先輩にあたる1年生の真剣な学習の姿を間近に見ることで，入学後の自分の姿を重ね合わせ，今後の専門学校での学習のイメージ化に役立っている。参加者からは，生物学の復習や人体の構造・機能に関する内容の予習をしたいという感想が多く聞かれている。

◆夏季休暇期間中の強化学習
　本校では，毎年夏季休業開始後3日間，後半3日間の計6日程度，強化学習を実施している。各学年で，成績の振るわない学生を25〜30人程度選出し，それぞれの学年の抱える学習上の課題やその学年の弱点部分を焦点化したプログラムを立案し実施している。学習の取り組み方について，教員が主体となり手本を示し，その後に学生に取り組ませている。

　対象者の選出方法として，1年生は，成績結果が出ている科目数が少ないため，5月の基礎学力テストの結果および日頃の学習姿勢等で問題に挙がっている学生を対象にしている。2年生は，1年次の最終成績，2年生になってからの成績，国試の模擬試験結果から総合的に判断し，3年生は，国試の模擬試験結果から選出している。強化学習の内容として，1年生は，苦手な形態機能学を中心とした復習，看護に必要な計算問題，日常生活援助の看護技術の練習等，2年生は専門基礎分野・専門分野の総合問題を解き，グループで調べ学習，その後，教員による解答の解説を含めた講義，診療の補助技術の技術練習等，3年生は，国家試験模擬問題を解き，グループで調べ学習，教員による解答の解説を含めた講義等が主な内容である。なお，希

望者も参加可能としている。毎年，成績上位の学生も積極的に参加する様子がみられている。

　これらの強化学習は，各学年のプログラムに則り，課題を課して学習させるという方法になる。学習習慣のない学生は，学習の仕方そのものがわからない，何から手をつければよいかわからないと，やみくもに暗記中心の学習をしていることが多い。そのため，学習の取り組み方法の手本を教員が示すことで，調べ学習の仕方や参考文献の活用方法等を実際に体験する機会になり，その後の主体的な学習の動機づけにつながることもある。

アルバイトに多くの時間を費やしている学生への対応

　各科目の修了認定試験（本試験）の結果が 60 点未満の場合に追試験の対象になるが，追試験科目を複数抱える学生は，通常の本試験のスケジュールに追試験が新たに加わり，日頃の学習不足のツケが一気に回ってくる。追試験回数が複数になった時点で，個別に呼び出し面接して，学習の方法の見直し等を指導することで，未修了科目を極力もたないように早め早めに対応している。

　しかし，それでもその指導が成果につながらない学生も少なからずいる。理由として多いのがアルバイトの問題である。遊興費目的でアルバイトしている学生や学費をアルバイトで出している学生，奨学金が親の生活費になっているような経済的に大変な学生等さまざまである。経済的に苦しくてアルバイトをせざるを得ない状況にある学生には，東京都の奨学金制度等の紹介，授業料免除申請の紹介等と併せて，就職を前提とした民間病院からの返済不要の奨学金（例：5 万円/月を入学時に遡及して支給）制度等の情報を提供し，保護者と相談のうえ検討するように指導している。また，遊興費目的の学生や理由もなく高校までやっていたからといって続けている学生には，実際の対価計算を例示して，今優先すべきことが何なのか考えられるように指導している。3 年間で得られるアルバイトでの対価と 3 年間で卒業ができなくなった場合の学費，卒業後の看護師として給与等の所得を計算して比較し，目先の報酬より，将来の確実な報酬を得るための選択が賢明であることを説明し，納得を得るようにしている。

　真剣に学習に取り組むには，時間と参考書等を購入するお金も必要となる。そのため，家庭内での学習環境を整える協力を家族からも得る等の対策が必要と考える。いかに，看護学生の学習内容が広くて膨大か，また，技術を身につけるために必要な練習量等の理解を得るために，本校では，2019（令和元）年から，学年ごとに年度途中での保護者会を企画し，教育課程の進捗状況，臨地実習での学習状況，当該学年全体の成績分布，修了認定規程の説明，就職試験状況，国家試験の最新情報の提供等を行い，保護者からの協力を仰ぐように取り組み始めたところである。それでも，アルバイトを優先し，学業に身が入らない学生は，未修了科目が増え続け

ることが多い。担任，教務総括担当，学生，保護者との面接を計画し，真剣に看護師になりたいのかどうかの意志を確認している。

本校の修了認定等に関する規程では，学修の順序[6]についても定めている。基礎看護学に関する科目2単位以上が未修了になった場合は，基礎看護学実習Ⅱを履修することができない。成人・老年・小児・母性・精神看護学，在宅看護論，看護の統合の各実習を履修するためには，基礎看護学実習を修了していなければならない。未修了になった科目は，原則として次年度に履修することになるため，複数の未修了科目をもつ学生は，限りなく3年間での卒業が難しくなる。4年，5年かけてでも看護師になりたいという学生もおり，保護者も全力で応援するという目標を双方で共有したうえで，個別の履修計画を組むこともある。しかし，あまりにも未修了科目が多く，本人のやる気がまったくない場合や看護師になる意志そのものが欠如しているようなケースは，進路変更も視野に入れ家族内で検討してもらっている。検討の結果，残念ではあるが進路を変更する学生もいる。

主体的に学べない学生への支援

今日の少子化は，大学全入を可能にしているため，以前は考えられなかったレベルの学生が専門学校に進学してくる時代になっている。しかし，だからといって学習の内容のレベルを落とすわけにはいかず，それどころか，看護に求められることは，年々高くなり，社会の変化，対象の複雑化と相まって多くのことが期待される時代になっている。そのため，専門学校における専門的な学習にスムーズに移行していけるような支援が必要である。

◆入学ガイダンスと個別面接の実施

本校では，高等教育で必要となる基本的な事項についてガイダンスを実施している。入学後の早い段階に，クラスアワーの時間を活用して，教育課程についてのガイダンス，レポートの記載の仕方，レポート用紙の使い方，原稿用紙の使い方等をガイダンスしている。4月早々に開始する講義では学生が専門領域の学習に取り組めるように意識して授業を計画している。入学直後から開始する看護学概論の授業では，グループワークの取り組み方，プレゼンテーションの方法について，2回目および5回目の講義で説明している。また，情報科学の授業では，パワーポイントの作成方法や読みやすい資料のつくり方，論理学では原稿用紙の使い方，書き方，批判的にものをみる方法について学んでいる。

テキストや授業資料等の授業に主体的に参加するための持ち物の管理も必須である。理想としては，入学したその日から，次の日の授業で学ぶ内容についてシラバスを参考に予習し，そして授業に参加する。授業中は集中して講師の話に耳を傾け，メモをとり，授業後は，教科書を読み直し，ノートを整理する。授業でわからなかった用語や理解が不十分だった内容については，参考書等を活用して調べることを

日々積み重ねていけば，修了認定試験や国家試験の際にも慌てることはない。

しかし，主体的に学べない学生のなかには，授業を受ける姿勢が整っておらず，忘れ物が多く，教科書をロッカーに置いたまま身一つで授業に参加する者もいる。配布された授業資料は，自席の机のなかに科目に関係なく無造作に放り込み，雪崩が起きるような整理整頓ができない学生や，100分の授業に集中して参加できず，授業開始10分後から居眠りを始める学生もいる。残念なことに，一度も開いた形跡がない新品のままの教科書が，落とし物として事務室に届くこともある。紛失したことにも気がつかず，試験前日に大慌てで事務室に確認に来る学生もいる。そのためクラスアワーの時間を使い，資料整理やノート整理に長けた学生から手ほどきを受ける時間を意図的に設けている。まずは，科目ごとの資料整理，ファイル管理を真似ることで，徐々に自立してできるようになる。

また，本校では，学生個々の学習環境の把握に努めている。入学の2，3週間後から，約1か月かけて全学生の個別面接を実施し，今までの学習の取り組み状況や学習習慣，家庭環境，アルバイトの状況等について詳しく情報収集する。それらの情報から，今後注意が必要な学生をピックアップし，継続的に授業中の態度等を注視していく。前述した基礎学力テストの結果も参考にして個別に呼び出し，指導する機会を設けている。個人面接は，2年生，3年生についても年度はじめに実施している。

◆ 時間管理と体調管理

専門学校のカリキュラムは，スケジュールが過密で，時間管理と体調管理が重要になる。遅刻・欠席が増えると，時間数不足になり，単位を落とすことにつながる。専門学校での3年間は97単位3,000時間〔2019（令和元）年時点〕もの履修を計画的に進めていかなければならない。そのためには，当然であるが，日々の時間割，連絡事項，試験公示の確認等，自己のスケジュール管理が重要となる。これは，看護学生の時だけではなく，看護師になってからも時間指定の与薬であるとか，手術室出棟時間等，時間を守っての行動が医療安全の観点からも大変重要となるため，学生の時から各種レポートの提出時間等は，8時50分と決めて徹底して指導している。提出時間に遅れた学生は，その都度，個別に面接を実施し，繰り返し指導することで，徐々に時間が守れるようになっていく。

さらに，体調管理も重要である。都立看学には，看護師資格をもつ非常勤の健康相談員が勤務している。体調不良時は保健室での休養，受診，校医の診察や健康相談を受けられる仕組みになっている。保健室に来た学生の情報は，常時担任にも入り，さらに健康日誌にも記載され，管理職に回覧される。体育の授業中のけが等も含め，常時学生の健康情報が共有できているため，保健室利用状況で気になる学生へは，問題が大きくなる前の早期対応を心がけている。メンタル面の悩みには，スクールカウンセラー（非常勤）によるカウンセリングも無料で受けることができる仕組みになっている。

◆ **図書室検索オリエンテーション**

　専門領域の学習には，専門書を有効活用した学習が必要になる。本校の図書室には，1万2,416冊の書籍，定期購読雑誌27種類，1,186本のDVDを整備している。それを有効活用する方法として，入学して1～2週後に司書の協力を得て「図書の利用方法・図書室オリエンテーション」を90分使って実施している。そのなかで，特に，蔵書検索については，実際に検索画面を操作し，全員が体験できるようにしている。さらに，専門科目の履修が本格的に開始する1年次年度末の2月末頃には，医学中央雑誌や最新看護索引Web等の「文献検索オリエンテーション」を行っている。キーワードの入力方法や絞り込みの条件等，文献検索に馴染みがない学生の疑問解消に役立っている。

◆ **学生同士の学びを促す取り組み**

　個人では限界がある学習も，仲間と一緒に学んでいくことで疑問にぶつかった際の調べ方や参考書の使い方等，主体的学習ができる学生から手ほどきをしてもらい，なかには成績が少しずつ伸びてくる学生もいる。課外時間を使っての取り組みもそうだが，看護師を目指す学生が，今まで感じたことのない専門的な学習にワクワク感を感じながら主体的に学べたり，学んだ知識を使って今まで考えたことがないような創意工夫が生まれたりする等，その効果は計り知れないものがある。

　その具体的な取り組みの1つとして，形態機能学の学習を1年生の国家試験委員（本校では，各クラスに国家試験委員を4人ずつ選出し，1年生から3年生卒業まで引き続き担当する）を中心に，週に1回程度，放課後や朝の授業開始前の時間を使って，教室のホワイトボードに人体図を記載し，名称を書き入れる等の自主的学習会を開催している。各クラスの国家試験委員のリーダーシップに影響されることが多いが，できるだけ主体的に活動できるように見守りつつ，活動が滞っているような場合は，担任・副担任が相談にのり参考書の紹介等をしている。また，コンピュータが内蔵されているモデル人形を2体所有しているので，その人形を使った技術練習や各種モデル人形等を使用した技術練習をしたい時に使用可能なように，実習室は授業時間以外常時開放している。主に実習グループで技術練習を実施している。ただし，注射等の事故が起こり得る可能性のある技術練習は，教員立ち会いのもとに実施させている。

　さらに，学生同士の学びが学年を越えて先輩学生から引き継げるような機会を設けている。日頃の学習の取り組み方，実習への取り組み方，国家試験対策への取り組み方等について，先輩から後輩へ失敗談や成功例を交えて伝える交流会を定期的に実施している。教員が指導するより，はるかに学習効果が高く，先輩たちから聞いた直後からその方法を取り入れて実施する様子がうかがえる。例を紹介すると，ある1年生が，先輩学生から成績が伸びるきっかけとして，看護学生向けの雑誌を毎月購読するという経験談を聞いた。その学生は，早速模倣し，2年生の4月から

看護学生向けの雑誌を毎月端から端まで精読した。それを続けた結果，看護への興味関心が深まり，成績もみるみる伸び，国家試験模擬試験では上位に食い込むほどの成果につながった。成績が伸び悩んでいる学生は，学習の仕方そのものを知らないことが原因のことも少なくない。教員からの指導が功を奏することもあるが，なかにはこの学生のように学生同士の学びを促す刺激によって火がつく学生もいる。

合理的配慮を必要とする学生への支援

障害のある学生の増加

2016（平成 28）年 4 月に「障害を理由とする差別の解消の推進に関する法律」が施行された。これにより，障害を理由とする不当な差別的取り扱いの禁止や合理的配慮の提供が，法的に義務ないし努力義務化され，大学院・大学・短期大学・高等専門学校等（以下，大学等）において，障害のある学生支援の体制が整備されてきた。

日本学生支援機構の調査によれば，2015（平成 27）年 5 月 1 日時点で，2 万 1,703人の障害のある学生が大学等に在籍しており，これは全学生の 0.68％にあたり，うち高等専門学校在籍は 1.54％[7]である。2005（平成 17）年調査では 5,444 人[8]であったことから，この 10 年で障害のある学生は約 4 倍に増加していることがわかる。さらに 2018（平成 30）年 5 月 1 日時点における障害学生数は，3 万 3,812 人（全学生数の1.05％），障害学生在籍校数は 941 校（全学校数 1,169 校の 80.5％）で，障害学生数は2,608 人増（前回在籍率から 0.07 ポイント増），障害学生在籍学校数は 27 校増（前回構成比から 2.4 ポイント増）[9]となっている（図 7-1）。

このように，障害のある学生の在籍者数の急増にともない，今まで以上に対応が困難な状況や新たな課題が生じているとして，文部科学省は，「障害のある学生の修学支援に関する検討会」を開催し，2017（平成 29）年 3 月に二次まとめを発表した。各大学等が取り組むべき主要課題とその内容は，資料 7-1 のとおりである。

障害のある入学希望者への対応

保健師助産師看護師法においては，2001（平成 13）年に「障害者等に係る欠格事由の適正化」による絶対的欠格事由の相対的欠格事由への見直しから法改正が行われ，障害を有していても，本人の業務遂行能力に応じて資格等を取得できる規定が定められることになった。

それまでは，「目が見えない者，耳が聞こえない者または口がきけない者，精神病者，麻薬，大麻若しくはあへんの中毒者又は伝染性の疾病にかかっている者」[10]には，「免許を与えない」[11]としていたが「心身の障害により保健師，助産師，看護師又は准看護師の業務を適正に行うことができない者として厚生労働省令で定める

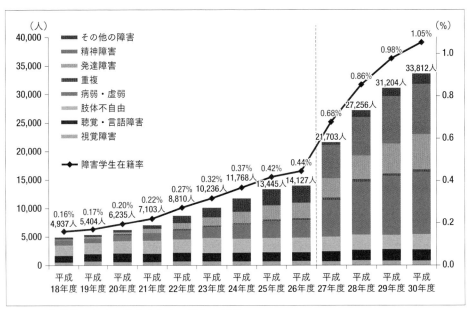

図 7-1　大学等における障害を有する学生の推移
〔日本学生支援機構：平成 30 年度（2018 年度）障害のある学生の修学支援に関する実態調査，調査結果概要，2019 より〕

ものに該当する者には，免許を与えないことがある」[12] と改正された。「厚生労働省令で定める者は，視覚，聴覚，音声機能若しくは言語機能又は精神の機能の障害により，保健師，助産師，看護師又は准看護師の業務を適正に行うに当たって必要な認知，判断及び意思疎通を適切に行うことができない者とする」[13] とされた。「厚生労働大臣は，保健師免許，助産師免許又は看護師免許の申請を行った者が前条に規定する者に該当すると認める場合において，当該者に免許を与えるかどうかを決定するときは，当該者が現に利用している障害を補う手段又は当該者が現に受けている治療等により障害が補われ，又は障害の程度が軽減している状況を考慮しなければならない」[14] としている。また，素行が著しく不良な者，伝染性の疾病にかかっている者は欠格事由から削除され，「心身の障害により保健師，助産師，看護師又は准看護師の業務を適正に行うことができない者として厚生労働省令で定めるもの」[15] と改められた。

　これらの法改正もあり，障害のある学生が看護師を目指しやすくなったともいえるが，都立看学においては，身体障害のある受験希望者からの事前相談による個別の問い合わせはそれほど多くはない。ただし相談があった場合は，その人の障害の程度やその障害を補う方法，入学後の授業や臨地実習等での支障等について情報収集し，学校で判断が難しいケースについては，所管の東京都福祉保健局医療人材課に相談し，必要に応じて厚労省に問い合わせをして，その回答を得たうえで個別に

資料 7-1　各大学等が取り組むべき主要課題とその内容（一部抜粋）

（1）教育環境の整備

　障害のある学生に提供する教育については，合理的配慮の申出の内容が教育に関わるものの場合，まず，当該場面における教育の目的・内容・評価の本質（カリキュラムで習得を求めている能力や授業の受講，入学に必要とされる要件）に不当な差別的取扱いに当たるものや社会的障壁が存在し，それらが障害のある学生を排除するものになっていないかを個別かつ客観的に確認する必要がある。その上で，この本質を変えずに，過重な負担にならない範囲において，教育の提供方法を柔軟に調整するとともに，授業内容や教科書へのアクセシビリティを確保することで，全ての学生が同等の条件で学べるようにすることが重要である。

（2）初等中等教育段階から大学等への移行（進学）

　高等学校や特別支援学校高等部等に在籍する障害のある生徒が大学等への進学を希望するに当たって，これらの学校で提供されてきた支援内容・方法を大学等へ円滑に引き継げるように留意するとともに，これらの学校に対して大学等から支援体制や制度，取組について情報発信を強化していくことが重要である。

（3）大学等から就労への移行（就職）

　障害のある学生の就職においては，一般的な採用方式と障害者雇用促進に関する諸制度に基づく採用方式があること，卒業後の就労支援機関や就労系障害福祉サービスの利用も視野に入れる必要があることなど，一般の学生に比べて就職活動が複雑になる。これに加え，モデルケースを周辺に見つけづらい状況に置かれていることにより，就職後のイメージを確立しながら，自分に合った就職活動を円滑に行うことが難しい。また，学内において担当教員，障害学生支援室，就職課等の関係者が多岐にわたることに加えて，学外の支援機関や受入れ企業との連携が必要になる場合もある。このため，大学等においては，対話の中で障害のある学生の意向をつかみながら，早い段階から多様な職業観に関する情報や機会の提供を行うことが必要である。

（4）大学間連携を含む関係機関との連携

　地域単位・課題単位での多層的な連携が必要である。生活面への配慮を要する相談は，福祉行政・事業者と連携し，公的なサービスやボランティアも含めた幅広い支援の検討が望まれる。

（5）障害のある学生への支援を行う人材の養成・配置

　組織的な支援を適切に行うため，様々な専門知識や技術を有する支援人材の養成・配置が必要である。

（6）研修・理解促進

　障害のある学生への支援を進めるに当たっては，全ての関係者の障害者差別の解消に向けた意識の向上が重要である。教職員に加えて，支援補助学生を含めた学生全体に対しての理解促進の取組を実施するのが望ましい。

（7）情報公開

　支援に関する姿勢・方針や取組は積極的に公開する。これらの公開に当たってはアクセス可能な形で情報提供することが重要である。

〔文部科学省：障害のある学生の修学支援に関する検討会報告（第二次まとめ）について，2017 より〕

対応している。

身体障害がある学生への対応

　身体障害がある学生は，現在のところほとんど入学してきてはいないが，以前，本校に「難聴があるが受験可能か，看護師になれるか」等の問い合わせがあった。そ

の際は，学校独自での即答はせず，東京都福祉保健局医療人材課とも相談したうえで，日常生活の状況等を確認し，障害を補う手段を講じて受験可能かどうかについて判断し，回答している。

また，筆者が以前勤務した学校に，両手指に合指症があり，変形があった学生がいた。入学をさせるかどうかでかなり議論があったが，決め手になったのは高校まで何ら日常生活に影響がなく，自分なりの工夫で鉛筆を持つ動作や体育等の授業を他の学生と変わらずに受けていたということであった。その時，教員はとかく看護業務が可能か，注射器は扱えるのか，変形した手指を見た患者の反応は……といった今後のことに話がいきがちであったが，ある外部の試験委員から，「ここでは看護業務が可能かどうかを議論するのではなく，専門学校の学習が可能かどうか議論する場では」との発言があり，はっとさせられたことを今でも鮮明に覚えている。その学生は授業や実習を滞りなく修了し卒業した。ただ，残念ながら本人が希望した大規模病院への就職は叶わなかった。まだ偏見が強い時代だったこともあり，クリニックに就職していった。

発達障害がある（可能性のある）学生への対応

受験前の事前相談がなく，入学後にさまざま対応を余儀なくされるケースとして，正確な診断はないが，発達障害を有していると思われる学生がいる。ケースの多くは，学科については問題なく履修が進むが，実習でつまずいて初めて指導上の困難さに気づくことが多い。まず目につくのは，「コミュニケーションが進まない」「空気が読めない」「情報等記録の整理が苦手」「同時に2つ以上のことが進められない」等の問題点である。同じような指導を何度しても，当の本人は，あっけらかんとしており，指導を受けていないかのような態度であり，実習では合格点に到達することが非常に難しく，補習実習を受けたとしても短い期間での目標の到達は困難を極めることが多い。教員は，試行錯誤しながら指導するが，このようなケースへの対応の専門研修等を受けているわけではないため，効果が上がらず，指導の自信喪失にもつながりやすい。

看護基礎教育における発達障害の現状についてはほとんど明らかになっていない。池松の全国看護師養成機関を対象にした調査[16]によると，著しい指導・学習困難な学生は2.3%，何らかの発達障害の特徴を備えた学生は1.02%であった。その発達障害のもっとも多い特徴は，「対人関係/こだわり」「聞く」「不注意」「話す」の順であった。

このような学生であっても，専門学校の卒業要件や教育の目標を下げることをしてはならない。それをしっかりと押さえたうえで，どの学生も不利益を被ることがないように，目標到達に向かってそれぞれが必要とする配慮をしていくことが重要である。大学に比べ専門学校の体制は整っているとはいえないが，個々の学生が抱

える課題に対して情報を共有し，成長につながる支援とは何かについて検討し，教員も日々学習しながら進めていくことが必要である。

都立看学には，非常勤のカウンセラーがおり，学生は1か月に3，4回のカウンセリングを無料で受けられる。さらに本校では，年に1回，カウンセラーによる学習会を計画している。2018（平成30）年に開催したテーマは，発達障害の疾患の理解，特徴，指導上の留意事項等についてである。困った状況が発生した際は，学生の個人情報に十分注意しながら，カウンセラーから助言を受けることも場合によって必要であろうと感じている。

発達障害の可能性のある学生の実習場への情報提供については，細かい配慮が必要である。あまりに具体的な情報提供は先入観を植えつけてしまう危険性があり，効果的な実習指導につながらない。また，卒業後の就職等への影響を最小限にするため，会議等で十分検討したうえで，本人の履修に効果があると判断される場合にのみ情報提供をしている。その際には，事前に当該学生に了解を得たうえで，どこまでの情報をどのようにして実習先の誰に提供するのか十分話し合い，本人の不利益にならないようにして行っている。病棟師長のみへの情報提供のこともあれば，看護部止まりにして何か困った状況が発生した際に改めて検討する，ということもある。

本人から実習先には言いたくないという申し出がある場合もある。その際は，リスクとして考えられることを話し，患者に危険が及ぶ可能性があるのかどうかを最優先に考え，学生を説得することもある。なかには，実習病院への情報提供を頑なに拒否したり，もしくはなぜそのような必要があるのかと主張する，まったく自覚のない学生もいる。しかし，そういった学生でも，それまでの実習で，教員だけでなく本人も何らかの"困りごと"を自覚し感じていることが多い。そのため，本人が感じている"困りごと"を少しでも軽くして目標到達に向けて支援することが，情報提供の目的であると時間をかけて説明し，納得を得るようにしている。それでも本人が拒否する場合は，実習期間中に何らかの問題が発生した際に，学校判断として実習中止の決断をする場合もあり得ることを本人に告げてから実習させている。ケースバイケースでの対応にはなるが，学生本人の不利益がないように，十分注意して対応することが重要である。

精神疾患がある学生への対応

精神疾患等で服薬中の学生が実習に参加する際は特に注意が必要である。本人の体調面にも担当教員は気を配り，日々実習が継続可能かどうかを吟味し，無理をさせないことが必要である。実習中の記録が進まないからといって，服薬を怠る学生が見受けられるため，睡眠状態，服薬管理，記録の進み具合，精神症状等，総合的

に判断して実習を欠席させるという判断も時には必要となる。その際は，担当教員ひとりで抱え込まないように適宜電話で相談に応じたり，教務総括担当に学生の様子をみてもらった後に判断して，休養が必要な場合は本人も納得して実習を欠席するという行動をとれるように支援している。

　また，このような学生の就職支援では，まずは，面接試験で正直に服薬中であることを本人から言うように指導している。受診や休養等勤務の配慮をしていただくことの可能性もあるため，内緒にしていて，就職後にさまざまな問題が発生するよりは，正直に話すことを勧めている。

看護師の働く場の多様性を念頭に置いた支援の必要性

　これからの時代は多様な学生の学びが可能な社会をつくっていかなければならない。障害があるからといって将来の夢や道が閉ざされてしまうことがないように関係部署とも連携を図っていくことが求められる。専門学校で教育に従事していると，病院での看護師業務に就くことを前提に受験者・入学者をみてしまいがちである。しかし，看護師の働く職場は多様であり，病院だけに限らず，学校，保育園，企業，介護老人保健施設等，さまざまな場がある。また，看護師資格取得後，保健師や助産師，養護教諭への進学の選択もある。狭い範囲のみで考えず，1人ひとりの学生の強みを活かした場で仕事ができるように柔軟な考えをもって学生支援をしていきたい。

国家試験対策

　学生1人ひとりの学力差はあるにしても，看護の教育機関は，国家資格という全国一律の資格取得に向けて，卒業年次の該当者全員が合格することを前提として学年運営の進行管理をしていく必要に迫られる。最低限の質保証としての国家試験という見方もできるが，それでも国家試験の合格率には敏感にならざるを得ない。また，学校の国家試験の合格率が高ければ高いほど，受験生の学校選びのうえで大きな魅力になり，受験倍率が高いほど優秀な学生の確保にもつながっていく。そのため，学校側が高い合格率を維持するためには，「国家試験対策」の体制を整えることが今や当然となっている。

　そのような状況にあっては，学生もおのずと受け身になり，「教えてもらっていないからわからない」「どこが出るか教えてほしい」等，残念ながら高等教育機関で育った学生とは思えない声が聞こえてくる。しかし，主体はあくまでも学生であるということを常に意識した指導が不可欠である。

　そこで，国家試験全員合格を視野に入れた学生の入学決定後から卒業までの学習支援について述べることにする。

国家試験委員（学生）の活動

　本校では，学年の担任業務を担う教員 3 名と，国家試験対策を担当する副担任を
それぞれ配置している。副担任は，1 年生に 2 名，2 年生に 1 名，3 年生に 2 名の計
5 名である。1 年生に対しては，本格的な専門分野の学習に関しては右も左もわから
ない状態で入学してくるため，国家試験がどのような仕組みで行われ，どのような
内容の試験なのか，その範囲の広さ・深さについて，入学直後にオリエンテーショ
ンをしている。さらに，学生の主体的な学習を進めていくため，各クラスから国家
試験委員の学生を 4 名ずつ選出している。国家試験委員は，原則 1 年生から 3 年生
卒業まで引き続き担当する。3 学年合わせて 24 名の学生と教員 5 名が，年間の取り
組み内容等を話し合い具体的な計画を立案している。主に，業者による模擬試験回
数，朝学習や放課後の学習の計画等である。また，模擬試験時には，問題用紙の配
布，時間管理，解答用紙の回収，自己採点票の回収等，主体的な役割を担ってもらっ
ている。

　それぞれの学年の国家試験委員の学生が中心となって，朝学習の企画や放課後の
課題学習の取り組み等について，いろいろな工夫点を発案してもらって実施してい
る。3 年課程の過密カリキュラムのなかで，委員を中心に，年間を通した学習会の
企画を継続していくことは容易ではない。しかし，国家試験委員の学生を中心とし
た学習成果物を学校祭で発表する機会を設けたりすると，他学年の学生や教員から
ほめられることで，やりがいを感じている学生もいるようである。このように，教
員からの一方的な働きかけだけでは学生の学力向上を期待できないが，学年を越
え，学生同士の相互の学び合いがうまく機能すると思わぬ成果につながる可能性が
あるため，工夫次第であると感じている。

模擬試験の活用と校長の役割

　また，必ず各学年で複数回，業者による模擬試験を自費で行っている。修了認定
試験で各科目が合格したとしても，総合的な知識がどの程度身についているかは，
やはり，模擬試験等で計っていくことが必要である。最近は，結果の判定が大変細
かく丁寧に分析されて手元に戻ってくるため，自分の弱点をよく知るには効果的で
ある。また，試験に臨む時間配分等にも慣れていくことができるため，本校では，
1 年生では 1 回，2 年生では 2 回以上，3 年生では 6 回以上の模擬試験を実施してい
る。費用がかさむため，学生と相談しながら年度はじめに業者ごとの難易度等も考
慮し，時期・回数を計画して臨んでいる。状況によっては，追加の模擬試験を実施
する場合もある。

　校長は，当該学年の傾向や例年の課題，前年度の反省等をふまえて各学年の計画
をみる。そして，修正が必要と判断した場合は指示を出している。業者の模擬試験
を受けたら，まずは自己採点させ，それを即座にグラフにして成績分布をみる。そ

の学年の得意・不得意分野，学習の傾向等を分析し，できなかった問題については調べ学習を課し，発表させている。校長は，学校の立ち位置を把握し，当該学年の抱えている課題に対して，今後の学習にどのように取り組むべきかを考えて具体的な解決策を提示できなければならない。

少人数担当制度の活用

　3年次の模擬試験結果で，合格ラインにほど遠く成績が伸び悩んでいる学生，逆に成績が下降している学生，上がったり下がったりが不安定な学生を資料から判断する。年度の後半（実習が終了する11月頃）から少人数担当制度*をとり，学力に応じたきめ細かく手厚い指導に取り組んでいる。少人数を担当することで，学生のありのままの学力の現実に直面する。日頃の疑問を感じることの少なさや日本語の理解力，専門用語を正しく読めず，理解できない学生がいることに驚愕することも多い。しかしこれが現実であり，それらの手取り足取りの指導が，国家試験合格につながっていくため，現実を受け止め，1年次から学び方そのものについて，丁寧な指導を繰り返し実施していくことの大切さを痛感している。

　ある学生は，読めない漢字や理解不能な専門用語，解剖学用語が文中に出てくると，そこは無視して読める部分のみ読み進む。そのうえで，「なんとなくこういうことかなぁ」と自分勝手な解釈で終わりにしてしまう。すべてが「なんとなく」であやふやな知識のままにしているため，当然国家試験の模擬試験では半分にも満たない点数をとる。その時点で慌てても，時すでに遅し，である。しかし，このまま不合格にさせるわけにはいかないため，確実に得点につながる領域から進め，浅くても一通り復習させるように指導していく。本校の学生は，素直な者が多いためか，手取り足取りの指導で，国家試験直前の1か月の伸びしろが大きい場合もある。ただ，もっと早く本格的な学習を本気でやっていれば成績がさらに伸びたであろうと思う学生も少なくない。

＊本校の3年生における少人数担当制度
○学生の選定方法：国家試験模擬試験結果の正規分布図で下1/4に該当する学生，模擬試験結果の変動の激しい学生，成績が下降傾向にある学生のなかから総合的に判断し，20〜25名程度をピックアップする（その学年により人数は変動あり）。
○方法：3年生の学年担当1，国家試験対策担当2，校長，副校長，教務総括担当の合計6名の教員が担当する。
　校長・副校長・教務総括担当はそれぞれ学生3〜4名を担当，残りの人数を3年担任1，国家試験対策担当2の教員で担当する。指導に苦慮しそうな学生は，国家試験対策担当の教員が受け持つようにして分担する。
○時期：11〜2月の国家試験後まで。
○指導の方法：原則，担当した教員に任されている。

筆者の少人数担当制度における指導方法

　筆者の指導方法を参考までに紹介する。まず当該学生3，4人の集団面接を実施し，自己分析結果を述べさせる。そのうえで，残された期間，どうしていきたいのか希望を聞く。弱点克服か，得意科目で確実に得点を伸ばしたいのか学生に選ばせ，次の日の取り組み内容を決定させる。決定した内容について，自宅学習の結果を次の朝，必ず集団のなかで実施状況を発表させる。この時期は，補講も同時に計画されているので，空いた時間を活用し，20問程度のミニテストを実施し，評価し，解説の時間をとる。これの繰り返しを毎日，朝20分と夕方30分程度とっていく。筆者が出張等で不在になる場合は，学生同士で決めさせ，確実に学習させるようにする。

　これを繰り返すことで，問題文を正しく解釈できない学生，興味関心の強いところに引きずられる学生，何もかもがあやふやな知識の学生等，成績が伸び悩んでいる弱点が明確にみえてくる。それぞれの弱点にそれとなく気づかせ，ミニテストを繰り返し，正解率向上を目指していく。ミニテストは，筆者が準備するが，過去の国家試験問題集や看護系雑誌の国家試験模擬問題，必修問題集等を参考に，頻発問題・間違いやすい問題を中心にピックアップして準備する。問題数は多過ぎず少な過ぎない10分程度で解ける20問くらいにしている。徐々に得点率が向上していくと自信がつき学生の反応も明るくなり，学生同士で自己評価し合ったり分析し合ったりできるようになり，介入は少なくなっていく。今まで個別に担当した学生で不合格になった学生は1人もいない。

　このように少人数担当制をとることで，成績の伸び悩んでいる原因がみえてくる。問題文を正しく解釈できない，興味関心の強いところに引きずられる，何もかもがあやふやな知識等の傾向は，3年生になる前にどこかで修正できるとよいのだが，なかなかよい手だてがみつからない。3年生になる以前から少人数担当制を試みる方法について今後検討の必要があると感じている。

国家試験対策に向けた予算措置

　国家試験の模擬試験受講のための申し込みは，前述のように，学生個々が自分で必要な料金を出して受験しているが，補講として外部講師に依頼する時間は学校の予算から確保している。また，毎年国家試験対策のための書籍も予算をとっている。各種業者の問題集，直前対策用の問題集，解説本，必修対策本，語呂合わせ本等である。さらに，教員の国家試験対策に向けた業者開催の研修に，毎年複数の教員を派遣している。

系統的な初年次教育の必要性

　山田によると「日本における初年次教育は，2000年代に入って多くの大学に急速

に導入されるようになった。2001年時点で84％近くの私立高等教育機関が導入」[17]，「2007年に全国の国公私立大学を対象に国立教育政策研究所が行った調査結果をみると，初年次教育の普及率は97％近くに上っている」[18] という。

　専門学校を対象にした初年次教育は，厚生労働省「看護教育の内容と方法に関する検討会報告書」で，修業年限にとらわれない場合の教育内容の充実の方向性の1つとして，「いわゆる初年次教育としての読解能力や数的処理能力，論理的能力をより高めるための教育内容や，人間のとらえ方やものの見方を涵養するための教養教育の充実」[19] とふれられている。しかし，大学ほど系統立てて初年次教育を実施するには，時間の制約も多く，教員の人数も限りがあるなかで，取り入れる必要性は感じてはいても現実的には容易なことではない。

　そんななか，冬木らは，専門学校における新入生に対する準備教育の検討として，都内私立大学系専門学校（3年課程）6校の1年次学生と専任教員への意識調査を実施している[20]。それによると，6校とも準備教育を実施しており，内容（教員による回答）は，①入学前に一般常識（国語・計算），生物の課題，入学後に試験を実施，②希望者に化学の補講，③入学前に生物，生化学の課題，入学後に試験を実施，④各授業内でレポートの書き方を説明，⑤入学後ガイダンスにて在校生（3年生）とグループワークを実施，⑥入学前に外部業者に委託し，国語（表現力基礎），生物（人体の構造）の通信教育を実施，⑦入学前に生物の書籍紹介と精読の奨励，であった。また，学生が「不足している」と認識しているスキルは，「プレゼンテーション能力」（69％），「文章作成能力」（59％），「論理的思考力・問題発見解決力」（59％），「時間管理・学習習慣」（55％），「高校までに学習する内容の理解」（51％）であった。学生，教員ともに「不足している」と認識しているスキルは「プレゼンテーション能力」と「時間管理・学習習慣」[21] であった。

　看護教育における初年次教育の可能性として山田は，「中等教育であまり学ぶ機会のなかった大学教育が求めるようなレポートやプレゼンテーション等のスタディ・スキルの要素を盛り込んだ内容，および専門への導入とを組み合わせたものが考えられる」[22] としている。しかし，初年次教育の必要性は十分認識されてはいるものの，専門学校では97単位を3年間で履修するというかなりの過密スケジュールのため，多くの時間をかけるというよりも効率的で効果的な初年次教育を工夫して実施することが求められる。

　今後，ますます入学してくる学生の学力低下が予測される。2022（令和4）年度からは新しいカリキュラムが導入される予定である。看護基礎教育検討会で案が示され，97単位よりも単位数が増え，102単位となる。規定時間も有効活用しながら，かつ，効果的な学習方法，たとえば，アクティブ・ラーニング等を積極的に取り入れ，工夫を凝らして上手に時間を使っていくことが必要である。奥らによると，「アクティブ・ラーニングは，知識を『知る』ことにとどまらず，その知識をどう『使うか』

を学ぶ。課題の発見・解決に向け学習者が主体的に学び，知識・技術の定着や，学習意欲の向上につながる学習方法である」[23] と述べられている。本校では，初年次教育として系統的な取り組みとしては十分ではないため，今後，現在実施しているさまざまな学習支援の評価・検証をしつつ，新しいカリキュラム構築の際は，初年次教育も視野に入れて考えていきたい。

看護師になる夢の実現への支援を通して，教員としての成長がある

　少子化が進み，今後ますます多様な学生が専門学校にも入学してくる時代である。学生の個々の課題を早期にとらえ，家族の協力も得つつ巻き込みながら，有能な看護師を 1 人でも多く世の中に輩出できるよう，教員同士力を合わせ，奮闘している。毎年，さまざまな苦労や工夫等を繰り返し，個々の学生にあった学習支援のあり方を悩みながらも全教員で話し合い，一貫性のある指導を心がけて実施している。難しいケースほど，その学生の指導を通して自分自身も教員として成長させてもらっていると感じることが多い。教員が大変な思いをして指導し，卒業していった学生も，その後，活躍している様子をみたり聞いたりすると，「卒業させてよかった！」と若者の成長を教職員全員で喜びながら感じることができる。苦労が報われる瞬間である。そうして得られる感動が職場や仕事に対する愛着，いうなれば組織コミットメントが高まっていくという効果をもたらしてくれるのである。

●引用文献

1) 文部科学省：中央教育審議会「2040 年に向けた高等教育のグランドデザイン」(答申), 34, 2018.
http://www.mext.go.jp/component/b_menu/shingi/toushin/__icsFiles/afieldfile/2018/12/20/1411360_1_1_1.pdf
2) 東京都立看護専門学校（看護学科 3 年課程）入学試験実施大綱：26 福保医人第 645 号, 平成 26 年 6 月 2 日一部改正.
3) 東京都立看護専門学校（看護学科 3 年課程）社会人入学試験実施要綱：28 福保医人第 549 号, 平成 28 年 5 月 18 日一部改正.
4) 東京都立看護専門学校（看護学科 3 年課程）推薦入学試験実施要綱：31 福保医人第 291 号, 平成 31 年 4 月 23 日一部改正.
5) 東京都立看護専門学校（看護学科 3 年課程）一般入学試験実施要綱：28 福保医人第 549 号, 平成 28 年 5 月 18 日一部改正.
6) 都立青梅看護専門学校修了認定等に関する規程：看護学生ハンドブック, 平成 31 年度, 156, 都立青梅看護専門学校, 2019.
7) 独立行政法人日本学生支援機構：障害のある学生の修学支援実態調査, 2019.
https://www.jasso.go.jp/gakusei/tokubetsu_shien/chosa_kenkyu/chosa/index.html
8) 独立行政法人日本学生支援機構：大学・短期大学・高等専門学校における障害学生の修学支援に関する実態調査報告書, 2, 2006.
https://www.jasso.go.jp/gakusei/tokubetsu_shien/chosa_kenkyu/chosa/__icsFiles/afieldfile/2015/11/17/chosa05_houkoku_1.pdf

9）日本学生支援機構：平成 30 年度（2018 年度）障害のある学生の修学支援に関する実態調査，調査結果概要，2019.
https://www.jasso.go.jp/gakusei/tokubetsu_shien/chosa_kenkyu/chosa/index.html

10）看護行政研究会：看護六法 2019 年版，保健師助産師看護師法，保健師助産師看護師法施行規則の一部を改正する省令，基本法令の改正経緯，1597，新日本法規，2019.

11）前掲 10），保健師助産師看護師法，障害者等に係る欠格事由の適正化等を図るための医師法等の一部を改正する法律，基本法令の改正経緯，1518，新日本法規，2019.

12）前掲 10），保健師助産師看護師法第 9 条，4，新日本法規，2019.

13）前掲 10），保健師助産師看護師法施行規則第一条，45，新日本法規，2019.

14）前掲 10），保健師助産師看護師法施行規則第一条の二，45-46，新日本法規，2019.

15）前掲 10），保健師助産師看護師法第 9 条 3，4，新日本法規，2019.

16）池松裕子：学習・発達障害のある看護師/看護学生の実態調査，2011 年度科学研究助成研究成果報告書，2012.

17）山田礼子：大学における初年次教育の展開—アメリカと日本，Journal of Quality Education（2），158，2009.

18）前掲 17），158-159.

19）厚生労働省：看護教育の内容と方法に関する検討会報告書，平成 23 年 2 月 28 日，10，2011.

20）冬木佳代子，峰村淳子：看護専門学校における，新入生に対する準備教育の検討—学生と専任教員への意識調査より，東京医科大学看護専門学校紀要，23（1），16-17，2013.

21）前掲 20），19.

22）山田礼子：初年次教育とは何か—「生徒」から「学生」にするための方策，看護教育，50（5），381，2009.

23）奥裕美，水戸優子：日本看護学教育学会第 28 回学術集会プログラム・講演集，シンポジウムⅠ看護基礎教育におけるアクティブ・ラーニング，58，2018.

● **参考文献**

1）杉谷祐美子：初年次教育「第 2 ステージ」へ—実践と結びついた研究への期待，アルカディア学報，329，2008.

2）広瀬京子：初年次教育の動向から看護専門学校での初年次教育を探る，第 39 回日本看護学会論文集，看護教育，408，2008.

3）久司一葉：看護専門学校生の多様化と初年次教育，佛教大学大学院紀要 教育学研究科篇，39，1-18，2011.

4）文部科学省：中央教育審議会「学士課程教育の構築に向けて」（答申），35，2008.
http://www.mext.go.jp/component/b_menu/shingi/toushin/__icsFiles/afieldfile/2008/12/26/1217067_001.pdf

5）濵名篤：特集 初年次教育をどう位置づけるか，日本における初年次教育の位置づけと効果，カレッジマネジメント，145，5-9，2007.

6）河合塾グループ：Kawaijuku Report 大学の初年次教育調査，河合塾ガイドライン，25，2010.
https://www.keinet.ne.jp/gl/10/09/kawai_1009.pdf

● URL の最終閲覧日は 2020 年 2 月 1 日

第8章

リスク（危機）管理

　リスク管理と危機管理との違いはさまざまなとらえ方がある。リスク管理は問題が起こる前に実施される管理活動，危機管理は問題が起こってから実施される管理活動とされることが多いが，リスク管理が危機管理を包含する場合やその逆もある。

　本章では，両者を明確に区別せず，「学校で起こり得るさまざまなリスクや危機への組織的な対応（被害や損失の発生を回避・低減するためのプロセスや不測の事態への対応等）」をリスク（危機）管理とする。

さまざまなリスク（危機）に備える

リスク（危機）を意識する

　学校を取り巻くリスク（危機）は，学生，教職員の生命・健康を脅かす自然災害，人為災害，健康管理上の問題や，組織の信用・財産・情報，個人のプライバシーを脅かす事件，事故等さまざまであり，近年は，その分野や態様も多様化，複雑化している。

　リスク（危機）管理において，まず，重要なことは，平常時から学校において起こり得るリスクを想定し，予防，回避，低減のための方策を講じること，危機に直面した時の対応策を講じることである。そのためには，学校運営に携わるすべての教職員が，危機意識をもって仕事をする必要がある。なかでも，管理監督職である校長，副校長および教務部門・庶務部門の責任者は，リスク（危機）管理の要である。日常の出来事のなかからリスクの兆候を見出し，危機に直面した際には冷静に現状を把握し，迅速・的確な判断と指示を行うことのできる能力が求められる。

　学校の教職員は，リスク（危機）管理の専門家ではないが，過去に発生した災害や事故の事例を手がかりに自校で起こり得ることを想定し，予防策，対応策を講じることは可能である。学校運営，教育活動のなかで発生する軽微な事故やヒヤリハットを見逃さずに，都度，原因分析と再発防止策を組織的に検討することも，重大事故の防止につながるリスク管理の1つである。

　また，専門学校の学生は，将来，医療者として，有事の際の避難誘導や応急救護活動に携わることになるため，教育活動を通じて，学生のリスク（危機）管理能力を

養っていくことも大切である。

連絡体制の整備

　有事の際に，いつでも，どこでも報告・連絡・相談ができる体制を整備することは，組織におけるリスク（危機）管理の基本である。報告の遅れが対応の遅れにつながり，事態を深刻化させてしまう場合があるため，速やかな第一報はとりわけ重要である。教職員は，「きちんと情報を整理してから報告したほうがよいのではないか」「マイナス評価を受けるのでは」等の思いから，第一報をためらってしまうことがある。管理職は，「悪い情報ほど早く報告すること」「迷ったら，念のために報告すること」を教職員に周知徹底し，速やかに報告してくれた教職員には感謝の気持ちを伝えることが大切である。

　なお，報告者が感情や意見を交えて報告すると，情報の受け手が事実を見誤り，判断にバイアスがかかってしまうおそれがあるため，報告者は，事実と自分の意見とをしっかり区別して報告することが肝要である。

リスク（危機）管理マニュアルの策定

　自然災害はいつ起こるかわからない。事件，事故は予防策を講じていても発生してしまうことがある。危機に直面した時のリスク（危機）管理で重要なことは，迅速，的確に対処し，被害を最小限にとどめることである。教職員は，力を合わせて危機を乗り切らなければならない。

　いかなる危機においても，初動対応は極めて重要であり，自然災害等で責任者がただちに参集できない場合には，先に参集した教職員が仮の対策本部を設置する等，自律的な行動が求められる。そのため，予めさまざまな危機に対応したマニュアルを作成し，役割分担と権限，権限の代行者，初動対応の具体的な手順等を決めておくことが有効である。

　文部科学省は，2017（平成 29）年 3 月に，学校保健安全法に基づく「第 2 次学校安全の推進に関する計画」[1] で，大学，専修学校を含むすべての学校において危機管理マニュアルを策定することとし，マニュアル作成の手引き[2] を示した。これを受け，多くの大学，専門学校が，それぞれの学校の実情に則った危機管理マニュアルを策定したことと思われる。

　しかし，マニュアルは万能ではない。実際に被災した自治体の職員からは，「マニュアルは配布されていたが，いざという時に動けなかった」「発災時は，分厚いマニュアルを読む時間的余裕がなかった」「マニュアルで想定していないことが起こった」という声を聴くことがある。そのような声をふまえて，マニュアル策定時および策定後は，以下の点に留意する必要がある。

①マニュアルは，わかりやすくシンプルにまとめるとともに，有事の際に使える簡易マニュアルや携帯マニュアルも備えておくことが望ましい。
②マニュアルは，策定し，配布するだけではなく，研修や訓練を通じて教職員，学生がマニュアルを十分に理解し，行動できるようにしておく。
③マニュアル策定後，研修・訓練・点検等を通じて判明した不都合な部分を逐次修正していくとともに，策定時には想定できなかった新たなリスク(危機)にも対応できるよう，定期的に見直していく必要がある。

　都立看学では，「第2次学校安全の推進に関する計画」に基づき，2019(平成31)年2月に，地震災害，気象災害，人為的災害を想定した「都立看護専門学校危機管理マニュアル」を策定した。策定にあたっては，発災時の取り組みはもとより，平時からの備えを重視するとともに発災後の対応の必要性にも鑑み，平常時，発災時，発災後の3つの段階における危機管理を記載した。また，発災時にはマニュアルを丁寧に読む時間的余裕がないことから，活用しやすさを重視し，発災時に迅速に行動するためのフローチャートを示した簡易マニュアルや避難場所を記載したマップ，学生向けのポケットサイズのしおり等の付属資料を充実させた(**資料8-1，図8-1**)。
　スマートフォンやタブレット端末が広く普及している現代においては，それらを安否確認や防災情報の収集，避難所・帰宅経路等の検索に有効に活用していくことも重要であることから，防災アプリのダウンロードサイトも併せて記載した。

点検・備蓄

　学校内の施設設備等の点検は，平常時に行うべき重要なリスク(危機)管理である。定期的に非常用発電設備等のライフラインの整備点検を行うとともに校内の危険箇所を抽出し，点検しておく必要がある。たとえば，点検チェック項目には**表8-1**のようなものがある。
　また，災害発生時には，教職員，学生の多くが帰宅困難となることが予想される。東京都帰宅困難者対策条例では，発災直後にむやみに移動を開始すると落下物等によるけがのおそれがあり，緊急車両の通行の妨げにもなるため，事業者は，従業員の一斉帰宅を抑制し，食料等必要な物資を備蓄すること，学校等の管理者は，学生の施設内待機を指示し，安全確保のために必要な措置を講じることを努力義務としている。
　都立看学では，施設内待機に備え，教職員，学生，非常勤講師用の3日分の非常用食料を備蓄している。教職員の備蓄食料は東京都の防災所管部署から配布され，学生および非常勤講師の備蓄食料および毛布等の物品は各学校の予算で購入している。
　なお，学生・教職員は，実習先や通学・通勤途上で被災する場合もあるので，学生には普段から非常食と飲料水を携帯するよう指導している。

資料 8-1　「都立看護専門学校危機管理マニュアル」の目次

第 1 章　危機管理マニュアルについて	第 4 章　発災後の危機管理
1　危機管理マニュアルの位置づけ	1　心のケア
2　都立看護専門学校の特徴（危機管理上の留意点）	2　検証・再発防止
	3　学校の再開
第 2 章　平常時の危機管理	第 5 章　資料編
1　連絡体制	1　参集職員受付簿
2　参集体制	2　避難状況等報告様式
3　本部体制	3　医療政策部への報告様式（1 回目，2 回目以降）
4　点検・備蓄	4　主な防災施設と機能
5　重要情報の消失予防	5　実習施設別避難場所・帰宅困難者一時滞在施設等
6　防災関連情報の収集	6　避難場所マップ（学校周辺，実習施設周辺）
7　防災訓練	7　地震発生時対応フロー図（学内，実習施設）
8　安全教育・教職員研修	8　気象災害発生時対応フロー図
第 3 章　発災時の危機管理	9　不審者対応フロー図（平日昼間・夜間・休日）
1　大規模地震災害発生時の対応	10　不審者対策チェックリスト
2　気象災害発生時の対応	11　学生向けポケットサイズ「災害対応のしおり」
3　人為的災害発生時の対応	

関係機関との連携

　学校におけるリスク（危機）管理体制は，管理職のリーダーシップのもと，教職員を中心とした組織体制に加え，学生の家族や地域の関係機関との連携体制を構築しておく必要がある。専門学校に入学するもっとも若い学生は 18 歳の未成年者であり，学生の健康，安全等に関わることについては，保護者との連携が不可欠である。校医，産業医，消防署，警察署等外部の専門家や地元自治体，実習施設の意見や助言を聴きながら，関係機関との協力体制のもとでリスク（危機）管理を推進していくことが重要である。

事後のリスク（危機）管理

　災害・事件・事故等の終息後のリスク（危機）管理としては，学生の心のケア，家族への説明，応急教育計画の作成，学校再開の準備，発生原因の分析と再発防止策

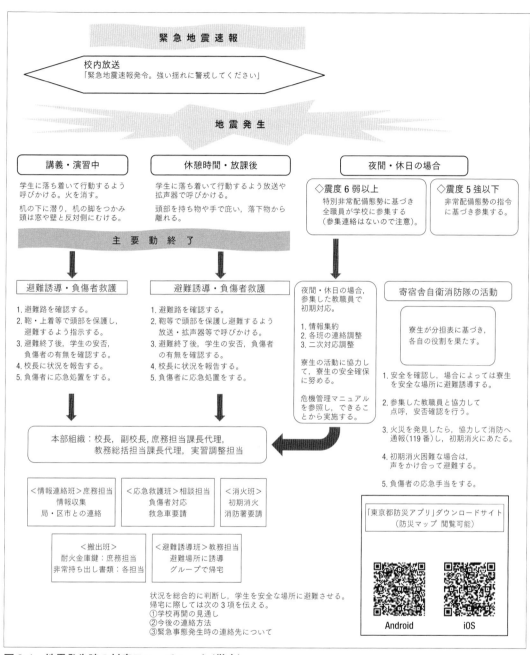

図 8-1 地震発生時の対応フローチャート（学内）

の策定，リスク（危機）管理マニュアルの見直し等さまざまな対応が求められる。

　学生・教職員は，災害・事件・事故による恐怖や喪失体験等の強いストレスが加わったことにより，心理的外傷を受ける場合があり，心の不調の早期発見や長期化・重症化の予防等，心のケアが重要である。学生の心のケアにあたる教職員は，

表8-1　点検チェック項目例

地震災害の防止	気象災害の防止	人為的災害の防止
□天井・外壁等の落下防止 □書棚等の壁・床への固定 □警報装置等の作動 □避難経路・避難場所 □エレベーター・防火シャッター	□学校・実習施設周辺のハザードマップ □過去に大雨で浸水した箇所，冠水した道路 □除雪の必要な箇所	□不審者侵入防止設備 □監視システム □出入りロの施錠 □複数の避難経路 □学校周辺の状況（死角，外灯の有無）

自分のケアが後回しになり，ストレス反応が長期化してしまう場合があるため，自分自身の心身の不調に早めに気づき，適切なケアを行うことが大切である。

健康に関するリスク（危機）管理

感染症対策

　学生の健康管理は，「学校保健安全法」に基づき，年1回の健康診断，健康相談，保健指導を実施する。健康診断は，学校保健安全法施行規則に定める必須項目に加え，感染症の抗体検査等，専門学校が必要とする項目を行い，健康診断の結果および疾病に関することは，校医と相談しながら進める。

　看護学生の感染症予防については，手洗い，うがい等，日常生活上の感染予防策の徹底を指導するとともに，健康診断結果に基づき予防接種を推奨する必要がある。

　看護学生が臨地実習を実施する際には，学生自身が感染症から身を守るとともに学生から患者への感染を予防することが重要であり，一般社団法人日本環境感染学会の「医療関係者のためのワクチンガイドライン第2版」[3]には，麻疹，風疹，水痘，流行性耳下腺炎については免疫を獲得したうえで実習することを原則とし，B型肝炎に関しても実習前に抗体を獲得することが推奨されている。そのため，近年は，臨地実習を行う看護学生にワクチン接種を求める医療機関が増加している。

　学校は，定期健康診断の結果をもとに，感染症抗体価が基準値を満たしていない学生にワクチン接種を推奨する必要がある。4種の流行性感染症（麻疹，風疹，水痘，流行性耳下腺炎）は初回接種から少なくとも1か月の間隔を空けて2回接種，B型肝炎は初回接種，1か月後接種，6か月後接種の3回接種が必要となり，加えて，冬季のインフルエンザ流行に備えたワクチン接種もあるため，医師と相談しながら計画的な接種を行うよう指導することが重要である。

　学生（保護者）は高額な接種費用を負担することになり，ワクチン接種によって有害事象が発生することもあるため，ワクチン接種は，学生が必要性，重要性を理解したうえでの任意接種とし，強制力をともなわないようにする必要がある。未成年

の学生については，保護者への説明も必要である。

　感染症予防のワクチン接種については，指導教員も同様であり，管理職は，教員の抗体価とワクチン接種履歴を把握し，感染症予防の取り組みを確実に行う必要がある。

　また，赤痢菌やサルモネラ菌，腸管出血性大腸菌 O157 等の腸管感染症は，主に食物からの経口摂取で感染するが，保菌者の手指を介して感染する場合もあり，感染していても臨床症状のない無症状保菌者から感染が拡大してしまうこともある。特に，感受性の高い乳幼児では少量の菌でも感染が起こりやすいため，看護学生は，小児・母性看護学実習の前に，糞便検査を行うことが望ましく，実習施設から検査結果の提示を求められる場合もある。

　学校祭の模擬店で食品を取り扱う際は，食中毒予防に細心の注意を払う必要がある。東京都内では，餅つき大会で提供された餅が原因で多数の参加者および主催者がノロウイルスに感染した食中毒事例が報告されている[4]。体調が悪い学生は調理を避ける，食品を素手で触らない等，保健所の指導に従い感染防止を徹底するとともに，学校で，食中毒と思われる事故が発生した場合には，保健所の指示に従い速やかに対処する必要がある。

　東京都では，医療従事者や保健衛生行政職員等が感染症に適切に対応できるよう，感染症の診断，治療，対策等をまとめた「東京都感染症マニュアル 2018」[5] を策定している。学校は，このマニュアルを参考に，臨地実習で医療現場に入る看護学

COLUMN

雨が降ると涙が出る

　以前の職場で，洪水被害に遭った自治体の医療職の方に講師をお願いして，地域の自治体職員向けの防災研修を行った。

　医療職として関わった応急救護活動，被災者支援活動の経過とその検証結果は，体験者ならではの説得力のある講演だった。「河川の堤防が決壊し，役所も自分の家も水に浸かった。多くの住民が避難所生活を余儀なくされ，昼夜被災者の支援活動を続けているうちに，疲労とストレスで体重が激減していた」という体験談を伺い，自らも被災しながら，過酷な環境に身をおき無限の業務をこなし続ける支援者，医療者の「惨事ストレス」の甚大さを知った。

　講演の最後に，「今でも，雨が降ると涙が出るのです」と話された。極限状態を体験し，いまだストレス症状が続くなかで，記憶を風化させないために当時のことを振り返り懸命にお話してくださった講師の姿に胸が詰まった。そして，使命感から自身の不調やストレスへの気づきが遅くなりがちな支援者，医療者への心のケアの重要性を痛感した。

生，指導教員が感染症発生時に速やかに，適切に対処できるよう「感染症発生時対応マニュアル」を作成し，感染症の種類に応じた対応を決めておくことが望ましい（**資料 8-2**）。

たばこ対策

　たばこの煙に含まれる有害物質が肺がんや心臓病等を引き起こすリスクが明らかになっている。2018（平成 30）年 7 月改正の健康増進法では受動喫煙対策が強化された。2019（令和元）年 7 月から，学校，病院，行政機関，児童福祉施設等受動喫煙により健康を損なうおそれが高い者が主として利用する施設は，原則，敷地内禁煙となった。さらに 2020（令和 2）年 4 月からの全面施行では，職場，鉄道，ホテルのロビー等，多くの人が利用する施設が，原則，室内禁煙となる。

　2018 年（平成 30 年）に東京都看護協会が行った「看護職のタバコ実態調査」[6]（東京都看護協会会員から 600 人を無作為抽出，うち有効回答数 346 件）では，看護職の喫煙率は 7.5%（女性 7.5%，男性 7.7%）で国民の喫煙率 17.7%（女性 7.2%，男性 29.3%）を下回っているものの，女性は 0.3 ポイント上回っていた。同調査によれば，習慣的喫煙経験がある看護職の習慣的喫煙開始年齢は 18～22 歳で 8 割を占めており，たばこを吸い始めた動機は，「友達が吸うため」が 53.3%，「ストレス解消」が 37.8% を占めていた。この調査結果は，看護学生の時からたばこの依存性や健康影響に関する正しい知識をもつことの重要性，学校における喫煙防止教育，禁煙教育を実施する必要性を示唆している。

　喫煙している看護師は，患者をにおいで不快にさせるだけでなく，呼気に含まれた有害物質を患者に吸わせてしまうことになる。ニコチン依存は治療が必要な病気である。医療者を目指す看護学生は，喫煙が及ぼす健康影響について正しい知識をもち，自分自身の健康管理と患者の健康のために禁煙を徹底し，受動喫煙のない環境をつくっていくことが大切である。専門学校は，成人看護学の授業等で喫煙が及ぼす健康影響や依存のメカニズムと禁煙治療について教授していく必要がある。

環境衛生

　学生，教職員の健康と安全を守るためには，建築物を環境衛生上良好な状態で維持することが大切である。「建築物における衛生的環境の確保に関する法律」は，多数の者が使用し，または利用する建物について，政令で定める「建築物環境衛生管理基準」に従い，空気環境の調整，給水および排水の管理，清掃，ねずみ，昆虫等の防除その他，環境衛生上良好な状態を維持するのに必要な措置について定めている。たとえば，空気環境については，①温度，②相対湿度，③気流，④一酸化炭素，⑤二酸化炭素，⑥浮遊粉塵は 2 か月以内に 1 回，⑦ホルムアルデヒドについては，建物の使用開始日以降に到来する最初の 6～9 か月の間に 1 回測定することになってお

り，測定結果に問題があった場合は，原因究明のための測定および適切な是正措置を講じなければならない。

日常清掃をはじめ建物の維持管理は，専門の業者に委託する施設が多いが，管理者は，業者が提示する検査結果や実施報告等から建物の環境が適切に保たれているかを確認し，必要な場合は改善する義務を負っている。

メンタルヘルス

看護学生の抱える悩みは，友人・家族・教員との人間関係や学習の問題等の軽いものから，発達障害，過去の経験によるトラウマ，摂食障害，隠れた精神疾患まで多岐にわたり，学生の健康管理上メンタルヘルスは欠かせない要素となっている。

多くの専門学校では，主に学年担当の教員が学習面や学校生活等の相談に日常的に対応している他，相談担当が健康上の相談に応じている。メンタル不調の学生は，遅刻，欠席等の生活の乱れや成績不振等さまざまな変化が生じるため，学年担当は，早期に変化に気づき，面談を行い，必要に応じて専門家のカウンセリングや受診につなげることが重要である。

人には知られたくない悩みを抱えた学生は，教員のように評価する立場の者ではなく，利害関係のない第三者に悩みを受け止めてもらいたいと考えるので，定期的に外部の専門家(心理カウンセラー)に来校してもらい，学生のさまざまな悩みの相談に対応してもらうことが望ましい。就職活動のための適性検査を契機にする等，カウンセリングに抵抗のある学生が気軽にカウンセリングを利用できるように工夫することも大切である。

学内で相談，カウンセリングを実施する場合は，専用の相談室，カウンセリングルームを設ける等，学生のプライバシーに十分配慮するとともに，学校は原則としてカウンセリングに介入しない方針を学生に伝える必要がある。ただし，学生が強いストレス症状を呈している場合や自殺企図がある場合等の緊急を要するケースでは，家族とも連絡をとり速やかな受診を促す必要があるため，学生相談対応ルールを定め，予め学生に周知しておくことが望ましい(**資料5-1**▶82頁)。

事故防止のために心がけること

近年は，社会人の入試枠を設ける専門学校が増え，幅広い年齢層の学生が看護師を志し，ともに学ぶようになった。若い学生は，体育祭等の競技に夢中になるあまりけがをすることがあるが，年齢の高い学生は，若い時と同じように動けると思い込み，ちょっとしたことで捻挫や骨折をしてしまう傾向がある。けがで授業や実習を休み，時間数不足により単位を履修できなくなると，3年間で卒業することが困難になってしまう場合があるので，学生には，日頃から，歩きやすい靴で通学する，

資料 8-2　感染症発生時対応マニュアル

1　本マニュアルについて

　マニュアルには，学内又は臨地実習施設において学生が感染症に感染又は感染した疑いがあることが判明した際の学校関係者の対応例を記載した。このマニュアルに記載されていない感染症については，「東京都感染症マニュアル2018」を参考に，各感染症に応じた適切な対応をとる必要がある。

2　学校関係者の対応

状況	教職員の対応	学生の対応
A　結核	**受診の指導** ・学生から健康状態に異常がある旨の報告を受けた相談担当，実習担当教員又は学年担当教員等は直ぐに受診を指導する。 **学生等の健康状態の把握** ・相談担当等から報告を受けた校長(副校長)は，他の学生や教職員等に健康状態の異常を訴える者がいないかを把握する。 **実習施設への報告・協議** ・感染の疑いのある学生が臨地実習などで実習施設の患者・職員と接触している場合，校長(副校長)が該当実習施設と対応を協議する。 **保健所への連絡・協議** ・学生が感染又は感染の疑いがある場合，校長(副校長)は，保健所に連絡・協議し，対応する。 **集団発生が疑われた場合** ・学校での集団発生が疑われた場合，校長(副校長)は，保健所・学校医の指導のもと，全学生及び教職員の健康状態等を把握する。 ・校長(副校長)は，保健所・各臨地実習施設・設置法人の所管部署へ上記の結果を速やかに報告する。 ・集団発生が確認された場合は，保健所，学校医の指導のもと，感染の拡大防止に努める。 ※マスコミへの対応は校長(副校長)が行う。	**学校へ報告** ・健康状態の異常を認めた学生は速やかに相談担当，実習担当教員又は学年担当教員等に報告する。 **受診及び結果の報告** ・受診の結果，結核又はその疑いありと診断された学生は，速やかに相談担当，実習担当教員又は学年担当教員等に報告する。 **学生への指導** ・当該学生は，学校保健安全法(第19条)に基づき出席停止とする。 ・当該学生は，主治医の管理下で治療を開始する。 ・その他の学生は，学校の指示・指導に従って対応する。 ・費用負担についての確認 (検査を受ける場合) ・感染症法の適応 担当医師が保健所に報告し，接触者検診を受けさせる。 ・学生保険制度に加入していれば，予防目的の検査費用は保障対象 ・病院負担の有無の確認 (治療を受ける場合) ・結核医療費公費負担制度
B　麻疹・風疹・流行性耳下腺炎	**受診の指導** ・学生の健康状態に異常がある旨の報告を受けた相談担当，実習担当教員又は学年担当教員等は，直ぐに受診を指導する。 **学生の健康状態の把握** ・学生から罹患(その疑いを含む)の報告を受けた相談担当，実習担当教員又は学年担当教員等は，直ちに教務総括担当(実習調整者)，校長(副校長)に報告する。 ・教務総括担当(実習調整者)は，他学生に同一疾病罹患者がいないかどうかを把握する。 **実習施設への報告・協議** ・発症した学生が，臨地実習などで実習施設の患者・職員と接触している場合は，校長(副校長)は該当実習施設と対応を協議する。 **集団発生が疑われた場合** ・校長(副校長)は学校医の指導の下で全学生の健康状態，予防接種歴，既往歴等を把握する。 ・校長(副校長)は，設置法人の所管部署，各実習施設へ上記の結果を速やかに連絡する。 ・他の実習施設へも上記内容について情報提供する。 **集団発生が確認された場合** ・校長(副校長)は，保健所に相談し対応する。 ・感染症の集団発生が確認された場合は，保健所あるいは学校医の指導の下で，感染症の拡大防止に努める。 ・感染の拡大防止にワクチン接種が有効な感染症については，ワクチン未接種，抗体価の低い学生に対してワクチン接種を勧奨指導する。	**学校への報告** ・健康状態に異常を認めた学生は，速やかに相談担当，実習担当教員又は学年担当教員等に報告する。 **受診結果の報告** ・受診の結果，当該疾病またはそれらの疑いありと診断された学生は，速やかに相談担当，実習担当教員又は学年担当教員等に報告する。 　なお，他の疾病と診断された場合も速やかに学校へ報告する(対応終了)。 **学生への指導** ・当該学生は，主治医の管理下で治療を開始し，主治医の許可を得るまでは登校しない。 ・感染が疑われる他の学生は，学校の指導に従って受診する。 **ワクチン接種** ・ワクチン未接種，抗体価の低い学生には，ワクチン接種を指導する。 ・臨地実習に向け，実習開始前にワクチン接種を指導する。

(つづく)

資料 8-2　つづき

状況	教職員の対応	学生の対応
C　疥癬 学生が罹患した場合	**受診の指導** ・学生の健康に異常がある旨の報告を受けた相談担当，実習担当教員又は学年担当教員等は，直ぐに受診を指導する。 **学生の健康状態の把握** ・学生から罹患(その疑いを含む)の報告を受けた相談担当，実習担当教員又は学年担当教員等は，直ちに教務総括担当(実習調整者)，校長(副校長)に報告する。 ・学生の実習は中止とする。 ・学校長は，他の学生に罹患者がいないかを把握する。 **集団発生が疑われた場合** ・学校での集団発生が疑われた場合は，校長(副校長)は学校医の指導の下に全学生の健康状態・既往歴等を把握する。 ・校長(副校長)は，設置法人の所管部署，各実習施設へ上記の結果を速やかに連絡する。 **実習施設への報告・協議** ・発症した学生が，臨地実習で実習施設の患者・職員と接触している場合は，校長(副校長)は該当実習施設と協議し，対応する。	**学校への報告** ・健康状態に異常を認めた学生は，速やかに相談担当，実習担当教員又は学年担当教員等に相談・報告する。 **受診結果の報告** ・受診の結果，疥癬の疑いありと診断された学生は，速やかに相談担当，実習担当教員又は学年担当教員等に報告する。 なお，他の疾病と診断された場合でもできるだけ速やかに学校へ報告する。 **学生への指導** ・手洗い・入浴・ユニホーム等の洗濯・熱処理について，指導する。 ・同じ施設にて実習をしている学生にも，同様の処置をするように指導する。
受持患者が罹患した場合	**学生の健康状態の把握** ・学生の受持患者が疥癬に罹患した場合には，接触した可能性のある学生の状況について，実習担当教員は，速やかに教務総括担当(実習調整者)，校長(副校長)に報告する。 ・潜伏期間が1ヶ月であることを考慮して，症状観察を行うよう指導し，経過観察する。 **実習施設との協議** ・今後の学生の実習受入れ等について，校長(副校長)は該当実習施設と協議し，対応する。	**学校への報告** ・疥癬患者と接触した可能性がある学生は，相談担当，実習担当教員又は学年担当教員等に報告する。 **学生への指導** ・上記の指導と同様。 ・症状の有無の観察を1ヶ月行うように指導する。
D　ノロウイルス(ウイルス性胃腸炎)・食中毒・O157 実習中，学生が下痢・嘔吐・発熱等の症状を呈した場合	**受診の指導** ・実習担当教員は，事情を聴取し，受診を指導する。食中毒の疑いがある場合には，直ちに教務総括担当(実習調整者)，校長(副校長)へ報告する。 ・実習指導者及び責任者へ状況の報告をする。 ・必要時，校長(副校長)は該当実習施設と当面の対応を協議する。 **他学生の健康状態把握** ・ウイルス感染・食中毒が疑われる場合，他に同様の症状が発生した学生がいないか，感染経路，他の学生との接触等を速やかに把握する。 相談担当と教務が協力し，学生の状況を聞き取り，記録する。 **保健所への連絡** ・校長(副校長)は食中毒の発生が疑われる場合には，速やかに保健所・設置法人の所管部署に連絡する。校長(副校長)は学校医に相談し，当面の対応を協議する。 **診断が確定した場合** ・校長は該当施設へ報告し，対応を協議する。 **集団発生が疑われる場合** ・学校内での集団発生が疑われた場合，校長(副校長)は保健所・設置法人の所管部署・学校医に報告する。また，学校医の指導の下，学生・教職員の健康状態を把握する。	**教員への報告** ・実習中に下痢・嘔吐・発熱等の体調不良を感じた場合には，実習担当教員に直ちに報告する。実習担当教員が不在の場合には，指導者及び同施設で実習指導中の教員に報告する。 **受診及び受診結果の報告** ・学校の指導により受診し，直ちに結果を学校に報告する。 相談担当は受診の結果を把握し，記録する。 **登校等に関する指示** ・症状が落ち着いたら，再度受診するように伝える。受診時に，登校(実習，学校)してよいかを医師に相談し，登校可である場合は，医師にその旨を診断書に記載してもらい，登校時に持参するように伝える。 **生活上の指導** ・食事，トイレ使用前後の石鹸，流水での手洗いうがいの励行を伝える。 **吐しゃ物の処理方法** ・処理者はマスク・防御用エプロンを使用する。処理にあたってはゴム手袋などを使用し，直接吐物に触れないようにする。 ・次亜塩素酸ナトリウムの希釈液を用いて床や壁を消毒する(アルコールは無効)。 ・処理に使用したペーパータオルや手袋等をビニールに入れて他に触れないよう処分する。 ・衣服についた場合は，洗浄に次亜塩素酸ナトリウムの希釈液を用い消毒する。

153

運動する前には準備体操を十分に行う，演習中に痛み等の違和感があったらすぐに教員に申し出る等，けがから身を守るよう指導する必要がある。

　学校は，学生をけがから守るために，安全衛生委員会等で定期的に学校敷地内，建物内の安全点検を行い，転倒・落下しやすい設備・教材や，つまずきやすい段差・配線，追突しやすいガラス等，危険箇所があれば速やかに改善を行うとともに，学生にも注意喚起することが重要である。

　看護学生は，通学や在宅看護論の実習で自転車を使うことがあるため，交通ルールを守って安全に自転車に乗るよう指導する必要がある。地域の警察署の協力を得て，事故事例等をふまえた安全な自転車の乗り方について講習会を実施すると効果的である。

できることから始める

　リスク（危機）管理の重要性は認識しているものの，その範囲はあまりにも広く奥深いので，どこから手をつけてよいかわからないという学校の管理者は多いであろう。他所に見本があればそれをヒントにしたり，専門家や体験者から話を聴いたり，できることからやってみることが大切である。

　専門学校は，災害時における地域の避難所に指定されることもあると思われる。静岡県の職員が考案したHUG（ハグ：避難所運営ゲーム）は，グループごとに避難所の現状と課題をアセスメントし，解決策を考えるゲームである。このような実践的な訓練を取っかかりに進めていく方法もある。

●引用文献

1）文部科学省：第2次学校安全の推進に関する計画，2017.
　http://www.mext.go.jp/a_menu/kenko/anzen/__icsFiles/afieldfile/2017/06/13/1383652_03.pdf
2）文部科学省：子供たちの命を守るために―学校の危機マニュアル作成の手引，2018.
　https://anzenkyouiku.mext.go.jp/mextshiryou/data/aratanakikijisyou_all.pdf
3）一般社団法人日本環境感染学会ワクチンに関するガイドライン改訂委員会：医療関係者のためのワクチンガイドライン 第2版，日本環境感染学会誌（29），Supplement III 号，2014.
　http://www.kankyokansen.org/modules/publication/index.php?content_id=17
4）東京都福祉保健局食品安全アーカイブズ：こうして起こった食中毒（家庭編）
　http://www.fukushihoken.metro.tokyo.jp/shokuhin/foods_archives/foodborne/index.html
5）東京都福祉保健局：東京都感染症マニュアル2018，2018.
　http://www.fukushihoken.metro.tokyo.jp/iryo/kansen/kansen-manual_2018.html
6）公益社団法人東京都看護協会：2018年「看護職のタバコ実態調査」報告書，2019.
　https://www.tna.or.jp/news/kango190625/

●URL の最終閲覧日は 2020 年 2 月 1 日

第9章

情報管理

ICTのベネフィットとリスク

IoT(Internet of Things：モノのインターネット)やAI(Artificial Intelligence：人工知能)に代表されるICT(Information and Communication Technology：情報通信技術)は日進月歩で発展し，多くの産業分野に変革をもたらしている。

医療分野においては，オンライン診療や患者情報の共有化，ウェアラブル端末機器を活用した健康状態の遠隔監視，手術支援ロボット等，少し前までは夢のようであったことが実現化しつつある。事務の分野では，パソコンのなかにあるソフトウェア型ロボットが定型事務作業を代行・自動化するRPA(Robotics Process Automation)により効率化を図り，働き方改革を推進する動きがある。

学校のICTも急速に進んでおり，総務省の平成27年版情報通信白書[1]によれば，大学の無線LAN整備率は，2014(平成26)年度時点で，国立大学で100%，公立大学・私立大学でも80%を超え，インターネットを活用した遠隔教育を実施する大学も増えている。個人の暮らしをみても，インターネットやスマートフォンは年代を超えて浸透しており，情報収集やコミュニケーションツール等として，今やなくてはならないものとなっている。

一方，ICT等の先端技術は，便利さと引き換えに，サイバーセキュリティリスクを増大させている。膨大な個人情報を収集し，多数の端末とやり取りすることは，大量の個人情報漏えい，サイバー攻撃，不正利用，システム障害等さまざまなリスクが隣り合わせとなる。

しかし，リスクをおそれるあまり先端技術を活用しない，前時代に戻るという選択肢はもはやないであろう。非効率，情報格差，社会ニーズに応えられない等，活用しないことによる多くのデメリットが発生してしまうからだ。

東京都教育委員会は，2019(令和元)年6月，社会状況の変化，学校教育における情報通信端末の活用の実態をふまえ都内の公立校へのスマートフォン等の持ち込みを禁じる方針を見直し，学習や災害時の安否確認等に活用する方向へ転換した。多くの専門学校においても，より効果的な教育活動を実現するために，ICTの活用とそのために必要な施設整備について，セキュリティ対策や使用上のルール等と併せ

資料 9-1　想定される脅威（東京都サイバーセキュリティ基本方針より）

①不正アクセス，ウイルス攻撃，サービス不能攻撃等のサイバー攻撃及び部外者の侵入等の意図的な要因による，保有する情報資産の漏えい・破壊・改ざん・消去，重要情報の詐取のほか，内部管理の欠陥など職員等による不正行為等

②保有する情報資産の無断持ち出し，無許可ソフトウェアの使用等の規定違反，設計・開発の不備，プログラム上の欠陥，操作・設定ミス，メンテナンスの不備，内部・外部監査機能の不備，外部委託管理の不備，マネジメントの欠陥，機器故障等の非意図的要因による情報資産の漏えい・破壊・消去等

③地震，落雷，火災等の災害によるサービス及び業務の停止等

④大規模・広範囲にわたる疾病による要員不足に伴うシステム運用の機能不全等

⑤電力供給の途絶，通信の途絶，水道供給の途絶等のインフラの障害からの波及等

て検討していることと思われる。

　サイバーセキュリティの脅威（攻撃者）は増え続けており，近年の対策は，ゼロリスクを目指すのではなく，リスクの防御に加え，速やかに攻撃を検知し必要な措置を行うことで情報侵害，漏えい，拡散を防ぐ方向に変わってきている。専門学校の管理職および教務部門・事務部門の責任者は，情報セキュリティの専門家ではないが，ICTのベネフィットとリスクが表裏の関係にあることを十分に認識したうえで，発生し得る脅威と被害（**資料 9-1**）を想定し，①組織的（セキュリティ体制の整備），②技術的（インターネット環境のセキュリティ対策，ネットワークシステムのアクセス権限，パスワードによる暗号化等），③人的（学生・教職員へのセキュリティ教育の徹底，自己点検，外部監査等）な対策を総合的に講じることにより，リスクの最小化を図っていく必要がある。

サイバーセキュリティ対策

　国際的なサイバーセキュリティへの脅威の深刻化を背景に，2014（平成26）年にサイバーセキュリティ基本法が成立した。

　東京都のサイバーセキュリティ基本方針[2]は，サイバーセキュリティを，情報資産の①機密性（情報にアクセスすることを認められた者だけが，情報にアクセスできる状態を確保する），②完全性（情報が破壊，改ざん又は消去がされていない状態を確保する）及び③可用性（情報にアクセスすることを認められた者が，必要なときに中断されることなく，情報にアクセスできる状態を確保する）を維持することと定義し，「保有する情報資産を機密性，完全性及び可用性に応じて分類し，当該分類に基づきサイバーセキュリティ対策を講じる」としている。

　専門学校では，学生の個人情報や入学試験問題等の秘密文書に相当する高い機密

性を要する情報資産を数多く取り扱っている（**表 9-1**）。

　学校管理者は，学校が保有する機密情報を把握し，それらを機密性レベル等で分類し，適切な保管方法，保管場所，保存年限，廃棄年度等を定め，厳格に管理する必要がある。

　個人情報（特定個人情報を含む）等の重要な情報を含む機密文書や外部記録媒体等は，所定の施錠できる保管庫等に収納し（特定個人情報は，施錠できる耐火金庫等で保管）厳重に管理するとともに，廃棄時には職員立ち会いのもとで溶解処理を行う。学校運営に関わるさまざまな情報をネットワークシステムで管理している場合は，機密情報にアクセスできる者を必要最小限とし，アクセスする権限のない職員等がアクセスできないように制御するとともにアクセス権限をもつ者が利用する ID，パスワードが漏えいしないよう管理する等，物理的・技術的なセキュリティ対策を講じる必要がある。

　また，全教職員が，定期的に，サイバーセキュリティ研修を受講するとともに機密情報の管理取り扱い状況について自己点検・相互点検・外部監査を実施する等，人的セキュリティ対策も不可欠である。電子メールの利用に際しては，以下のことを教職員に周知徹底し，定期的に模擬不審メール等で訓練を行うことが重要である。

---

①業務上必要のない電子メールの送信を禁止する。

②やむを得ず機密性の高い情報を外部に送信する場合は，事前に管理職（情報セキュリティ管理者）の許可を得る。

③②の情報を送信する際は，暗号化またはパスワード設定し，誤送信を防ぐために送信前に複数で確認する。

④複数人に電子メールを送信する時には，電子メールアドレスの漏えいを防ぐために宛先を BCC で設定する。

⑤PC やシステムへのウイルス感染を防ぐために，不審メールやそれに添付されたファイルは絶対に開かない。誤って開いてしまった時にはただちにネットワークケーブルを外し情報セキュリティ担当者に報告する。

　なお，学校では，学生の健康診断を外部に委託する場合等，委託業者が個人情報を取り扱うことがある。委託業務で個人情報漏えい等の事故が発生した場合には，学校の監督責任が問われる。委託業者が個人情報を取り扱う場合には，委託契約書等において，個人情報保護について必要な事項を明記して受託者に責務を課すとともに，履行中の監督を適切に行うことも重要である。

表 9-1　看護専門学校が保有する機密性の高い情報資産

・成績管理システムで取り扱う情報 　（紙を含む外部記録媒体に出力保存した情報を含む）
・学籍関係情報
・学生の健康管理情報（健康診断結果，健康管理カード，相談記録等）
・入学試験関係情報（応募書類，入学試験成績，合否判定会議資料等）
・国家試験関係情報（願書等）
・授業料減免関係情報（申請書，所得証明等）
・奨学金関係情報（申込書，所得証明，口座情報，借用証書，奨学生 　名簿等）
・修了認定・卒業認定関係情報（会議資料，認定資料等）
・就職，進学関係情報（内定届，進路名簿等）
・職員の人事・給与等情報，非常勤職員等の任用・報酬等情報

個人情報の取り扱い

　専門学校では，日常業務のなかで学生の個人情報をはじめ臨地実習指導で知り得た施設の情報や患者の個人情報等，多くの個人情報を取り扱っている。

　教職員や非常勤講師等の任用，給与・報酬の支給事務においてはマイナンバーが含まれた特定個人情報を取り扱うこともある。

　取り扱う個人情報は，個人情報保護法に基づき，収集目的を明確化し，通知または公表しなければならない。都立看学では，「都立看護専門学校個人情報保護宣言」（**資料 5-2** ▶83頁）と併せ「都立看護専門学校で取り扱う個人情報および利用目的」（**資料 5-3** ▶84頁）を各校の Web サイト上で公表するとともに，学生便覧，学生ハンドブック等に掲載し学生に周知している。

　学校では，USB メモリ，CD，DVD，デジタルカメラのメモリーカード等外部記録媒体を使用して個人情報をやり取りすることもある。個人情報の紛失および漏えいを防止するためには，それらの取り扱いに関するルールを定め，外部記録媒体登録簿を作成する，貸出管理簿により貸出し・返却を行う，組織として定めた施錠できる保管庫に保管する等，組織的な対策が不可欠である。

　教職員は，個人情報や秘密を守る義務を十分自覚し，次のような個人情報取り扱いに係る重要事項を遵守する必要がある。

個人情報取り扱いに関する重要事項

①個人情報については，紙媒体，電子メール，外部記録媒体の手段を問わず，原則，外部への持ち出しまたは送付は禁止とする。

②業務上やむを得ず重要な情報を外部へ持ち出すまたは送付する場合においては必ず事前に管理職の許可を得る。送付，返還の際は，持ち出す職員以外の者と複数で確認する。送付の場合は，原則として郵便局等が発行する帳票，送付先からの回答文により送付先に届いたことを確認する。

③紙ベースの個人情報等を含む文書を入れた鞄等を運搬する場合は，常に肌身から離さないようにする。

④個人情報を含む電子ファイルを外部記録媒体に書き出す場合や電子メールで送信する場合は，必ずデータの暗号化をする。

⑤学校内における私物の情報処理機器類を利用した作業または他の情報処理機器類への接続等は原則禁止とする。

⑥業務上やむを得ず私物の情報処理機器類を庁舎内に持ち込み，作業または他の情報機器類への接続等を行う場合については，必ず事前に管理職の許可を得る。その際，次の点検を行う。外部講師等が USB メモリを持参する場合等も同様である。

・最新のセキュリティパッチを適用している。

・ウイルスチェックをしている。

・ウイルス対策ソフトウェアを導入し，最新のパターンファイルを適用している。

・禁止ソフトウェアをダウンロードしていない。

⑦個人情報等の重要な情報を保存した記録媒体は，施錠できる保管庫等に保管する。

情報セキュリティ事故対応

　情報セキュリティ事故が発生し，もしくは発生したと推測される場合には，速やかに必要な措置を行い，被害の拡大を最小限にとどめるように対処する必要がある。もっとも大切な行動は，事故の内容を自分で判断せずに，些細なことであっても，速やかに管理職に報告・連絡・相談することである。

　校長(情報セキュリティ管理者)は，教職員または外部からの通報により，情報セキュリティ・インシデントまたはその可能性がある事象を把握した場合には，インシデントのレベル(疑いまたは軽微以上)に該当するかを判断し，①インシデント概要，②発生時刻，③発生場所，④情報資産への影響，⑤業務への影響，⑥現在の対応状況等を確認し，速やかに学校を設置する法人の所管部署の情報セキュリティ責任者に報告し，今後の対応を協議する。

学校は，事故の原因分析と再発防止策の検討を速やかに行うとともに，事故による被害者が発生した場合は，迅速・的確・誠実に対応しなければならない。被害状況を速やかに調査し被害の拡大を防ぐとともに，謝罪，補償交渉等について所管部署，専門家と協議して進めていく必要がある。社会的な影響を及ぼすおそれがある事案の場合にはマスコミにも積極的に開示していくことが重要である。公表の遅れにより隠ぺいしたとみられることもあるため，マスコミ対応については所管部署と協議し適切なタイミングで行う必要がある。

ソーシャルメディアの利用における注意

　インターネット上での情報共有が日常化し，未知の相手ともコミュニケーションをとることが容易になっている。Web ページやブログ等の他，SNS（ソーシャル・ネットワーキング・サービス）と呼ばれる Twitter，Facebook，LINE，GREE，Instagram 等，さらに動画投稿サイトの You Tube，ニコニコ動画，「看護師・看護学生専用サイト」等が学生にもよく利用されている。

　一方で，無断で実習先の病院の情報を投稿したり，同級生の写真を掲載したりといったトラブルも起きている。学生や教員がソーシャルメディアを利用するにあたり，トラブルの被害者や加害者にならないためには，基本的ルールや行動の規範を定め，学生の指導に活用する必要がある（**資料 9-2**）。

　荏原看護専門学校では，学生の氏名が載っている掲示物には，「撮影禁止」の表示をしている。学生は，入学後のガイダンスをはじめ授業や臨地実習オリエンテーション等で個人情報の保護，看護師の守秘義務，SNS の適正利用についてたびたび指導を受けているが，自分の行動が個人情報の漏えいにつながる可能性があることを意識せず，気軽に撮影し仲間内で会話するような気分で発信してしまうことがある。便利な機能であっても不適切な使い方をすれば，情報を漏えいさせ，プライバシーを侵害し，人を傷つけてしまうことを，繰り返し指導していく必要がある。ヒヤリハットを含め問題が発生した時の再発防止策としては以下のようなことが考えられる。

学生本人への指導
・事故の動機を振り返り，及ぼす影響を改めて自覚してもらう。
・個人情報保護，看護師の守秘義務・倫理綱領等について学び直してもらう。
・自分の行動傾向を分析し，今後，自分の行動をどう律するかを考えてもらう。
学校としての対応
・教職員全体で事故情報を共有し，速やかに原因分析と再発防止策を講じる。
・見落としてきた場面や問題が起きやすい場面の予防策を強化する。
・全学生に事故事例を伝え，情報管理の重要性について改めて指導し理解を深める。

資料 9-2　都立看護専門学校 ソーシャルメディア利用ガイドライン〔2014（平成 26）年 11 月〕

1　目的
　このガイドラインは，都立看護専門学校（以下「都立看学」という。）の学生・教職員がソーシャルメディアを利用するにあたって，トラブル等の被害者や加害者にならないように基本的ルールや行動の規範として示したものである。

2　定義
　ソーシャルメディアとは，インターネット上でユーザー同士が情報を交換（送受信）することにより成立しているメディアのことで，具体的には Web ページ，ブログ等のほか SNS（ソーシャル・ネットワーキング・サービス）と呼ばれる Twitter，Facebook，LINE，GREE など，さらに情報投稿サイトの You Tube，ニコニコ動画などをいう。また，一部業者が行い勧誘している「看護師・看護学生専用サイト」等も含まれる。

3　遵守事項
（1）法律，規則等の法令の遵守，及び他人の権利に配慮した行動をとる。
　　法令で定められた権利やプライバシー権，肖像権，著作権，商標権などに十分に配慮し，これらを侵害しない。また常に他人の権利を尊重する姿勢を持ち自己の行動を振り返りこれを律する。
　　（例）・無断で，友人・知人など他人が写っている写真や個人情報を発信しない。
　　　　　・本，雑誌等の著作物を，著作者の了解を得ずに写して流さない。
（2）守秘義務の遵守及び患者や病院等の医療情報を守る。
　　実習や講義で収集したり接したりした情報を他人に漏らさない。
　　（例）・実習中の出来事を発信しない。
　　　　　・看護学習記録を携帯等で撮影し，友人等へ発信しない。
（3）自己の個人情報の公開・管理に注意する。
　　メディアを使用することは，自己の情報を第三者に公開することである。アクセス制限やプライバシーの保護設定をして，不要な漏えいを防ぐ。
（4）医療人を目指す看護学生としての自覚を持つ。
　　看護学校に通う学生は社会的にも「看護学生」として認知されている。
　　規律やモラルを持った行動が社会から要請されているという自覚を常に持つ。
　　（例）・学校や自己の周囲の状況を，安易に発信しない。
　　　　　・社会的にモラルに反すると想定される発信をしない，関わらない。
（5）他人を誹謗，中傷しない。
　　他人に対する悪口や中傷の発信は，結局自分に返ってくることが多い。不特定多数の者がネット上で見ているということを常に意識する。

4　行動及び相談・報告
　このガイドラインに反した行動があった場合には，自分だけでなく他学生にも迷惑がかかることにもなり，看護学生としての信用を失うことになるので注意すること。
　ソーシャルメディアを利用してトラブルが生じる可能性がある時や実際に生じた時，もしくはトラブルにつながりそうな情報を見つけた時には，速やかに学校に相談・報告すること。もし，間違いや不適切な情報を流した場合は，すぐに訂正・削除と謝罪を行うこと。

　　なお，ソーシャルメディアの利用に際しては，学校や教職員も気をつけなくてはならない。たとえば，入学応募者確保のために，Web サイトや Twitter で紹介する学校行事や式典等の写真掲載には注意が必要である。参加者等の顔が写っている写真等の個人が識別できるデータは個人情報に該当するため，予め参加者等に利用目的と Web サイト等に掲載することを伝え，同意を得なければならない。同意を得ずにうっかり掲載してしまうことのないよう，掲載前に複数の職員でチェックし，管理職の承認を得る等の組織的な情報管理体制が不可欠である。

情報リテラシーを高める

Web 上や SNS には大量の情報が集積され，書籍を買ったり図書館で調べたりしなくても，スマートフォンやタブレット端末を使って，いつでもどこでも手軽に情報を得ることができるようになった。学生は，自己学習等の際に，Web サイトでわからないことを調べることも多いであろうし，教員も，授業資料等作成の際に関係法令の改正動向を確認する等，日常的にインターネットから情報を得ている。

しかし，ソーシャルメディアは誰もが自由に参加できる反面，真偽のあやふやな情報も投稿されやすい。それらを鵜呑みにし，安易に不適切情報を拡散してしまうことのリスクについて認識する必要がある。

情報が氾濫する現代においては，情報に振り回されず価値や真偽を冷静に判断するとともに，根拠に基づく正しい情報を発信する力が求められる。教員・学生双方の情報リテラシーを高めていくことが重要である。

● **引用文献**

1）総務省：平成 27 年度版情報通信白書，2015.
　　http://www.soumu.go.jp/johotsusintokei/whitepaper/ja/h27/html/nc121310.html
2）東京都：東京都サイバーセキュリティ基本方針，2019.
　　http://www.senryaku.metro.tokyo.jp/ict/pdf/security_basic_policy.pdf

● URL の最終閲覧日は 2020 年 2 月 1 日

COLUMN

重要情報の消失防止

　看護専門学校が保有する情報資産のなかでも，消失してはならない，特に重要な情報が学籍簿である。学籍簿は，学校教育法施行規則第 28 条で，編成および 20 年間の保存が義務づけられている。20 年を経過しても卒業証明や成績証明等を発行する際に必要なため，長期保存としている学校も多いであろう。電子化された学籍簿については，膨大なデータを自前で保管・管理する負担や消失等のリスクを回避するために，外部の専門業者への委託や，クラウドシステム等での保管・管理を検討する学校が増えていくと考えられる。

　都立看学では，入学試験データや学籍簿の保管・管理からこれらに基づく学生名簿作成，成績資料作成，証明書発行まで行える「成績管理システム」を保有している。電子化，システム化により業務効率は向上したが，保管方法は旧態依然で，年度末に紙に印刷したものを耐火金庫で保管するとともに，年度途中の学籍情報を HDD に定期的にバックアップをとり，耐火金庫に保管している。

　しかし，耐火金庫が 100％安全とはいえず，火災が発生した場合，HDD は高熱で破損する可能性がある。教務総括担当者会では，他校や本庁で学籍簿を持ち合う等，今できる方法を検討している。2022（令和 4）年にはカリキュラム改定が予定されており，成績管理システムの改修も必要となる。保管・管理のあり方も含め新しい時代にふさわしいシステムが構築されることを期待する。

第10章

入学生確保・進路支援

本章では，第1章「専門学校の経営と管理の概要」のなかで述べられた経営と管理という視点でみた「入学生の動向」の内容をふまえ，専門学校が組織全体で，いかに優秀な入学生を確保していくか，また，教育を終えた後の進路をいかに支援していくかの2点について，より詳細に整理した。そのなかで，看護教員がどのような役割を担っていく必要があるかを述べていきたい。

入学生確保を取り巻く現状

大学進学率と専門学校進学率の状況

2018（平成30）年度の文部科学省の学校基本調査「高等学校卒業者の進学率の推移（現役進学率）」[1] によると，現役高等学校卒業者の70.7％が大学（学部），短期大学，専門学校に進学しており，大学（学部）への進学率は49.7％で，依然，第1位を占め，近年も微増しており，現役高等学校卒業者の大学志向の高さが顕著であることがわかる（**図10-1**）。

一方，専門学校進学率は15.9％で，近年微減状態にある。今後予測される18歳人口の減少については，大学，専門学校ともに，学校経営を脅かしかねず，その存続にも大きな影響をもたらすものであり，入学生確保は喫緊の課題となっている。

そうしたなか，2018（平成30）年5月時点の看護系大学は263校[2] となり，一学年の学生定員も増加し，専門学校（3年課程）の定員に迫る勢いである。専門学校における入学生確保については，さらに大きな課題となっている。

都立看学の定員の推移と募集状況

都立看学は，東京都の看護師の充足を図り，都内にある保健・医療・福祉施設や地域において活躍できる質の高い看護師を養成するため，入学生確保に取り組んでいる。都立看学の沿革に関する内部資料によると，ピーク時は2年課程も合わせて11校で入学定員1,340名の看護師養成を行っていたが，2008（平成20）年度からは3年課程入学定員1校80名で区部に3校，多摩地域に4校の計7校，560名の入学定

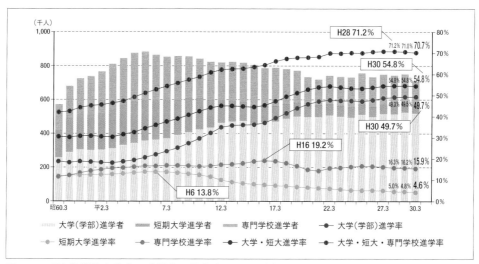

図 10-1 「高等学校卒業者の進学率の推移（現役進学率）」平成 30 年度学校基本調査（文部科学省）

員となった。その後，多摩地域の 1 校が定員 40 名増の 120 名定員となり，2019（令和元）年現在，7 校，600 名定員で看護師養成を行っている。

　現在は，推薦および社会人入学試験で定員の 5 割程度，一般入学試験で 5 割程度の入学生を募集しているが，第 1 章でも示したとおり，受験者数は，都内に多数開設された看護系大学の影響を受け減少している。今後も予測される看護系大学での養成数のさらなる増加と 18 歳人口の減少を考慮し，1 人でも多くの優秀な入学生を確保するため，各校が創意工夫し，その魅力を受験生に向けていかに発信できるかが問われている。

入学生確保に向けた取り組み

入学生確保の方法

　専門学校は，設置目的に基づき，優秀な入学生を確保するため，学校管理者を中心に庶務（事務）担当が中心となって募集活動をしている学校が多いが，庶務と教務が連携して担当者を決めて学校全体で学生確保に取り組んでいる学校もある。

　都立看学では，共通して学校管理者である校長・副校長を含めた「学生確保対策委員会」（学校により名称は多少異なる）を設け，前年度総括をふまえて，リーダーとなる教員を中心に，庶務・教務が連携し年間計画を立て，組織的に取り組んでいる。また，都立看学間で，情報共有しつつ各校工夫して学生確保に取り組んでいるところである。

　ここでは，都立看学に共通する平均的な取り組みを，南多摩看護専門学校（以下，本校）の「学生確保対策委員会年間計画」（**資料 10-1**）をもとに，紹介する。

資料 10-1　学生確保対策委員会　年間計画

目標　1　参加者の多様なニーズに対応した学校説明会(学内・学外)を開催する。
　　　2　当校の特徴および学習環境について，ホームページやミニ通信の充実をはかる。
　　　3　高校生対象の広報活動を強化する。
担当：リーダー：専任教員，校長・副校長・課長代理(庶務担当)，課長代理(教務総括担当)教務(教員 4 名)

目標	計画
1	1) 学校説明会の実施(年 5 回) 　(1) 学校説明会の案内を高校および予備校看護コースへ郵送する 　(2) 協力学生(アルバイト)の募集(学校祭時はボランティア：IT 委員)自ら説明ができる学生を募集する 　(3) 開催時の教員協力依頼と確保(土日は週休変更で対応する) 　(4) プログラムの内容を，校長・副校長・庶務・教務で分担する 　(5) パワーポイントの情報更新 　(6) 学校説明会で当校の魅力を伝えられる工夫をする 　　　協力学生からの発表時間を設ける。校内見学で学生の活動が伝わる写真展示など 2) 学校説明や模擬授業の出張の実施 　(1) 高校などから依頼があった場合の窓口は課長代理(庶務担当)とする 　(2) 入試，進学関係に関しては庶務担当，授業に関しては教務担当が担当する 　(3) 高校の進路指導担当者に学校説明を行う
2	1) 学校ホームページ更新 　(1) 当校の特徴や学びやすい環境などを盛り込み内容の充実を図る(年間更新予定表兼広報計画) 　(2) 教職員で協力し，ホームページ内容を更新する 　(3) IT 委員(学生のページ)の更新をタイムリーに行う 　(4) 親しみやすく，読みやすい原稿を工夫する(写真やイラストの挿入) 2) 学生 IT 委員会の開催(年 5 回) 3) ミニ通信(東京都福祉保健局内の情報通信)への原稿提供
3	1) 戴帽式の高校生招待 　(1) 運営検討 　(2) 当日の案内及び感想記入依頼・写真撮影(希望時) 　(3) 年度内(1 月頃)に，戴帽式(4 月)お知らせを郵送する 2) 出身校へのメッセージ 　(1) 1 年生現役合格者から有志を募り，出身高校へメッセージを送付する(写真付き)

〈学生確保大委員会　会議計画〉

回数・時期	議題	小委員会開催時期
第 1 回　4 月	1. 年間計画・役割分担 2. 広報計画 3. 学校説明会　郵送 4. 戴帽式高校生招待　運営	3 月末
第 2 回　6 月	1. 進捗状況の確認 2. 高校生戴帽式招待評価 3. 学校説明会実施内容確認	5 月末
第 3 回　12 月	1. 次年度の計画 2. 次年度入学案内の検討	11 月末
第 4 回　3 月	総括	3 月上旬

広報活動の充実と積極的な実践

◆学校説明会の開催

　自校開催の学校説明会は学校の魅力をアピールするチャンスであり，入学生確保対策として大変有効である。そのなかで果たす教員の役割は大きい。

　本校では，学生確保対策リーダーを中心に年間5回程度(6月1回，8月3回，11月は学校祭と同時開催で1回)，高校生，社会人が参加しやすい主に土曜・日曜で企画実施している。インターネット事前予約または電話予約を通して，受験希望者と家族が一緒に参加する例も多い。なかには高校教師，予備校講師の参加もある。予め，参加者を高校生，社会人グループに分けて編成し，受付で確認し，グループごとに着席していただいている。

　本校の場合，総参加者が2019(令和元)年度は670名で，1回の平均が130名を超えるため，2班体制で，前半に学校概要・入学試験や奨学金についての説明後，後半に学校施設案内・学生との懇談会コースと，その逆コースに分けて実施している。説明においては，パワーポイントを用いて，「入学案内」等の配布資料をもとに，教務・庶務担当職員が分担して学校概要，教育課程，入試状況，学費や必要経費，奨学金等について参加者のニーズに合った内容としている。

　また，在校生(推薦・社会人・一般入試合格者，男性学生含む)の協力を得て，各グループに1名の学生を配置して学校案内を実施し，実習室では教員や学生によるミニ講義や体験実習を行っている。案内後は，参加者のニーズに合わせた在校生と参加者による懇談会を企画し，具体的な入学後の学習についてのイメージや入試対策に役立つ意見交換を実施し，大変好評である。各グループに教員も1名加わり，学生が答えられない質問等に対応している。

　実施後のアンケート結果から，「学生さんから，実際の学校生活や入試対策等，わかりやすく丁寧に説明していただいた」「この年齢でやっていけるか不安だったが，社会人経験をもった学生さんが優しく背中を押してくださり勇気がわいた」「学生や先生方の印象から，ますますこの学校に入学したいと思えた」等，懇談会での印象，教員と学生の距離の近さが志望校決定に大きく影響しているように感じている。18歳人口が減少する今後に向けて，看護の道への進路決定に迷いをもちがちな社会人や男性が，自信をもって一歩を踏み出せるよう，学校説明会等での工夫や配慮ある働きかけに，さらに取り組む必要がある。

　なお，学校説明会に参加できない希望者に対しては，個別に学校見学を受け付けている。

◆高校主催の進路説明会への積極的参加

　多くの高校は，早期から生徒が自分の将来進むべき進路を主体的に検討していけるよう，1〜3年次までの指導計画を立てて進めている。その一環として，高校主催の進路説明会や職業紹介，模擬授業等がある。これらは現在，高校から委託された

民間業者が，生徒の希望が多い20〜30校程度の大学・専門学校に対し進路説明会への参加要請から当日の運営まで実施している状況である。

本校も，年間を通して数社の委託業者から依頼を受け，庶務担当が窓口となって日程調整し，校長・副校長を中心に，模擬授業等は専任教員にも参加してもらいつつ，年間30〜40回を超える高校の進路説明会に積極的に参加している。

この説明会では，高校生を前半，後半の2クール(時には3クール)に分けて，希望する複数校の説明会に交代制で参加する形態が多くとられており，看護系大学や他の専門学校のなかから生徒が選んで聞くため，他校を意識しながら自校の強みを強調するよう努めている。将来どういう道に進んでいくか明確になっていない1，2年生の場合，美容関係等の看護以外の専門学校についても先に説明を受けてきたというケースもあるため，看護師という職業選択の意義や，さまざまな学習課程があるなかでの専門学校選択の意義，本校の魅力，具体的な学生の様子や反応等を熱く語っている。

たとえば，模擬授業の要請があった際には，実際に授業を担当している教員が，高校生においても興味関心をもって楽しく学べるテーマを選択する。そして，教材を用意して実演し，生徒にも体験してもらっている。なかでも，乳児人形のオムツ交換をしたり，点滴滴下数計算をしたのち，実際に滴下調整をしたりする技術体験は好評で，高校生の興味関心を高めている。

説明会で，都立看学主催の一日体験入学や本校で行う学校説明会，学校祭，公開講座等を紹介して来校を促しており，応募者確保につながっていると感じている。

さらに，進路説明会後に行う高校の進路指導担当教諭との名刺交換や意見交換等は，その後の関係づくりの点からも貴重な機会である。

◆Web サイトの充実

インターネット社会である現代において，幅広い対象にPR活動を実施していくにはWebサイトでのアピールは有効な手段である。そのためにも，学校のWebサイトの内容充実と更新状況の見直しは応募者確保のために不可欠である。応募者に関心をもってもらえるよう，実際の学生の声も伝えながら，魅力的な構成や内容を工夫していく必要がある。

Webサイトを立ち上げてから，あるいは更新してから，数か月単位，年単位で放置されている学校についての受験生の評価は，厳しいものであると，入学後の学生から聞いている。

そこで，本校では，学生確保対策委員のリーダーが中心となり，Webサイト更新の年間計画を立て，「応募者の心に届くタイムリーな更新」を心がけた結果，アクセス回数が増大している。更新に際しては，特定の個人に負担がかからないよう，校長・副校長を含め，学生確保対策メンバーで記事を分担し，各行事や入試情報等の記事や日頃から授業風景等，写真撮影したものを共有し，また，受験生の興味関心

が高い「学生の声」については，学生 IT 委員会の協力を得て，日々の学習や臨地実習に関すること等，最新のデータをタイムリーに計画的に掲載できるよう取り組んでいる。

◆学生の出身校への PR

受験生が進学先を選択していく際，身近な先輩が選んだ学校の存在や具体的な声は，安心感や強い励みとなる。本校では，1 年生の協力を得て，入学後の学生生活の感想とともに学校で撮影したユニフォーム姿の写真を出身校に送付している。「勉強は大変だけど同じ夢をもった仲間と毎日充実した日々を送っています」「忙しい毎日ですがサークル活動でも仲間ができ楽しくがんばっています」等，進学した先輩の生の声を後輩に届けることで専門学校の魅力を感じてもらい，志望校選択の参考にしてもらうことにつながっている。また，出身校の先生方にも卒業生の進学後の様子が伝わり，安心して生徒を送り出せる学校と考えていただけることで，翌年度の入試につながっていると評価している。

組織的な就職支援計画

早期離職防止のための就職支援

日本看護協会が公表している「2016 年病院看護実態調査」[3] において，2015（平成 27）年の看護職員の離職率は，全国平均で常勤看護職員 10.9％，新卒看護職員 7.8％であり，このうち，都道府県別新卒看護職員の離職率について東京都では 9.9％であった。

2017（平成 29）年度に都立看学が就職先の病院を対象に調査をした結果では，東京都全体の新卒離職率より 2015（平成 27）年「都立看学」卒業生のそれは低く，この結果から都立看学卒業生は就職した病院での一定の定着が図れていると評価している。

3 年間の教育課程を修了し，個々の目標に向かって巣立った卒業生が，1 年未満で早期離職するという事態は，卒業生のみならず，就職先の病院にも多大な影響をもたらすため，避けなければならない。退職の理由は，卒業生や就職先の状況でさまざまあるが，その背景には，個々の学生の状況（家庭状況や学生の特性等）に合った就職先の選択ができていなかったこと，知識や技術の不足により自信を失ってしまった，職場の人間関係等がある。

また，2009（平成 21）年度以降，新人看護職員研修が努力義務化されたことで，各病院でさまざまな離職防止に向けての工夫を凝らした取り組みが行われている。送り出す側の都立看学においても，個々の学生に合った就職先の選択ができるよう，就職相談や就職説明会の充実，論文や面接対策指導をしている。さらに，いきいきと長く働くことができるよう，早期離職防止のため卒業前のシミュレーション教

育・卒業生へのホームカミングデイの開催等の取り組みを行っており，それらが一定の効果を得ることにつながったと考える。

　都立看学では，全校共通に，学生の就職を支援する庶務に担当職員を配置し，個々の学生に応じた支援を行っている。ここでは，学生の状況に合った就職支援を1年次から計画，実施している本校の就職支援を紹介する。

就職に関する基本方針と原則

　就職においては，本校での学習の成果を，有効に活用できる適切な職業および病院等の医療施設を選択できるよう指導・助言する。また，以下の原則を徹底する。
①機会均等の原則：本校の学生に対し，平等に機会を与えるよう配慮する。
②自主性尊重の原則：応募の決定等に際しては，学生の自主性を十分尊重する。

就職ガイダンスの実施

　都立看学では，共通して，学生が就職に関する基礎知識を身につけ，今後の就職活動に活かしてもらうため，学校主催で校長，副校長，就職担当職員によるガイダンスを実施している。近年は，採用試験が3年次の4月に実施される病院もあり，専門学校の就職対策もかなり進度を早めて計画されなければならない状況にある。

　資料10-2は本校の就職活動の流れである。本校は，特に，臨床現場の具体的イメージを早期からつけて学習していくことをねらいとし，1年次から就職ガイダンスを開始している。なかでも社会人経験をもつ学生は，過去の経験から自分自身の将来像に不安を抱く傾向があるため，早い段階でイメージ化し，学習に取り組むうえで役立てられるようにしている。

　本格的な活動としては，**資料10-2**のとおり，2年次の7月，夏季休業前の「就職ガイダンス①」実施から始まる。看護学生は年間を通して学習課題が多く多忙なため，2年次の夏季休業期間中に病院等のインターンシップを経験していけるよう，自分に合った病院探し等，進路選択に役立つように開催している。

　また，2年次の11月には，3年次早々にある就職試験に向けての本格的な「就職ガイダンス②」を実施している。内容としては，エントリーシートの記載方法，論文試験の場合の論文の書き方や面接試験対策等，就職試験についての具体的対策を指導している。そして同日，実習病院等に参加を依頼し，病院概要や就職試験等についてのガイダンスをプレゼンテーション形式で実施していただくことにより，学生の就職先のイメージ化を図っている。本校を卒業した職員を同行させる病院が多く，卒業生から後輩に向けて入職後の様子等，一部を紹介してもらえるので，参加した学生は興味関心が高まるようである。

　2月には，学生が主体的に病院の情報収集をしていけるよう，さまざまな病院等の看護管理者や看護師によるブース形式の就職説明会を学校で実施している。ここ

資料10-2　就職活動の流れ

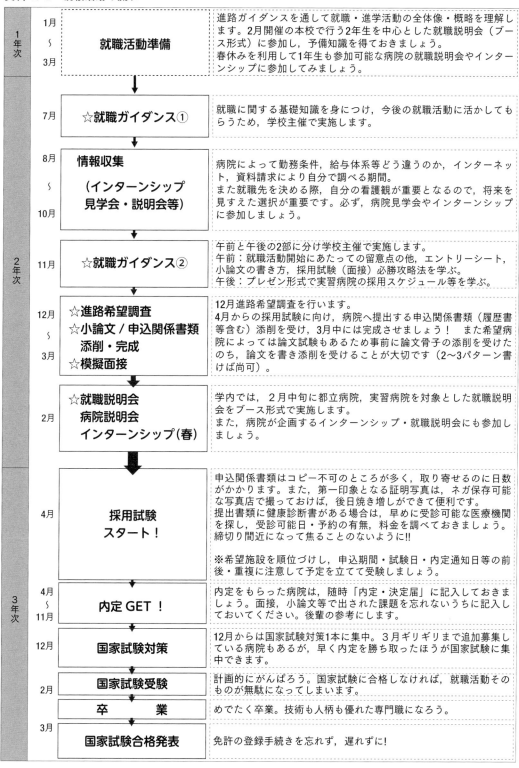

1年次	1月〜3月	就職活動準備	進路ガイダンスを通して就職・進学活動の全体像・概略を理解します。2月開催の本校で行う2年生を中心とした就職説明会（ブース形式）に参加し，予備知識を得ておきましょう。春休みを利用して1年生も参加可能な病院の就職説明会やインターンシップに参加してみましょう。
2年次	7月	☆就職ガイダンス①	就職に関する基礎知識を身につけ，今後の就職活動に活かしてもらうため，学校主催で実施します。
	8月〜10月	情報収集（インターンシップ見学会・説明会等）	病院によって勤務条件，給与体系等どう違うのか，インターネット，資料請求により自分で調べる期間。また就職先を決める際，自分の看護観が重要となるので，将来を見すえた選択が重要です。必ず，病院見学会やインターンシップに参加しましょう。
	11月	☆就職ガイダンス②	午前と午後の2部に分け学校主催で実施します。午前：就職活動開始にあたっての留意点の他，エントリーシート，小論文の書き方，採用試験（面接）必勝攻略法を学ぶ。午後：プレゼン形式で実習病院の採用スケジュール等を学ぶ。
	12月〜3月	☆進路希望調査 ☆小論文／申込関係書類添削・完成 ☆模擬面接	12月進路希望調査を行います。4月からの採用試験に向け，病院へ提出する申込関係書類（履歴書等含む）添削を受け，3月中には完成させましょう！　また希望病院によっては論文試験もあるため事前に論文骨子の添削を受けたのち，論文を書き添削を受けることが大切です（2〜3パターン書けば尚可）。
	2月	☆就職説明会 病院説明会 インターンシップ（春）	学内では，2月中旬に都立病院，実習病院を対象とした就職説明会をブース形式で実施します。また，病院が企画するインターンシップ・就職説明会にも参加しましょう。
3年次	4月	採用試験スタート！	申込関係書類はコピー不可のところが多く，取り寄せるのに日数がかかります。また，第一印象となる証明写真は，ネガ保存可能な写真店で撮っておけば，後日焼き増しができて便利です。提出書類に健康診断書がある場合は，早めに受診可能な医療機関を探し，受診可能日・予約の有無，料金を調べておきましょう。締切り間近になって焦ることのないように!!　※希望施設を順位づけし，申込期間・試験日・内定通知日等の前後・重複に注意して予定を立てて受験しましょう。
	4月〜11月	内定GET！	内定をもらった病院は，随時「内定・決定届」に記入しておきましょう。面接，小論文等で出された課題を忘れないうちに記入しておいてください。後輩の参考にします。
	12月	国家試験対策	12月からは国家試験対策1本に集中。3月ギリギリまで追加募集している病院もあるが，早く内定を勝ち取ったほうが国家試験に集中できます。
	2月	国家試験受験	計画的にがんばろう。国家試験に合格しなければ，就職活動そのものが無駄になってしまいます。
		卒　業	めでたく卒業。技術も人柄も優れた専門職になろう。
	3月	国家試験合格発表	免許の登録手続きを忘れず，遅れずに！

には 2 年生と一緒に 1 年生も参加し，病院の概要を聞き，早期イメージ化に役立っている。

ガイダンスで行う具体的な「就職支援内容」については，**資料 10-3** に示すとおりである。

専門学校における個々の学生に応じた就職・進学支援

個々の学生にあった就職支援

◆就職希望先の候補決定支援

まず，どういった施設に就職したいと考えているのか，漠然としていてもよいので，その施設を希望する理由をアンケートで調査する。

その結果をもとに，学生自身の「強み」「苦手とするところ」等を話し合い，病院の規模やタイプ，地域等を絞っていく。学生の強みに着目し，本人ががんばっていけそうな病院情報を相談担当職員が提供し，候補を検討，複数の病院の候補を決めてインターンシップを勧める。

同時に，相談担当者が，各種証明書を発行する。

◆エントリーシートの指導

就職試験に際し，提出すべきエントリーシートを，学生は時間や手間をかけずに比較的安易に提出する傾向にある。社会人経験があり，かつて採用試験を受けた経験をもつ学生についても確認が必要である。エントリーシートの書き方で，採用試験担当者の印象は異なり，面接試験の内容にも関わってくる。初めて就職試験に臨む学生には，特に丁寧な指導が必要である。都立看学では主に事務系の管理職が指導にあたっている。

◆就職試験論文の指導

就職試験に論文（病院によっては作文）が課せられている場合，制限があるなかで説得力のある質の高い論文を完成させるために，十分に練習して臨む必要がある。就職希望先の過去の就職試験の論文課題に取り組み，書き方を完成させておく必要がある。

都立看学では，カリキュラムに論理学が設定されており，論理的思考に基づき，文章を書くトレーニングもしている。また，「看護管理と研究」の授業でも論文作成について，担当教員から指導をしている。臨地実習レポートをはじめとし，日頃から文章を書くためのトレーニングは十分しているはずであるが，就職論文となると，学生にとっては別次元のようである。そこで，エントリーシートの指導同様，主に事務系の管理職が指導にあたっている。

①指導のポイント：「課題に対応した内容になっているか」「論旨が明確か」「課題に

資料 10-3　就職支援内容

項目	内容
(1) 事前準備	①自己分析をする。 ・自分の強みや弱み，どんな看護をしたいのか（看護観）を持つ。 ・どのようなキャリアを形成していきたいのか。認定看護師，専門看護師，助産師，保健師など将来なりたい自分を客観的に考える。 ・働きたい病院像を固める。 ②就職環境の研究。 ・自分の置かれた環境の把握。 ・社会情勢，医療界，看護界の動向を知る→新聞を小まめに読むなど。 ③就職活動計画を立てる。 ・大まかな年間就職活動のスケジュールを立てる。その際は，学校行事・実習・国試対策等と上手にバランスをとりながら無理なく進める。早めに就職活動を始め，じっくり情報収集する時間をとることが希望する病院への就職につながること，無理のない計画を立てることを指導する。
(2) 就職に際して留意すること	①適切な卒後教育と充実した研修体制があるか。病院の看護方針に共感できるか。 ②働きやすい職場環境か。 ③卒業生等の意見を参考にする。
(3) 職場を決める時の条件・情報収集項目	①病院の概要，②看護職員の配置，③看護体制，④通勤の便，⑤勤務体制，⑥労働時間，⑦福利厚生，⑧賃金，⑨看護職員の充足数・年齢構成，⑩教育体制，⑪看護管理体制，⑫他職種との協働
(4) 情報は自ら集める	①インターネット，就職情報誌等，②求人票・パンフレットの閲覧，③病院説明会・見学会・インターンシップ，④就職した先輩の話，⑤相談担当への相談
(5) 希望施設を絞り込む	①就職希望施設の順位を決める。※なるべく第3希望まで絞り込む。 ②申込期間・試験日・内定通知日等の前後・重複に注意して予定を立てる。 ③優先順位をつけて試験に臨む。
(6) 試験内容について	①試験内容は病院によりさまざまである。面接試験（個別・集団）に加え，教養試験，専門試験，論文試験，身体検査（健康診断），適正検査等がある。
(7) 先輩からのアドバイスについて	①先輩からの就職（進学）活動についてのアドバイスを受ける。

対して，自分の見方，考え方がきちんと示されているか」「抽象論ではなく，具体的に説明し，具体的な解決策が示されているか」「結論まで書き，まとめられているか」「文が簡潔であるか」「修飾語や接続詞の多用・誤用，慣用句や敬語の誤用がないか」「誤字・脱字，送り仮名の誤り，文法の誤りはないか」「きれいにかつ読みやすく，丁寧に書かれているか」「指定された文字数に達しているか」

②スケジュール：小論文試験がある病院を受験する場合は，2年生の12月，実習終了後に小論文に着手して，冬休み中に1本まとめ，冬休み明け早々に提出して添削指導を受け（何度か繰り返し），3月中旬までに完成させる。なお，添削指導は，2〜3回行うことが一般的であるため，余裕をもって対応する。

◆ 面接試験対策（模擬面接の実施および指導）

病院がどのような人材を採用しようとするかについて，以前「採用で重視する点について実習病院に行ったアンケート結果」から，病院の多くは，「人柄」「コミュニケーション能力」「責任感」のある新人を求めていることがわかった。

そこで，本校では，リーダーとなる相談担当職員が学生の希望を募り，スケジュール調整し，教職員2名体制で模擬面接を実施している。模擬面接実施後，学生に自己評価を促し，よくできた点をほめ，改善点をともに検討し，面接内容の精度を一層高めていけるようアドバイスしている。緊張のため，質問にうまく答えられなかった学生については，自信をもって面接試験に臨めるよう，複数回，模擬面接を実施している。場に慣れるトレーニングも重要である。

◆ 就職試験結果の確認とその後の支援

個々の学生が受験した病院の採用試験結果は，基本的に本人宛に通知されるため，結果通知後，学生から提出される「内定決定届」により，学校は結果を把握する。本人宛の結果通知時期は，病院ごとにさまざまであり，場合によっては，臨地実習期間中に「合格」「不合格」の結果が自宅に届き，受験生同士で複雑な状況が生じる場合もある。そのため，教職員は不合格者のメンタル面のフォローをし，第2・3希望の就職試験に向けて支援していく必要がある。

個々の学生に応じた進学支援

専門学校卒業後，保健師・助産師を目指し，大学への編入や助産師学校進学を希望する学生への支援を行う。

本校では，助産師志望者が毎年数名おり，相談担当職員を窓口とし，3年生の学年担当や母性看護学担当教員が個別の強化指導をしている。3年次の臨地実習をはじめとする科目履修と並行して，各進学希望校の過去問対策等の受験勉強，面接試験対策を実施し，毎年，合格者を出している。

卒業後の情報収集と卒業生支援

　卒業後は，卒業生が自身で選んで就職した病院で順調に成長し，いきいきと活躍していけるようになることを教職員一同，心から願っている。しかし，なかには悩みを抱えていても相談に来ることなく，病院関係者や同級生から体調を崩して休んでいると話を聞くことがある。実習病院に就職した卒業生の状況は比較的把握しやすいが，そうでない就職先の場合は把握が難しい。本校では，できる限り身近な卒業生を通じて幅広く情報収集し，休職や離職に至らないよう学校で面接等につなげる努力をしている。

　また，卒業生を対象に，学校行事としてホームカミングデイを開催している。新人看護職員となった卒業生や進学した卒業生の近況を知り，離職防止を図り，自ら選んだ道を，いきいきと進んでいくことを願い，企画運営している学校が多い。

　本校の場合，相談担当が中心となり教員と連携し，卒業前から学生に周知して参加を促し，5 月末に就職先への依頼文，卒業生へ出欠確認を送付して 7 月末に開催している。教職員はできる限り参加して，卒業生から近況報告を聞き，教員自身の新人時代を語る等，励ましのメッセージを伝えている。卒業生にとって，久しぶりの母校に戻り，ほっとできる場となり，教員や仲間と話すことで「辛いのは自分だけではない。皆がんばっている」「明日からまたがんばろうと思えた」との反応が得られており，ホームカミングデイ開催の意義を評価している。

　学生の進路支援をするということは，卒業後の支援を含め，教員の重要な役割と考える。また，ホームカミングデイで得た就職病院の最新情報は，その後に続く学生の就職支援にも有効である。

入学生確保・進路支援に関わる予算の確保

　以上，本章では，専門学校が組織全体で，いかに優秀な入学生を確保していくか，また，教育を終えた後の進路をいかに支援していくかの 2 点について，具体例を示して述べてきた。看護教員の職務の主軸は教育活動にあるが，専門学校の組織の一員として，看護教員が，入学生確保や進路支援について，果たす役割の重要性を自覚し，庶務担当といかに連携をしてその一端を担っていくかが問われることを理解していただきたい。

　しかし，これらの取り組みを下支えするには，予算確保の必要があることを忘れてはならない。入学生確保・進路支援についての予算は比較的，他の項目に比べ少額ではあるが，年間計画のなかで意識して計上しておく必要がある。最後に，各取り組みについての予算必要項目を示す。

1. 学生確保関連予算：学校主催の学校説明会の協力学生の雇い上げ賃金，高校宛に郵送する学校説明会等の資料の郵送料，業者主催の進路説明会の参加費等。

2. 進路支援関連予算：就職説明会に出席依頼する病院等への書類等の郵送料，当日の茶菓等の諸費用等。

● 引用文献

1）文部科学省：平成30年度学校基本調査「高等学校卒業者の進学率の推移（現役進学率）」，2018.
　http://www.mext.go.jp/component/b_menu/other/__icsFiles/afieldfile/2018/12/25/1407449_1.pdf
2）文部科学省：文部科学大臣指定（認定）医療関係技術者養成学校一覧（看護師）
　http://www.mext.go.jp/component/a_menu/education/detail/__icsFiles/afieldfile/2019/02/22/1353400_01.pdf
3）公益社団法人日本看護協会　広報部：日本看護協会ニュースリリース，2016年病院看護実態調査，2017.
　https://www.nurse.or.jp/up_pdf/20170424103637_f.pdf

● 参考文献

1）網野寛子他：看護教員のための学校経営と管理　増補版，医学書院，2012.
2）雑賀美智子：学校の魅力をアピールするためのさまざまな方策，看護教育，53(7)，544-548，2012.
3）伊藤茂理，仁科智子：専門学校におけるオープンキャンパスの重要性，看護教育，53(7)，549-553，2012.
4）田口正男：今高校生たちは何を考え，看護の道へ進もうとしているのか，看護教育，53(7)，570-573，2012.
5）北里淳：コンサルタントから見た看護専門学校のアピール法，看護教育，53(7)，574-578，2012.
6）片岡和江：学校が考える望ましい人材と受験生確保の取り組み，看護教育，55(9)，810-815，2014.
7）沼内裕，片貝哲：これからの看護専門学校に求められる学生募集・入試の姿勢，看護教育，55(9)，816-823，2014.

● URLの最終閲覧日は2020年2月1日

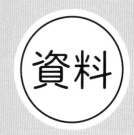

資料

巻末資料一覧 ┈┈┈┈┈┈┈┈┈┈┈┈┈┈┈┈┈┈┈┈┈┈┈┈┈┈┈┈┈┈┈┈┈┈

┈┈┈

◆受け持ち患者の転倒・転落の危険性を知り，日々の看護に役立てる。
　＊看護学習記録のデータベースのアセスメントとして活用する。
◆成人・老年看護学実習で受け持つ患者で，データベースのアセスメント患者ごとに使用する。
◆活用方法
　＊分類ごとに，特徴（危険因子）の該当する□にチェックをつける。評価日ごとに色を変えてチェックする。
　＊評価は，1回目：受け持ち初日　2回目：2週目初日　3回目：3週目初日に必ず行い，週末の患者の変化の有無を把握する。
　＊患者の状態が大きく変化したとき（術後など），安静度が大きく変わったとき（ベッド上安静→歩行可能など），転倒事故を起こし再評価の必要が考えられるときにも評価する。
　＊評価スコアの合計点を計算し，危険度を判定する。
　＊転倒・転落に関連する「インシデント」「アクシデント」発生時，レポート等に危険度を記載するとともに，発生要因のアセスメントに役立てる。

分類	特徴（危険因子）	評価スコア	評価月日			
			／	／	／	／
A：年齢	□70歳以上，9歳以下	2				
B：既往歴	□転倒したことがある　□転落したことがある □失神・けいれん・脱水発作	2				
C：身体的機能障害	□視力障害　□聴力障害　□麻痺　□しびれ（感覚障害） □筋力低下　□ふらつき　□突進歩行　□四肢欠損 □骨・関節の異常（拘縮・変形−膝関節，脊柱など）	3				
D：精神的機能障害	□意識混濁　□見当識障害　□認知症 □判断力・理解力・注意力の低下　□うつ状態 □パニック　□不穏行動（多動・徘徊） □その他（　　　　　　　　　　　　　　　　）	4				
E：活動状況	□車椅子，杖，歩行器を使用　□移動時介助 □寝たきりの状態　□付属品：点滴，ドレーン等挿入中 　ギプス，装具等の装着 □体型（肥満，るいそう）　□その他（　　　　　）	4				
F：薬剤	□麻薬　□鎮痛薬　□睡眠薬　□麻酔薬 □向精神薬（睡眠薬を除く）　□降圧・利尿薬 □血糖降下薬　□抗パーキンソン薬　□抗癌剤 □浣腸・緩下剤　□抗血小板剤・抗凝固剤 □多剤併用（上記薬剤の中の併用） □その他（　　　　　　　　　　　　　　　　）	各1				
G：排泄	□頻尿　□夜間トイレに起きる □排泄介助が必要（ベッド上，ポータブルトイレ，車椅子 　トイレ，トイレ介助） □排泄行動に時間がかかる　□尿・便失禁がある □その他（　　　　　　　　　　　　　　　　）	各1				

評価スコアの合計と危険度	合計				
0〜7 →危険度Ⅰ・・・・転倒・転落の可能性がある 8〜16 →危険度Ⅱ・・・・転倒・転落を起こしやすい 17以上→危険度Ⅲ・・・・転倒・転落をよく起こす	危険度				

巻末資料2　転倒・転落アセスメントスコアシート　小児用　第4版

1. 受け持ち患児の転倒転落の危険性を知り，日々の看護に役立てる。
   下記の危険度を情報としてアセスメントし，対応策を考える。
2. 活用方法
   ＊分類ごとに特徴の該当する□にレ点をつける。
   　A〜Cまでと，G・Hはひとくくりで点数加点する。D〜Fまでは，1項目ごとに点数加点する。
   ＊評価スコアの合計点を計算し，危険度を判定する。
   ＊評価は毎朝行い，患児の変化の有無を把握する。受け持ち患児が変更した場合は，変更時にも評価する。
   ＊この用紙は，1週間に1枚使用する。受け持ち患児が変更した場合は新たな用紙に記入する。
   　評価日ごとに色を変えてチェックする。
   ＊転倒・転落に関する「インシデント」「アクシデント」発生時，危険度を記載するとともに，発生要因のアセスメントに役立てる。

分類	特徴（危険因子）	評価スコア	評価月日 ／	／	／	／
A：年齢	□7か月未満の乳児　　□2歳6か月以上の幼児	1				
	□7か月〜2歳6か月未満	2				
B：既往歴・疾患	□けいれんを起こしたことがある □入院中に転倒・転落を起こしたことがある □その他（　　　　　　　　）	2				
C：パーソナリティ	□急にぱっと行動する（衝動性） □落ち着きがなく気分が変わりやすい（動揺性） □反抗的で荒っぽい（攻撃性）　　□外遊びが好きで活発	2				
D：身体的要因	□持続点滴中　　□持続点滴が中止になった □モニター装着　　□衣服が大きい（特にズボンの裾） □サンダルやスリッパ使用　　□ふらつきがある □おすわりが安定しない　　□つかまり立ちが安定しない □回復に伴い活動が活発になった □その他（　　　　　　　　）	各2				
E：精神的要因	□ベッド上安静　　□母子分離入院 □入院1〜2日目　　□柵を乗り越えようとしている □ベッドから体を乗り出す　　□はしゃいでいる □泣く・暴れる・叫ぶ・投げるなどストレスがたまっている □その他（　　　　　　　　）	各2				
F：薬剤	□抗けいれん薬を使用　　□検査のため睡眠薬を使用 □その他（　　　　　　　　）	各1				
G：環境	□サークルベッドを使用している □常時ベッド柵が必要 □ベッド上に踏み台になるものがある □リネン類やおもちゃが散乱している □その他（　　　　　　　　）	2				
H：安静度	□安静度の変更	1				
評価スコアの合計と危険度 　0〜7　　→　危険度Ⅰ・・・・危ない 　8〜16　→　危険度Ⅱ・・・・さらに危ない 　17以上　→　危険度Ⅲ・・・・非常に危ない		合計				
		危険度				

179

巻末資料3　インシデント・アクシデントレポートの記載について

都立看護専門学校安全教育推進検討委員会（2006/2/16）

【基本的な考え方】

　インシデント・アクシデントレポートは，個人の責任を追及するものではなく，あくまでも医療事故防止対策の一環として，事故の経過を知り，情報共有や安全教育のための資料として活用するものである。

　統一されたレポート様式に基づいて，インシデント・アクシデント事例を収集することにより，医療事故につながる潜在的な事故要因を把握し，再発防止策の検討に役立てるものである。

　インシデント・アクシデントの水準については，事例の重要度の判定をより明確にするために，都立病院の分類判定基準を参考に，"生命への危険度"および"患者・家族や実習施設への信頼度"の2側面から判定することとする。内容によっては"信頼度"のみの場合もある。

【用語の定義】

　◇インシデント：看護・医療の中で人身に傷害を及ぼすことなく，事前に誤りが訂正され事故に至らなかった場合をいう。

　◇アクシデント：看護・医療事故。看護を実践する全過程において発生する人身の傷害の一切を包含する。

【インシデント・アクシデントレポートの水準分類】[1]

　◆生命に対する危険度・・・安全

　01：ない　　　　　　　　―事故が未然に防げた（患者に及ばなかった）。
　　01-1　未然に防げた。
　　01-2　発生したが患者には影響が及ばなかった。
　02：可能性はあるが低い―事故のために一時的な観察・検査等が必要になったが，新たな治療や処置は必要なかった。
　03：可能性あり　　　　　―事故のために持続的な観察・検査等が必要になり，一時的な治療や処置の変更を要した。
　04：高い　　　　　　　　―事故のために持続的な観察・処置・治療・検査等が必要になり，生命への危険性があった。
　05：極めて高い　　　　　―事故のために持続的な観察・処置・治療・検査等が必要になり，生命のための措置（集中治療）を要した。

　◆患者・家族，及び実習施設への信頼度・・・安心

　11：損なわない　　　　―事故経過において，全く患者の信頼を損なうことがない。
　12：あまり損なわない―事故経過において，患者の不利益（苦痛・不安感・不信感・費用負担等）がほとんどなく，患者の信頼度に影響がほとんどない。
　13：少し損なう　　　　―事故経過において，患者に不利益をもたらし，またはもたらす可能性がある。
　14：大きく損なう　　　―①患者間違い，薬間違い，部位間違いなどのいわゆる「取り違え」をした。
　　　　　　　　　　　　　　②患者に著しい不利益をもたらした，またはもたらす可能性がある。

●引用文献

1）都立病院医療事故予防対策推進委員会：都立病院の医療事故防止にむけて―インシデント・アクシデント・レポートの様式の統一化と注射器等取り扱い基準の策定―，2000.

巻末資料4　SHELL モデルを用いた出来事の要因分析

　SHELL モデルとは，当事者である人間（下記の図中央）が最適な状態を保つためには4つの要因が影響しているということを表したもので，当事者を含む5つの要因を分析し，それぞれへの対応策を導き出す。

```
      H
  S   L   E
      L
```

S＝Software（ソフトウェア）
H＝Hardware（ハードウェア）
E＝Environment（環境）
L＝Liveware（他人）
L＝Liveware（当事者）

◆SHELL モデル　5つの要因◆

	分類	要因
S （ソフトウエア）	マニュアル，規定などシステムの運用に関わる形にならないもの	1 職場の慣習：この病棟では〜，この施設では〜という独自のやり方 2 教育マニュアル：実習要項，実習 OR（教員による，指導者による） 3 読みにくい説明書：看護基準，検査基準，食事基準など 4 情報伝達の混乱：不統一な指示，口頭のみの指示，学生を中心とした教員−病棟間の情報伝達の不足や問題（言っていることが違うなど），教員の指示誤りや技術提供の誤り，不適切な言動，他の学生の不適切な関わり 5 その他：カルテや処方箋の略語など
H （ハードウエア）	医療機器，器具，設備，施設の構造	1 原因器材：援助の際に用いた物品 2 医療機器：ME 機器 3 補助具：杖など 4 衣類・履物 5 施設の構造 6 その他：施設の設備（給湯設備，温湯調節など）
E（環境）	物理的環境（照明，騒音，空調）だけではなく，仕事や行動に影響を与える全ての環境	1 タイムプレッシャー：次の援助の時間が迫っているなど 2 作業の途中中断：準備の最中に呼ばれるなど 3 行為の同時進行 4 作業空間：準備，援助中，片づけの全ての段階 5 実習条件：学生の過ごせる場所（病棟内・病院内），開始・終了時間，昼休憩時間など 6 実習の困難さ：理解しにくいシステム，施設毎の違い（環境） 7 保管場所：使用物品・学生の私物の保管場所 8 発言しにくい雰囲気：発言・行動のしにくさ 9 その他：照明，騒音など
L（他人）	当事者以外の人々	1 患者（a. 年齢　b. 安静度　c. ADL　d. 身体状況　e. 疾患　f. 薬剤　g. 心理） 2 家族 3 実習指導者（a. 経験　b. 知識　c. 技術　d. 心理状態　e. 繁忙） 4 受持ち看護師（a. 経験　b. 知識　c. 技術　d. 心理状態　e. 繁忙） 5 病棟スタッフ（a. 経験　b. 知識　c. 技術　d. 心理状態　e. 繁忙） 6 主治医（a. 経験　b. 知識　c. 技術　d. 心理状態　e. 繁忙） 7 他職種（a. 経験　b. 知識　c. 技術　d. 心理状態　e. 繁忙） 8 その他（グループの学生など）
L（当事者）	インシデント・アクシデントに関わった本人	1 知識不足：病態理解の不足，看護行為に関する基本的知識の不足 2 技術不足：未熟な技術，経験不足 3 確認不足：慣れ，見よう見まね，思い込み 4 注意不足：落ち着きのなさ，注意散漫 5 判断ミス：しなければいけないことを「しなくてもいいと判断」 　　　　　　報告・連絡・相談の原則無視 6 アセスメント不足：情報分析が不十分なため看護の内容が不適切 7 対象の理解不足：患者特性を含む背景の理解不足 8 心理的要因：その場の気持ちのゆとりのなさ，パニック・過緊張による注意力や判断力の欠如 9 心身状態：数日来の負担（心・身体）による寝不足，腹痛，下痢など 10 その他：計画の不備，伝達の不備・連携ミスなど

校長	副校長	教務総括	実習調整	安全教育担当

＊インシデント：看護・医療の中で人身に傷害を及ぼすことなく，事前に誤りが訂正され事故に至らなかった場合を言う。
＊アクシデント：看護・医療事故。看護を実践する全過程において発生する人身の傷害の一切を包含する。

◆生命に対する危険度・・・安全
　□01-1：事故が未然に防げた　　□01-2：事故が発生したが患者には影響が及ばなかった
　□02（可能性はあるが低い）：事故のために一時的な観察・検査等が必要になったが新たな治療や処置は必要なかった
　□03（可能性あり）：事故のために持続的な観察・検査等が必要になり，一時的な治療の変更や処置を要した
　□04（高い）：事故のために持続的な観察・処置・検査等が必要になり，生命への危険性があった
　□05（極めて高い）：事故のため持続的な観察・処置・検査等が必要になり，生命のための措置（集中治療）を要した
◆患者・家族・実習施設への信頼度・・・安心
　□11（損なわない）：事故経過において，全く患者の信頼を損なうことがない
　□12（あまり損なわない）：事故経過において，患者の不利益（苦痛・不安感・不信感・費用負担等）がほとんどなく，
　　　　　　　　　　　　　　患者の信頼度に影響がほとんどない
　□13（少し損なう）：事故経過において，患者に不利益をもたらし，またはもたらす可能性がある
　□14（大きく損なう）：①患者間違い，薬間違い，部位間違いなどのいわゆる「取り違え」をした
　　　　　　　　　　　　②患者に著しい不利益をもたらした，またはもたらす可能性がある

報告：　　年　　月　　日（　　）

患者（対象者）	□1入院（　　　　病棟）　□2外来・通所 □3自宅　　□4その他（　　　　　　） 年齢：　　歳代 性別：□1男　□2女	疾患名	学生	学籍番号　　　　　氏名： 実習種別：　　　　　　（　　クール目） 　実習：　　日目　　受持ち：　　日目	指導者	教員名： 教員の同席：□1有　□2無 指導者（看護師）の同席：□1有　□2無

発生日時	年　　月　　日（　　）　　　時　　　分
発生場所	□1病室　□2トイレ　□3洗面所　□4浴室　□5廊下・ホール　□6処置室 □7ナースステーション　□8リハビリ室　□9外来　□10検査室　□11その他（　　　）

内容	□1転倒 □2転落 ＊転倒スコア（　点）	□1自力歩行　□2補装具で歩行　□3車椅子移動　□4ストレッチャー移動 □5ベッド⇔車椅子　□6ベッド⇔ポータブルトイレ　□7排尿排便　□8リハビリ □9ベッド　□10入浴　□11検査・計測　□12その他（　　　　）
	□3食事	□1誤配膳　□2誤飲・誤嚥　□3その他（　　　　　）
	□4損傷	□1熱傷　□2切傷　□3深爪　□4打撲　□5骨折　□6感染　□7その他（　　　）
	□5自己抜去 □6事故抜去 ＊含ラインの外れ	□1挿管チューブ　□2Aライン　□3IVH　□4点滴　□5ドレーン類　□6胃管 □7尿道カテーテル　□8その他（　　　　）
	□7薬物	□1薬　□2量　□3時間　□4患者　□5方法（　　　　　）
	□8診療補助関係	□1吸引・吸入　□2浣腸　□3剃毛　□4無菌操作　□5医療機器の操作 □6その他（　　　）
	□9観察・記録・報告	□1バイタルサイン測定　□2計測　□3指導　□4記録　□5報告　□6その他（　　　）
	□10物品の破損紛失	□1患者私物の破損紛失　□2その他（　　　）
	□11個人情報	場所：□1電車・バス等　□2病室　□3ナースステーション　□4学生控室　□5カンファレンス室 　　　□6学校　□7不明　□8その他（　　　） 種類：□1看護学習記録　□2メモ帳　□3パンフレット類　□4電子カルテ管理 　　　□5その他（　　　）
	□12その他	

出来事の概要	

発生時の状況		その時のあなたの気持ち

出来事への対応	

発生の原因・要因	<SHELLモデル> S：□1施設の慣習　□2教育マニュアル　□3読みにくい脱明書　□4情報伝達の混乱(不統一な指示・口頭のみの指示) 　□5その他(　　　　　　　　　　) H：□1原因器材　□2医療機器　□3補助具　□4衣類・履物　□5施設の構造　□6その他(　　　　) E：□1タイムプレッシャー　□2作業の途中中断　□3行為の同時進行　□4作業空間　□5実習条件 　□6実習の困難さ　□7保管場所　□8発言しにくい雰囲気　□9その他(　　　　　　　　) L：□1患者(転倒スコア　　点)　□2家族　□3実習指導者　□4受け持ち看護師　□5病棟スタッフ 　□6主治医　□7他職種(　　　　　　　　)　□8その他(　　　　　　　　) L（当事者）：□1知識不足　□2技術不足　□3確認不足　□4注意不足　□5判断ミス　□6アセスメント不足 　□7対象の理解不足　□8心理的要因　□9心身状態　□10その他(　　　　　　　　　　)

防止策・自己課題	

教員の指導の振り返り
教員氏名：

この用紙に記載された内容は，今後の事故防止のための教育や研究のデータとして活用させていただきます。
内容は，数的処理およびキーワードを抽出して検討し，記載者や関係した方の名前が特定されることはありません。

Ⅰ．2018(平成30)年度3年次生各看護学実習(5月〜11月)まとめ
1．インシデント発生件数　7件

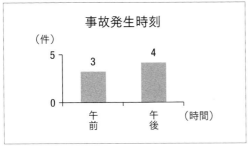

事故発生時刻

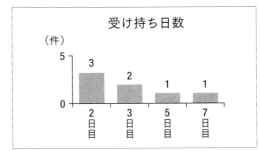

受け持ち日数

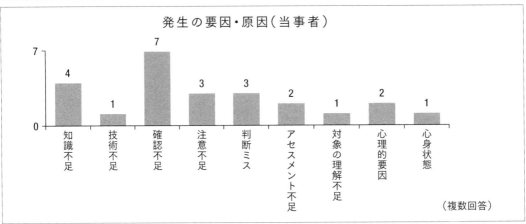

発生の要因・原因(当事者)

インシデントの内容	インシデントの概要
観察・報告・記録	血圧値低めであったが，意識レベルの変化がなかったため報告が遅れた。
診療の補助技術	学生のみで清拭を実施 学生のみで体位・おむつ交換を実施
転倒転落・損傷の可能性	センサーマットの作動確認不足
その他	退院日が決定していないのに，退院の可能性を患者に伝えた 電子カルテ上で安静度の変更を知り，確認をしないまま患者および家族に伝えた

2．考察
　この回生は，2年次の各看護学実習が開始となった一昨年〔2017(平成29)年11月〕に，転倒転落・損傷に関するインシデント・アクシデントが7件発生したことを受け，再発防止ができるように自己の傾向や実習グループ内での話し合いを行った。3年次の実習では，転倒・転落に関するインシデントが減少している。これは，緊急に安全教育を行った効果と考える。また，個人情報の取り扱いに関しては遵守の徹底ができたといえる。一方，知識不足や確認不足が要因とみられる学生のみで実施するというインシデントが増加している。このことに対し

ては，現在行っている国家試験に向けた学習で知識をつけていくことや不明な点については，自分から発信して確認行動をとるなど学内での生活において，適宜，指導を行っている。

　この結果をふまえ，次年度以降の安全教育では「患者の安全・安楽を守る」ということを意識した内容を考え，強化していく必要があると考える。

Ⅱ．2018（平成30）年度2年次生老年看護学実習Ⅰ・各看護学実習（11/19〜12/5）まとめ
1．インシデント発生件数　計11件

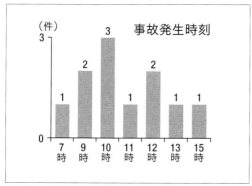

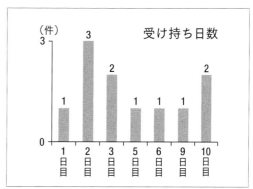

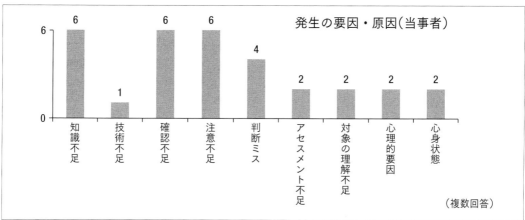

インシデントの内容	インシデントの概要
転倒転落・損傷の可能性	ベッドのストッパーをかけ忘れた。麻痺のある患者に爪切りを渡した。看護助手（有資格者がいないなか）と共に車椅子を押した。
観察・報告・記録	T＝37.0℃であったが，報告が遅れた。（2）
食事	配膳をひとりで実施した。
個人情報の保護	PCで個人情報を含む内容を入力した。援助計画書をシュレッダー処理した。
その他	許可のないまま指導のために作成したものを示した。受け持ち患者に頼まれ同室者にお菓子を配布した。退院指導の内容については許可をもらっているが，指導を学生ひとりで行った。

2. 考察

　2017(平成29)年度，同時期の各看護学実習では，インシデントが13件発生した。そのうち，転倒転落・損傷に関するインシデント・アクシデントが7件発生し，今年度，この回生では3件であった。基礎実習以降，期間があいた後の各看護学の実習で緊張感があったこと，これまで繰り返し行ってきた安全教育の効果がみられたため発生件数が減少したと思われる。この回生は，これまでの学生と異なり，「作成したものを許可のないまま患者に示した」「受け持ち患者に頼まれ同室者にお菓子を配布した」「許可をもらっていた退院指導を学生ひとりで実施した」などのインシデントが発生している。このことから，患者に直接触れない援助は，看護援助に当たらないのではないかと考えている傾向があるのではないか。安全教育は，危険を予測する能力を高めていくことを目的としているが，今後は，なぜひとりで実施してはいけないのかという事を具体的に伝えていくことが必要であると考える。

Ⅲ．2018(平成30)年度1年次生　基礎看護学実習Ⅰ(10月)まとめ
1．インシデント発生件数　計13件

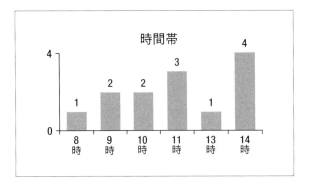

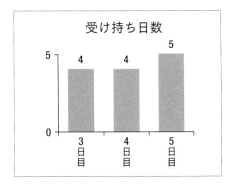

インシデントの内容	インシデントの概要
転倒転落・損傷の可能性	ベッド柵の付け忘れ。ベッドの高さを戻し忘れた 看護助手(有資格者がいないなか)と共に車椅子を押した 看護助手(有資格者がいないなか)と共に点滴棒を押した 麻痺のある患者の排泄見守り，散歩中，点滴の接続部が外れそうになった
個人情報保護	ログアウト忘れ。実習記録を間違って持って帰った
観察・報告・記録	T＝37.5℃であったのに報告が遅れた
物品の破損	ゴミ箱の破損

2. 考察

　基礎看護学実習Ⅰで発生したインシデントは前々年度の回生が6件，前年度の回生が7件であった。今年度，この回生は，13件であった。例年，個人情報の保護に関するインシデントが大半を占めていたが，この回生は13件中3件であった。

　日常生活のなかでも個人情報の取り扱いが慎重に行われている世代であること，さらに安全教育のなかで取り上げていることで，一定の効果があったと思われる。

　この回生のインシデントでは，転倒転落・損傷の可能性に関する事故が半数以上を占めている。しかし，教員・指導者は不在であったものの看護助手と一緒に行った場合も3件ある。ルールはわかっていたが，看護助手が同席をしているので「この程度なら，実施しても大丈夫」だと考えてしまったのではないだろうか。また，初めての臨地実習であり「緊張」など複数の要因があったと考えられる。今後の実習では，看護援助の内容とインシデントの発生の要因が複雑化していくであろうことが考えられる。今後の課題としては，自分自身の状況(経験)を正確に伝え，ルールに則って実践できるようにしていくことである。そのことで患者の「安全・安楽」を守ること

へ繋がると考える。また，基礎実習と各看護学実習では，学生の習熟の程度，進度によって実施できる援助の内容が異なる。そのため，実習指導者・教員間で繰り返しの調整を図っていく必要がある。また，実習指導者以外の病棟スタッフにも学生ができる援助範囲を周知してもらえるように協力をお願いしたい。

Ⅳ．2018（平成30）年度1年次生基礎看護学実習Ⅱ（2月〜3月）まとめ
1．インシデント発生件数　計5件

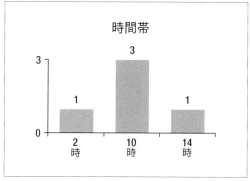

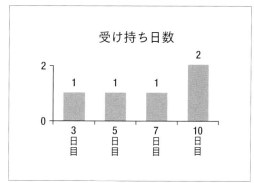

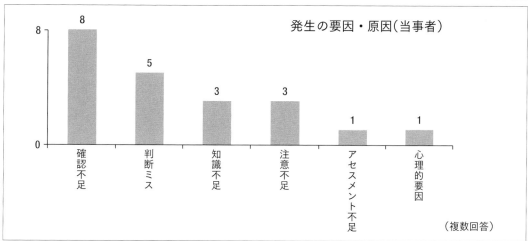

（複数回答）

インシデントの内容	インシデントの概要
看護学習記録置き忘れ	病棟に学習記録（実習記録）を置き忘れた
カルテPCログアウト忘れ	4件（うち同じ学生が2回）

2．考察
　この回生の基礎看護学実習Ⅰでは，インシデントが13件発生した。そのうち，転倒転落・損傷の可能性に関するインシデントが半数を占めていたが，基礎看護学実習Ⅱではまったく起きなかった。これは，実習前の安全教育で取り上げたこと，また，実際に患者の安全を守る大切さを実習で気づくことができたためではないかと考えられる。今回の実習では，すべて個人情報保護に関するインシデントであった。基礎看護学実習Ⅰでも個人情報保護に関するインシデントが3件あったことから大きな変化はない。この回生は，デジタルネイティブ世代ではあるものの，自分以外の個人情報保護に関してはあまり関心がないことが考えられる。今後も個人情報の取り扱いに関しては，安全教育のなかで強化していくようにしたい。

1　看護の基本概念

<人間>

1）人間は身体的・精神的・社会的，そして，スピリチュアルな側面をもつ統一体である。
2）人間の身体的側面は有機体であり，統一体としての個別性を有する存在である。
3）人間と環境は相互作用により，変化し合う。
4）人間は胎生期から老年期までのいずれかの成長・発達段階にあり，常に成長する存在である。
5）人間は個体維持機能と種族保存機能を持ち，世代を引き継いでいく存在である。
6）人間は感情，理性，思考能力を持ち，様々なニーズを満たしながら行動している。
7）人間は自らの責任において意思決定し，自己実現へ向かう自立した存在である。

<健康>

1）健康状態は連続性があり，たえず流動的である。
2）健康状態は，個体要因と環境とのダイナミックな相互作用において成り立つ。
3）望ましい健康状態とは，その人の身体的・精神的・社会的・スピリチュアル的機能が十分に発揮できるために環境適応への努力をしている状態であり，自己実現に向かう。
4）健康は人間の基本的権利であって，個人特有なものであり，人それぞれが自ら創るものである。

<環境>

1）環境には，内部環境（個体），外部環境（自然・社会・文化的環境）がある。
2）外部環境は，内部環境に直接的・間接的に作用し，個人の健康状態を変化させる。
3）外部環境は，人間の生活様式の影響を受ける。

<看護>

1）看護は，あらゆる成長・発達段階にある個人とその家族または集団を対象とする。その支援には，個体維持に関することと種族保存に関することがある。
2）看護は，対象となる人と看護者との人間関係が基盤となる。
3）看護は，その人がその人らしくあるように，健康の保持・増進・回復，そして平和な死にかかわる。
4）看護は，対象の健康に関する問題を解決するために系統的に働きかける。
5）看護は，対象の日常生活に着目し，セルフケアを支援する。小児に関しては，成長・発達を促すとともに各段階に応じて日常生活を支えつつ，セルフケアを目指す。それらは，科学的な根拠に基づく実践である。
6）看護は，専門職としての独自の機能を有し，チーム医療の中でその推進，調整の役割を担う。

2　看護の倫理

1）看護倫理とは，人間の生命，人間としての尊厳及び権利を尊重することである。
2）国籍，人種・民族，信条，年齢，性別及び性的指向，社会的地位，経済的状態，ライフスタイル，健康問題の性質にかかわらず，対象となる人々に平等な看護を提供する。
3）看護者および看護を学ぶ学生は，看護倫理に基づく以下の行動をとる。
　①人々の知る権利及び自己決定の権利を尊重し，その権利を擁護する。
　②看護実践の過程において知りえた情報の守秘義務を遵守し，個人情報の保護に努める。これらは看護の場を離れているときも同様である。特に電子データの扱いには最善の注意を払う。
　③看護の対象となる人々を保護し安全を確保する。
　④自己の責任と能力を的確に認識し，実践した看護について個人としての責任を持つ。
　⑤より良い看護を行うために，自分自身の能力の発展と，心身の健康に努める。

3　学習

1）学習とは，知識，技術，態度を獲得しようとする行動とその過程である。
2）学習とは，学習者が自ら課題を見いだして，学ぶことである。
3）学習は，知性だけでなく，その人のパーソナリティーの形成に影響し，人生を充実させ成長させる。
4）学習は，個人が経験をとおして自己を変化させ，成長させていく過程である。
5）学習者のこれまでの経験は，貴重な学習資源である。
6）学習者が経験を積み重ねることは，知識の応用や行動の統合を促進し，状況判断を可能にする。
7）学習者は，自ら望んで看護師を目指している。

巻末資料 8　看護学習記録の個人情報保護ガイドライン

1．用語の定義
「看護学習記録」とは，実習という授業で学ぶために作成された記録すべてをいう。

「看護学習記録」には，実習対象者個人の情報，アセスメント，看護の目標，介入計画，実施結果，SOAP 記録（看護記録），学生の行動計画，考察（実習の学び），各看護学独自の記録，そのほか学習記録等，メモ帳，カンファレンスノートが含まれる。また，これらの書き損じも含まれる。

従来，看護学生の実習における記録は，「実習記録」と表記していたが，「実習」ということばは即，個人情報という印象をもたらすこと，また，学生に対しては「看護学習記録」とすることで，実習における学びのすべてが学習記録として保管されなければならないという意識付けにもなることから「看護学習記録」とした。

2．看護学習記録の記載方法
1）個人が特定できる情報の削除
　（1）患者氏名は，記載せず，関連のないアルファベットまたは数字で記載する。
　（2）連絡先となりえる情報は，診療録，看護記録から写し取らない。
　（3）実習施設が特定できる記載はしない。（住所，病院名，病棟名等）
2）パソコンの使用について
　（1）看護学習記録のうち，実習対象者の情報，アセスメント，実施結果，SOAP 記録（看護記録），各看護学独自の記録用紙は手書きとする。看護の目標，介入計画，考察（実習の学び），事前学習等の個人が特定できない記録については，パソコンの使用を認める。（患者の特徴を一般化して書いているものは個人の特定ができないものとした。）
　（2）看護学習記録の作成は，学校，自宅のみとする。
　（3）記録媒体の貸し借り，メール転送などは厳禁である。
　（4）記録媒体は看護学習記録と同様に保管し，管理を徹底する。
　（5）画面上で消去されてもパソコン本体には情報が残っているため，破棄する際は責任を持って処理する。

3．記録の管理
1）看護学習記録の取り扱いについて
　（1）実習施設内では，看護学習記録を所定の場所に保管する。
　（2）実習施設内の移動時には，ファイルに綴じ，袋に入れて持ち歩く。
　（3）学生控室を出るときは記録一式の確認をする。
　（4）通学途中で看護学習記録の出し入れをしない。記録を入れたバッグなどは常に身につけ，網棚などには置かない。
　（5）置き引きや自家用車内での盗難にあうこともあるので，必ず自分の体から離さないよう十分注意する。
　（6）記録の下書き，書き損じなどはそのまま持ち歩いたり捨てたりせず，速やかにシュレッダーにかける。
　（7）実習終了後の看護学習記録は，学校の指定の場所に施錠し保管する。学生は所定の手続きの上，閲覧または貸出を受けることができる。
　（8）「実習説明書」で表明している通りに，学業終了時までに「看護学習記録の保管・廃棄チェックリスト」に沿って，すべて廃棄する。
2）記録のコピーについて
　（1）看護学習記録のコピーはしない。ただし患者指導などで使用した教材に限りコピーを認める。その際，患者氏名などが書かれていない状態のものを病棟でコピーする。
3）パソコン管理について
　（1）記録に使用したパソコンを処分したり買い換える際は，専門業者に依頼して内容をすべて消去した上で処理する。
　（2）学生同士での記録媒体の貸し借りやメール転送などは厳禁である。
4）メモ帳の取り扱いについて
　（1）メモ帳は，糸等で綴じてある取り外しができにくいものを使用する。（すぐに切り取れるものは使用禁止）
　（2）メモ帳には，患者が特定される危険のある個人情報は書かない。
　　①メモ帳には，患者氏名は，記載しない。
　　②患者の情報を診療録，看護記録などから写し取る際は，看護学習記録用紙に直接記載し，メモ帳には，残さない。
　　③患者氏名の記載されていない場合のみ，測定値などの記載を可とする。
　（3）薬理作用などを記す自己学習用のメモ帳と受け持ち患者に関するメモ帳とは区別して使用する。
　（4）実習終了後メモ帳は看護学習記録に綴じ，提出する。
5）記録紛失に気づいたときは，直ちに教員に報告し，対処の指示をうける。必ず紛失までの経緯を経時的に記録しておく。

4．看護学習記録に基づくケーススタディの取り扱いについて
　（1）ケーススタディを実施するにあたり，本人または家族へ「看護学生実習論文への協力のお願い」の所定の用紙に沿って，説明し同意を得る。
　（2）「看護学生実習論文への協力のお願い」に記載している「①学生が作成した論文には病院名，氏名，住所など患者様個人が特定できるような記載は一切しません。②学生が作成した論文の保管，破棄は情報が漏れないよう注意を払います。③知り得た情報は口外いたしません。」を遵守する。

巻末資料9　教員の実習指導における個人情報の取り扱いについて

　臨地実習に携わる教員は，実習指導の対象である学生と，学生が看護の対象とする患者等の両方の個人情報を把握しながら教授活動に当たる必要がある。そのため，教員は，担当する個人情報管理について，「看護学習記録の個人情報保護ガイドライン」を遵守するとともに，学生に対して，個人情報管理の模範を示していかなければならない存在である。

　教員の実習指導における個人情報の記載及び管理については，学生同様，「看護学習記録の個人情報保護ガイドライン」を遵守することが前提であるが，以下に，その他，共通確認し遵守すべき事項を取りまとめる。

1　患者情報の受け取りについて
　（1）電話で患者情報を受け取るときには，患者のフルネームは記載せずに，患者情報用紙の氏名欄は，A・B・Cとする。
　（2）氏名は，実習当日に病棟で確認し，学生に伝える。
　（3）FAX での情報受け取りは禁止する。

2　患者情報用紙の取扱いについて
　（1）患者氏名入りの患者情報用紙は，ナースステーション内に保管，終了後はシュレッダーにかける。
　（2）教員が患者情報用紙をナースステーション外に持ち運ぶときには，患者氏名は削除する。

3　教員の実習指導用ノート・ファイルの管理について
　（1）患者氏名はノートに転記しない。
　（2）患者や学生の個人情報の記載は，最小限とする。
　（3）学生の名前と記載内容が，照合できないような記載方法にする。（別のページに書く・番号化する等）
　（4）病棟，病室では，ポケットに入れるタイプのノートを持ち，ポケットから落とさないように管理する。（伸縮性の紐を付ける等）
　（5）ノート，書類等は，1つのファイルに綴じて持ち運ぶ。
　（6）教員のファイルは，ナースステーション内の決められた場所に保管する。
　（7）評価が終了したら速やかにシュレッダーにかける。
　（8）過去のメモは持ち歩かない。

巻末資料10　都立看護専門学校職場研修
専任教員研究研修　研修ハンドブック＜授業研究＞

授業研究の目的

（1）専任教員個々の授業設計，教材研究，カリキュラム構築，教育評価等の教育能力の向上を図る。
（2）学校を超えた横断的な情報交換により，各看護学領域での教育内容の向上をめざす。

専任教員に求められる教育能力

（1）社会情勢と専門領域の情報を，自己の教育活動に役立てることができる。
（2）学生の学習状況を的確に判断するとともに，授業に関わる諸問題を分析し創意ある授業の設計
　　と展開ができる。
（3）学生の自発的な学習力を刺激し，学生が創意工夫のある看護展開ができるように指導できる。
（4）授業効果を客観的な方法で測定し，自己の授業を分析・評価できる。
（5）教育課程編成の趣旨を理解し，教育目的，目標に沿った教育課程を実践し評価できる。

目標

全ての教員が効果的で効率的な授業展開とその評価ができる。

授業研究の内容

◎授業案検討
◎教材研究
◎公開授業
◎カリキュラム構築
◎教育評価　　　　　　　　　等

＜実例：公開授業の場合＞

1. 授業研究の内容及び運営計画の立案
　　（授業研究のテーマ・年間活動計画・
　　役割分担）
2. 教育技法の内容検討及び講師の決定
3. 教材研究
4. 講師よりの指導
5. 公開授業の実施
6. 授業評価，外部講師の講評解説
7. 授業研究のまとめ

1 研修の枠組み
(1) 研究調査日を充て，研修期間は年間12日間以内とする。
(2) 研修時間は9時から17時までとし，半日の場合でも研究調査日の取得は1日とする。
(3) 研修場所は原則として都立看護専門学校とする。しかし校外で実施する必要がある場合は，「自主的研究」の実施場所に準ずる。

2 研修の進め方
(1) 看護学領域(7カテゴリー)ごとに幹事校を決め，専門領域リーダーの助言を受け，受講者らによる自主運営を行う。
(2) 各カテゴリーの幹事校は，前年度末(3月)に副校長会において決定される。
(3) 新年度に授業研究の受講希望者を募り，副校長会で各カテゴリーの受講者(メンバー)を調整し決定する。
(4) 受講者は，第一回目の研修日に年間活動計画及び役割分担等を決定する。
(5) 研究内容は公開授業，教材研究，カリキュラム構築，教育評価等，教育能力の向上を図るものとする。
(6) 研修報告は「授業研究報告書」にて行う。

3 幹事校の役割
(1) 各カテゴリーの幹事校は，決定したメンバーに「研究研修：授業研究」の開催通知(メール)を送付する。
(2) 教材作成や公開授業，外部講師を招いての検討会等についての起案を行う。

> 講師謝礼：「外部講師謝金支払基準」に基づき，3時間分を支払う(1領域)
> ♪開催日・時間を決め，場所を確保する。
> ♪司会・進行・書記等の役割を決める。
> ♪資料を必要部数準備する。
> ♪使用物品及び会場設営等の準備を行う。

(3) 「授業研究出席簿」にて受講者の出席管理を行う。
(4) 「授業研究報告書」及び「授業研究出席簿」を自校の校長へ提出する。
(5) 研修(最終日)終了後，速やかに「授業研究出席簿」の写しを受講者の各校長〈課長代理(庶務担当)〉あてに送付する。
(6) 幹事校の校長は医療政策部長に実績報告を行う際，「授業研究報告書」及び「授業研究出席簿」(原本)を提出する。ただし「授業研究報告書」は電子データにて提出する。

4 受講者の研修手続
(1) 受講希望者は「研究調査における研修計画書」に，幹事校より送付された開催通知等を添付し校長に申し出て承認を得る。
(2) 授業研究のメンバーでなくても公開授業に参加することができるが，研究調査日12日間の範囲で校長の承認を得て参加するものとする。
(3) 研修日は「研究調査日数管理表」及び「旅行命令簿兼旅費請求内訳書」を校長に提出する。学校で研修する場合も同様とする。
(4) 課長代理(教務総括担当)は「研究調査日数管理表」の確認欄に押印する。
(5) やむを得ない理由により，研修区分，日程及び場所等を変更した場合は「研究調査日数管理表」及び「旅行命令簿兼旅費請求内訳書」を修正し，校長の承諾を得ること。
(6) 学校以外で研修を行った場合は，証明書類等を「旅行命令簿兼旅費請求内訳書」に添付する。
(7) 研修日は，常に所属と連絡が取れるようにし，研修終了時間には電話連絡を入れること。
(8) 研修の出欠は，幹事校が管理する「授業研究出席簿」の押印により行う。
(9) 「研究調査日数管理表」にて研究調査日の取得数を管理する。
(10) 校長は，受講者の提出する「旅行命令簿兼旅費請求内訳書」「研究調査日数管理表」及び終了後に幹事校より送付される「授業研究出席簿」にて受講者の服務確認を行う。

(11) 受講者は年度末に「研究調査日における研修実施報告書」のみを校長に提出する。

(12) 幹事校は年度末に「授業研究報告書」に「授業研究出席簿」を添付して校長に提出する。

5 授業研究報告書の作成

(1) 授業研究に取り組んだ成果は，専門領域リーダーの助言を受け，他の教員の参考になるよう論理的にまとめる。

(2) 報告書書式

①A4用紙 2枚以上（上下左右2cm余白をあける。）

②縦36行×横40文字・フォントサイズ：10.5ポイント

③目的・方法・結果・考察・講師の活用状況などを記載する。

④教案等の資料を添付する（作成したDVD等の視聴覚教材については不要）。

(3) 査読

①報告書は幹事校の査読委員会等による査読を受けること。

（作成したDVD等の視聴覚教材については，コピー制限がかかっているか，個人が特定される情報が含まれてないかを確認すること）

②査読委員会等は，提出された報告書を精査し必要な指導を行うこと。

(4) 提出

①査読を経た報告書を，幹事校の校長に提出する。

②医療政策部長に提出する際は，報告書をTAIMS学校掲示板に掲示するため電子データにて提出すること。

6 その他

(1) 研究成果を何らかの方法で公開するよう努めること。

(2) 授業研究の受講者は固定メンバーとする。

(3) 毎年度，第一回授業研究の研修日は全看護学領域（カテゴリー）同一会場にて開催し，1時間程度，前年度の活動報告会を実施する。

(4) 授業研究成果を各校で活用していく。各校のカテゴリーのフォルダーに「授業研究」フォルダーを作成し5年分保存する。作成したDVD等の視聴覚教材については，個人が特定される情報が含まれてないかを確認し，全校で共有する。その際，必ずコピー制限をかけること。講義以外での学生への貸し出しについては，図書室での視聴に限定するなど，各校で取り決めを設けること。

(5) 授業研究成果を共同研究として発表する場合，倫理審査は幹事校で行い，「学会等における演題発表許可に関する事務取扱基準」にそって，申請書に全員の氏名記入，押印し発表者に〇印をつけ，各校で所属長の承認を得て申請する。福祉保健医療学会に係る演題発表については，発表者（幹事校）が所属長の許可を得て演題申込等を行う。本庁にて，演題申込書を申請書に代え，許可手続きを行っているため，各校で所属長の承認を得て申請する必要はないが，発表者以外の者は所属長へ演題申込及び結果について報告する必要はある。

7 授業研究幹事校

副校長会で調整し決定する。

区分	番号	評価項目	評価尺度				評価の視点
			十分に満たしている	満たしている	改善の余地がある	改善が必要	◇：「3」満たしているレベル（例示） ◆：「4」十分に満たしているレベル（例示）
			4	3	2	1	
Ⅰ学校運営	1	学校の教育理念・目的を定め，それを実現するための組織目標を策定しているか。					①◇組織目標は，教育理念・目標を踏まえて策定し，局・部の目標との整合性がある。 ②◇組織目標は，学校の特性や前年度評価を生かして策定している。 ③◆中・長期の組織目標も策定している。 ④◆組織目標を職員が理解している。
	2	コンプライアンスを重視した学校運営がなされているか。					①◇法令や倫理を遵守し，適切な学校運営がなされている。 ②◇個人情報の保護について十分な対策を講じている。 ③◆外部委員を含めて学校運営評価を実施し，結果を公表している。 ④◆学生や職員等の人権に十分配慮している。
	3	組織全体でチーム力を発揮した取組を行っているか。					①◇運営組織や意思決定の仕組みが明確化され，有効に機能している。 ②◇組織の課題を職員が共有し，解決に向けて協力して対応する仕組みがある。 ③◆組織内でタイムリーな情報共有を図っている。 ④◆担当間の連携・調整，コミュニケーションを円滑に行っている。
Ⅱ教育課程・教育活動	4	教育目標を明示するとともに，卒業時の到達状況を分析しているか。					①◇看護師として身につけておくべき資質を，知識・技術・態度の側面から明文化している。 ②◇教育目標を学生に説明する機会を設けている。 ③◆教育目標の到達状況を教員間で共有している。 ④◆教育目標に照らし，卒業時の到達度を評価している。
	5	教育内容は，教育理念・教育目標と一貫性があり，時代の要請に応える内容になっているか。					①◇教員全員で教育課程を検討する場を設けている。 ②◇時代の要請に応じて，必要時に修正している。 ③◆学校の独自性が盛り込まれている。 ④◆教育課程の評価を行い結果を次年度に反映させている。
	6	体系的なカリキュラム運営が行われているか。					①◇授業計画（シラバス）を作成し，公表している。 ②◇効果的な授業運営を図るため，適切に時間割を調整している。 ③◆授業評価アンケートを実施し，講義・実習指導等の改善に役立てている。 ④◆授業内容や指導方法が学生レベルに合うよう工夫・改善している。
	7	評価について公平性・妥当性が保たれているか。					①◇評価基準を公表している。 ②◇評価方法及び評価結果を学生に説明している。 ③◆評価の妥当性について検討する場がある。 ④◆学生の納得性を高める努力をしている。
	8	実習時の安全体制が整っているか。					①◇医療安全教育を体系的に実施している。 ②◇実習における感染予防対策，職業感染予防対策を実施している。 ③◆実習施設と協議し，安全な実習環境の整備に努めている。 ④◆実習を振り返りながら安全意識の向上を図っている。
Ⅲ学習成果	9	学生の単位取得にむけた支援を実施しているか。					①◇学生の単位取得上，困難となる要因を分析している。 ②◇学生が未修了となった理由を自己分析するよう指導している。 ③◆学生の自己分析結果に基づき対応策を学生と検討し，指導している。 ④◆成績不振者を対象として定期的な学習会等を実施している。
	10	国家試験の合格率が100％となるよう，教職員一丸となって取り組んでいるか。					①◇1年次から3年間を通して計画的に国家試験対策に取り組んでいる。 ②◇国家試験の合格率が全国平均を上回っている。 ③◆国家試験の合格率が100％である。 ④◆学校独自の工夫をしている。
	11	退学率の低減を図っているか。					①◇未修了科目を持つ学生への継続的な支援を行っている。 ②◇定期・個別面接で状況を把握し，適宜相談に応じている。 ③◆退学者の状況を把握・分析し，指導に生かしている。 ④◆退学者は全学生の3％以下である。

区分	番号	評価項目	評価尺度				評価の視点
			十分に満たしている 4	満たしている 3	改善の余地がある 2	改善が必要 1	◇：「3」満たしているレベル（例示） ◆：「4」十分に満たしているレベル（例示）
Ⅳ 入学・卒業対策、就職・進路支援	12	入学応募者確保に努めているか。					①◇各高等学校等に出向き，学校案内を行っている。 ②◇就職や国家試験合格，進学の状況を公表している。 ③◇学校説明会以外に個別の学校見学等に対応している。 ④◆学校説明会では，独自の工夫がある。
	13	就職・進路支援に取り組んでいるか。					①◇就職・進路支援について，計画的に取り組んでいる。 ②◇就職・進路支援について，教職員間で連携した支援を行っている。 ③◆卒業生の都内就職率を高めるよう努めている。 ④◆学生の特性を生かすように，個別の支援を行っている。
	14	卒業生への支援を行っているか。					①◇卒業生の就業継続への支援を行っている。（ホームカミングデイ等） ②◇卒業生も図書室を利用することが可能である。 ③◆既卒者，中途退職者に対し就職相談に応じている。
Ⅴ 学生生活への支援	15	健康管理面，経済面，精神面からの学業継続支援体制が整っているか。					①◇奨学金，授業料減額免除など経済的支援について情報を提供し，相談に応じている。 ②◇カウンセラーの存在，役割を学生に周知している。 ③◇健康診断後の指導・相談体制がある。 ④◆個々の学生の状況に応じた支援を行っている。
	16	学生の自主的な活動を支援しているか。					①◇学生自治会の活動を支援している。 ②◇サークル活動など自主的な活動の支援体制が整っている。 ③◆サークル活動などの自主的な活動の発表の場を設けている。（学校祭等）
	17	学校運営に学生の意見が反映されるように努めているか。					①◇学生の意見や要望を聞く場を設けたり，意見箱を設置している。 ②◇意見要望への回答を必要に応じて公開している。 ③◆意見や要望に基づいた改善を図っている。
Ⅵ 財政，施設設備の管理	18	予算計画，年間事業計画を策定し，適正な予算の執行・進行管理を行っているか。					①◇年間計画に基づき計画的に予算・事業執行を行っている。 ②◇計画的に設備備品の充実などを行っている。 ③◆組織的に経費の削減対策を行っている。
	19	災害など非常時の危機管理体制が整備されているか。					①◇総合防災訓練等を年1回実施している。 ②◇防犯・交通安全対策を行っている。 ③◆危機管理マニュアルを作成し，随時見直ししている。 ④◆学生用の災害時の食糧・飲料水，簡易トイレや寝具を備蓄している。
	20	施設設備及び教材が整い，安心・安全が確保されているか。					①◇耐震基準を満たしてる。 ②◇指定規則に則った施設・設備・教材がある。 ③◆教材・設備等の安全性を確保するための工夫・改善を行っている。 ④◆施設・設備の安心・安全のため，定期的な点検・整備を行っている。
	21	学生の自主的な学習の場を確保しているか。					①◇学生のための福利厚生施設・設備がある。 ②◇図書室は利用しやすく学生に十分活用されている。 ③◆学生が自主的に看護技術練習をするための場と教材が整っている。
Ⅶ 教職員の能力向上	22	教員は，看護教育力向上に努めているか。					①◇看護教育力向上のために研鑽の取組を行っている。（学会参加等） ②◇授業参観・授業公開により能力向上を図っている。 ③◆臨床看護研修や研究調査活動に計画的に取り組んでいる。 ④◆専門性を深めるために，専門領域認定取得に向けて取り組んでいる。
	23	教員の能力向上に対する取組を支援する環境があるか。					①◇学校の抱えている課題を踏まえた職場内研修を行っている。 ②◇他校の研修に参加できるしくみがある。 ③◆教職員の要望を踏まえた研修を行っている。 ④◆学会，研修等に参加した成果を他の教職員に還元している。
Ⅷ 広報・地域活動	24	学校をPRするために積極的な広報活動をしているか。					①◇前年度の評価を踏まえた広報計画を年度当初に策定している。 ②◇ホームページを定期的（年6回程度）に更新している。 ③◆学校説明会参加者を増やすための工夫を図っている。 ④◆学校独自の広報活動に努めている。
	25	地域社会の一員として，貢献しているか。					①◇地域住民を対象にした公開講座を年1回実施している。 ②◇地域のボランティア活動への参加を促している。 ③◆潜在看護師の再就業支援を行っている。 ④◆学校独自の地域社会活動に努めている。
Ⅸ 独自項目							

このアンケートは，授業の充実を図るうえで，今後どのような改善をすべきか考えるためのデータを得ることを目的としています。無記名回答ですので，あなたの成績等に影響することはありません。
　率直にお答えくださるよう，ご協力をお願いします。

科目：＿＿＿＿＿＿＿＿＿＿　　　担当教員：＿＿＿＿＿＿＿＿＿＿

次の質問に対して，あなたの思いに該当する数字に〇をしてください。

質問項目　　　　　　　　　　　　　　　　　　　　　　　評価区分	とてもそう思う	そう思う	そう思わない	全くそう思わない
1　あなた自身の講義への参加について				
Q1　この講義に意欲的に参加した（聴く，ノートをとる，質問をする等）	4	3	2	1
2　講義の内容や進め方について				
Q2　学習目標や講義計画が明確であった	4	3	2	1
Q3　時間や内容の配分がよかった	4	3	2	1
Q4　教員の説明は，具体的でわかりやすかった	4	3	2	1
Q5　教員の話し方は聞き取りやすかった	4	3	2	1
Q6　教員は，学生の興味を引き出すような工夫をしていた	4	3	2	1
Q7　学生が質問しやすく，答えも丁寧であった	4	3	2	1
Q8　教材教具（テキスト，板書，プリント，ビデオ，パワーポイント，模型など）は効果的であった	4	3	2	1
3　講義全体を振り返って				
Q9　この講義は興味・関心が深まる内容だった	4	3	2	1
Q10　学習目標は達成できた	4	3	2	1
4　自由設問（担当教員が設定する質問です）				
Q11	4	3	2	1
Q12	4	3	2	1
5　この講義について，よかった点を記述して下さい				
6　この講義について，改善してほしい点を記述して下さい（そう思わない，全くそう思わないに付けたときは，具体的に記載してください）				

巻末資料13　演習・校内実習アンケート

　このアンケートは，授業の充実を図るうえで，今後どのような改善をすべきか考えるためのデータを得ることを目的としています。無記名回答ですので，あなたの成績等に影響することはありません。
　率直にお答えくださるよう，ご協力をお願いします。

科目：＿＿＿＿＿＿＿＿　　授業担当教員：＿＿＿＿＿＿＿＿＿＿　　　　　グループ番号：＿＿＿＿＿＿

次の質問に対して，あなたの思いに該当する数字に○をしてください。

質問項目　　　　　　　　　　　　　　　　　　　　　　　　　評価区分	とてもそう思う	そう思う	そう思わない	全くそう思わない
1　あなた自身の演習・校内実習への取り組みについて				
Q1　この演習・校内実習に意欲的に取り組んだ	4	3	2	1
Q2　グループの一員として協力して取り組んだ	4	3	2	1
2　演習・校内実習の内容や進め方について				
Q3　講義で学んだ知識とつながりがあり，わかりやすかった	4	3	2	1
Q4　学習目標は明確だった	4	3	2	1
Q5　全体の時間配分はよかった	4	3	2	1
Q6　進め方は，順序よく整理され行動しやすかった	4	3	2	1
Q7　教材教具(テキスト，板書，プリント，ビデオ，パワーポイント，模型など)は効果的であった	4	3	2	1
3　グループ指導教員の関わりについて				
Q8　教員間の指導の方向性が一致していた	4	3	2	1
Q9　教員は，学生の理解度に合わせた指導をしていた	4	3	2	1
4　教員のデモンストレーションを実施した場合のみお答え下さい				
Q10　デモンストレーションはわかりやすかった	4	3	2	1
5　演習・校内実習全体を振り返って				
Q11　この演習・校内実習を受けて知識・技術が深まった	4	3	2	1
Q12　この演習・校内実習を受けて看護への興味・関心が深まった	4	3	2	1
6　自由設問欄(担当教員がその場で設定する質問です)				
Q13	4	3	2	1
Q14	4	3	2	1
7　この演習・校内実習について，よかった点を記述して下さい				
8　この演習・校内実習について，改善してほしい点を記述して下さい 　(そう思わない，全くそう思わないに付けたときは，具体的に記載してください)				

巻末資料14　臨地実習アンケート

　このアンケートは，授業の充実を図るうえで，今後どのような改善をすべきか考えるためのデータを得ることを目的としています。無記名回答ですので，あなたの成績等に影響することはありません。
　率直にお答えくださるよう，ご協力をお願いします。

科目：　　　　　　　　　　　　　実習場所：　　　　　　　　　　　　　担当教員：

次の質問に対して，あなたの思いに該当する数字に○をしてください。

質問項目	評価区分	とてもそう思う	そう思う	そう思わない	全くそう思わない
1　あなた自身の実習への取り組みについて					
Q1　課題を持ち，目標が達成できるよう努力した		4	3	2	1
Q2　グループの一員として協力して取り組んだ		4	3	2	1
2　実習内容・方法について					
Q3　実習目標を達成する上で必要な体験ができた		4	3	2	1
Q4　事前オリエンテーションの内容は，実習を円滑に行うために役立った		4	3	2	1
Q5　病棟・施設オリエンテーションの内容は，実習を円滑に行うために役立った		4	3	2	1
3　教員の関わりについて					
Q6　行動計画について，教員から適切な助言・指導が得られた		4	3	2	1
Q7　援助場面では，教員から適切な助言・指導が得られた		4	3	2	1
Q8　カンファレンスでは，教員から適切な助言・指導が得られた		4	3	2	1
Q9　看護過程の展開について，教員から適切な助言・指導が得られた		4	3	2	1
Q10　教員は学生が理解しやすい言葉や方法で指導していた		4	3	2	1
Q11　教員は学生の気持ちや考えを受け止め尊重していた		4	3	2	1
Q12　教員は看護者としてのモデルになっていた		4	3	2	1
Q13　教員は学生の実習が円滑に進むように，適宜調整をしていた		4	3	2	1
4　臨地指導者(指導に関わった人すべて)について					
Q14　行動計画について，指導者から適切な助言・指導が得られた		4	3	2	1
Q15　援助場面では，指導者から適切な助言・指導が得られた		4	3	2	1
Q16　カンファレンスでは，指導者から適切な助言・指導が得られた		4	3	2	1
Q17　看護過程の展開について，指導者から適切な助言・指導が得られた		4	3	2	1
Q18　指導者は学生が理解しやすい言葉や方法で指導していた		4	3	2	1
Q19　指導者は学生の気持ちや考え方を受け止め尊重していた		4	3	2	1
Q20　指導者は看護者としてのモデルになっていた		4	3	2	1
Q21　指導者は学生の実習が円滑に進むように，適宜調整をしていた		4	3	2	1
5　学習環境について					
Q22　教員と指導者間で指導の方向性がずれないよう連携がとれていた		4	3	2	1
Q23　実習施設・病棟は学生を受け入れてくれる雰囲気だった		4	3	2	1
Q24　実習に必要な物品は揃っていた		4	3	2	1
Q25　記録する場所，カンファレンスの場所，私物置き場，休憩室などは確保されていた		4	3	2	1
Q26　必要な文献や資料を見ることができた		4	3	2	1
6　実習全体を振り返って					
Q27　全体として充実した実習だった		4	3	2	1
7　自由設問(担当教員が設定する質問です)					
Q28		4	3	2	1
Q29		4	3	2	1
8　この実習について，よかった点を記述して下さい					
9　この実習について，改善してほしい点を記述して下さい （そう思わない，全くそう思わないに付けたときは，具体的に記載してください）					

巻末資料 15　講義の自己評価

科目：＿＿＿＿＿＿＿＿＿＿＿　　　　　　　氏名：＿＿＿＿＿＿＿＿＿＿＿

評価項目　　　　　　　　　　　　　　　　　　　　　　　　　　　評価区分	とてもそう思う	そう思う	そう思わない	全くそう思わない
1　授業の準備について				
Q1　授業に関連する研究結果や最新の情報などの検索を行った	4	3	2	1
Q2　教材とする意義，教材解釈を充分に行い，他科目との関連性などから内容を精選し教材観を明確にした	4	3	2	1
Q3　対象学生のレディネスを把握し，学習者観を明確にした	4	3	2	1
Q4　教材観・学生観を基盤に授業を通して何を学生に身につけさせたいか，指導観を明確にした	4	3	2	1
Q5　指導観を基に，具体的な指導目標（単元レベル・本時）を明確にして授業計画を立案した	4	3	2	1
Q6　学生のレディネス，興味・関心を考え，授業内容に合った方法（グループワーク，ロールプレイ等）を選択した	4	3	2	1
Q7　学生の理解を促進するような教材・教具を工夫した	4	3	2	1
Q8　カテゴリーメンバーの意見を取り入れ，内容の精選をした	4	3	2	1
2　授業の実施について				
Q9＊　時間・内容の配分がよく，授業の構成はよかった	4	3	2	1
Q10　計画した方法は，学生が授業内容を理解するのに効果的だった	4	3	2	1
Q11＊教材教具（テキスト，板書，プリント，ビデオ，パワーポイント，模型など）の使い方は効果的だった	4	3	2	1
Q12　事例，教員の経験談などを適度に織り込み，学生を引きつける授業ができた	4	3	2	1
Q13　学説の紹介や最新の情報を取り込み，内容豊富な授業ができた	4	3	2	1
Q14　学生への質問や発問の内容や量は適当だった	4	3	2	1
Q15＊具体的で学生にわかりやすい説明を心がけた	4	3	2	1
Q16＊学生に聞き取りやすいよう，話し方に気をつけた	4	3	2	1
Q17＊学生が発言しやすくし，質問に対して丁寧にわかりやすく答えた	4	3	2	1
Q18　毎時間，授業の振り返りをして，次回の授業改善につなげた	4	3	2	1
3　総合評価				
Q19　これまでの授業評価結果を活かして今回の授業に取り組んだ	4	3	2	1
Q20　授業の目標は達成でき，全体として満足のいく授業だった	4	3	2	1
4　総括（学生からの評価や試験結果等を踏まえた「授業の振り返り」と次への課題）				

※質問番号の後の＊は，学生のアンケートとほぼ同じ評価内容の項目。

巻末資料 16　演習・校内実習の自己評価

科目：＿＿＿＿＿＿＿＿＿＿　　　　　　　　　　氏名：＿＿＿＿＿＿＿＿＿＿

評価項目	評価区分	とてもそう思う	そう思う	そう思わない	全くそう思わない
1　演習の準備について					
Q1	担当する演習内容に関連する研究結果や最新の情報などの検索を行った	4	3	2	1
Q2	学ばせたい内容を明確にし，臨地実習との関連も踏まえて内容・方法を精選した	4	3	2	1
Q3	講義とのつながりをもたせ，指導目標を明確にして演習計画を立案した	4	3	2	1
Q4	学生のレディネス，興味・関心を考え，演習内容に合った方法を選択した	4	3	2	1
Q5	学生の理解を促進するような教材・教具を工夫した	4	3	2	1
Q6	演習の進め方，教授方法などグループ担当教員との打ち合わせを密に行った	4	3	2	1
Q7	演習が円滑に進むよう，学生へのオリエンテーションや教材・教具，使用教室の準備ができた	4	3	2	1
2　演習の内容・方法について					
Q8＊	時間の配分がよく，演習の構成はよかった	4	3	2	1
Q9	導入からまとめまで，演習の進行管理ができた	4	3	2	1
Q10	計画した方法は，学生が学習するのに効果的だった	4	3	2	1
Q11＊	教材教具（テキスト，板書，プリント，ビデオ，パワーポイント，模型など）の使い方は効果的だった	4	3	2	1
Q12	グループ間の指導内容・方法にずれが生じないよう適宜調整が図れた	4	3	2	1
3　学生への指導について					
Q13＊	学生の理解度や技術力に合わせた指導ができた	4	3	2	1
Q14	演習全体を振り返り，学生にわかりやすいまとめができた	4	3	2	1
Q15	学生の人権に配慮して指導した	4	3	2	1
4　デモンストレーションについて（デモを取り入れた場合のみ）					
Q16	技術のポイントを押さえたデモンストレーションができた	4	3	2	1
Q17	学生全員が見えるように動作の大きさや速さに気をつけた	4	3	2	1
Q18	学生が聞き取りやすい声の大きさ・速さ・口調だった	4	3	2	1
Q19	教員間の連携がよく，スムーズにデモンストレーションができた（複数の教員で行った場合）	4	3	2	1
5　総合評価					
Q20	これまでの授業評価結果を活かして今回の授業に取り組んだ	4	3	2	1
Q21	演習の目標は達成でき，全体として満足のいく授業だった	4	3	2	1
6　総括（学生からの評価と試験の結果等を踏まえた「演習の振り返り」と次への課題）					

※質問番号の後の＊は，学生のアンケートとほぼ同じ評価内容の項目。

巻末資料17　臨地実習の自己評価

科目：＿＿＿＿＿＿＿＿＿＿　　　　　　　　　氏名：＿＿＿＿＿＿＿＿＿＿

評価項目　　　　　　　　　　　　　　　　　　　　　　評価区分	とてもそう思う	そう思う	そう思わない	全くそう思わない
1　実習計画・事前準備について				
Q1　実習目標達成のため実習で学ばせたい内容・方法の検討を行い，臨地指導者との調整を行った	4	3	2	1
Q2　具体的な実習計画を立案し，学生・臨地指導者・教員間に認識のズレがないよう提示，調整した	4	3	2	1
Q3　学生個々のレディネス，実習上の課題を考え，受け持ち患者の選択を行った	4	3	2	1
Q4　実習目標達成に向けて，学生が実習で学びたい内容と教員が学んでほしい内容との確認を行った	4	3	2	1
Q5＊　実習中の学習が円滑に進むようなオリエンテーションができた	4	3	2	1
2　個々の学生の実習状況の把握と指導について				
Q6＊　学生の事前学習状況，患者や病棟の状況から，学生の行動計画が適切か判断し指導した	4	3	2	1
Q7　日々，まとめを行い，その日の学習の確認，翌日の課題を学生と共に確認した	4	3	2	1
Q8　実習週数に応じて，目標到達状況を学生と共に確認しながら指導を進めた	4	3	2	1
Q9　学生の学習状況と受持患者の状況から適宜指導計画を修正し，学習の積み重ねができるよう指導した	4	3	2	1
Q10＊援助場面では，患者・学生双方に配慮しつつ必要な助言や援助協力をした	4	3	2	1
Q11　患者の安全，学生の安全を意識しながら指導を行った	4	3	2	1
Q12　日々，実習時間内に実習が終了できるよう努力した	4	3	2	1
3　グループへの指導について				
Q13　学生個々の学習状況とそれぞれの患者の状況から指導の優先度や指導の時機を決定した	4	3	2	1
Q14＊グループメンバー間で協力しながら実習が進められるよう指導した	4	3	2	1
Q15＊カンファレンスでは学生の発言を活かし，学生間で学習が深められるような指導・助言をした	4	3	2	1
4　学生への関わりについて				
Q16＊学生が理解しやすい言葉や方法で指導した	4	3	2	1
Q17＊学生の気持ちや考え方を受け止め尊重して関わった	4	3	2	1
Q18＊看護者としてのモデルになるよう努力した	4	3	2	1
5　実習中の関係者との連携・調整について				
Q19＊教員と指導者間で指導の方向性がずれないよう，連携を取った	4	3	2	1
Q20＊学生の実習が円滑に進むように，受け持ち患者や看護長・臨地指導者などと適宜調整をした	4	3	2	1
6　総合評価				
Q21　これまでの授業評価結果を活かして今回の実習指導に取り組んだ	4	3	2	1
Q22　実習の目標は達成でき，全体として満足のいく授業だった	4	3	2	1
7　総括（学生からの評価と実習評価を踏まえた「実習の振り返り」と次への課題）				

※質問番号の後の＊は，学生のアンケートとほぼ同じ評価内容の項目。
※実習は個別指導であり，平均値を取るものではない。学生個々を思いうかべつつ，総体として評価をする。

学籍番号【　　　　　　　　　　　】

Ⅰ　次の漢字の読みを書いてください。

1. 亜急性期 ＿＿＿＿＿＿＿＿＿＿　　2. 萎縮 ＿＿＿＿＿＿＿＿＿＿

3. 咽頭 ＿＿＿＿＿＿＿＿＿＿　　4. 腋窩神経 ＿＿＿＿＿＿＿＿＿＿

5. 壊死 ＿＿＿＿＿＿＿＿＿＿　　6. 横隔膜 ＿＿＿＿＿＿＿＿＿＿

7. 下垂体前葉 ＿＿＿＿＿＿＿＿＿＿　　8. 頸椎 ＿＿＿＿＿＿＿＿＿＿

9. 肩峰 ＿＿＿＿＿＿＿＿＿＿　　10. 膠原病 ＿＿＿＿＿＿＿＿＿＿

11. 臍帯血 ＿＿＿＿＿＿＿＿＿＿　　12. 坐骨 ＿＿＿＿＿＿＿＿＿＿

13. 膝窩静脈 ＿＿＿＿＿＿＿＿＿＿　　14. 褥瘡 ＿＿＿＿＿＿＿＿＿＿

15. 髄質 ＿＿＿＿＿＿＿＿＿＿　　16. 赤褐色尿 ＿＿＿＿＿＿＿＿＿＿

17. 代謝 ＿＿＿＿＿＿＿＿＿＿　　18. 大腸 ＿＿＿＿＿＿＿＿＿＿

19. 中枢神経 ＿＿＿＿＿＿＿＿＿＿　　20. 椎間板 ＿＿＿＿＿＿＿＿＿＿

21. 点滴 ＿＿＿＿＿＿＿＿＿＿　　22. 熱傷 ＿＿＿＿＿＿＿＿＿＿

23. 脳梗塞 ＿＿＿＿＿＿＿＿＿＿　　24. 白血球 ＿＿＿＿＿＿＿＿＿＿

25. 日和見感染 ＿＿＿＿＿＿＿＿＿＿　　26. 麻痺 ＿＿＿＿＿＿＿＿＿＿

27. 問診 ＿＿＿＿＿＿＿＿＿＿　　28. 輪状軟骨 ＿＿＿＿＿＿＿＿＿＿

Ⅱ　次の小数を百分率に，百分率を小数になおしてください。

①0.1→ ＿＿＿＿＿＿ %　　②0.08→ ＿＿＿＿＿＿ %

③25.9%→ ＿＿＿＿＿＿　　④36%→ ＿＿＿＿＿＿

Ⅲ　次の計算をしてください。※計算式も記載してください。

①38 m は，50 m の何%ですか。

計算式：＿＿＿＿＿＿＿＿＿＿＿＿＿＿＿＿＿＿＿＿＿　　答え：＿＿＿＿＿＿

②病院のスタッフ2,500人のうち55%が看護師です。看護師の人数は何人ですか。

計算式：＿＿＿＿＿＿＿＿＿＿＿＿＿＿＿＿＿＿＿＿＿　　答え：＿＿＿＿＿＿

Ⅳ　Xの値を求めてください。※計算式も記載して下さい。

①50：20＝X：30

計算式：＿＿＿＿＿＿＿＿＿＿＿＿＿＿＿＿＿＿＿＿　　答え：＿＿＿＿＿＿

②X：6＝3：9

計算式：＿＿＿＿＿＿＿＿＿＿＿＿＿＿＿＿＿＿＿＿　　答え：＿＿＿＿＿＿

③X：24＝4：12

計算式：＿＿＿＿＿＿＿＿＿＿＿＿＿＿＿＿＿＿＿＿　　答え：＿＿＿＿＿＿

④7：4＝28：X

計算式：＿＿＿＿＿＿＿＿＿＿＿＿＿＿＿＿＿＿＿＿　　答え：＿＿＿＿＿＿

Ⅴ　以下の文章を読み，値を求めてください。※計算式も記載してください。

①注射薬に12 mg/6 mLと表記されていた。1 mL当たり何mgでしょうか。

計算式：＿＿＿＿＿＿＿＿＿＿＿＿＿＿＿＿＿＿＿＿　　答え：＿＿＿＿＿＿

②20%の塩酸リドカイン液10 mLの中に塩酸リドカインは何g含まれていますか。

計算式：＿＿＿＿＿＿＿＿＿＿＿＿＿＿＿＿＿＿＿＿　　答え：＿＿＿＿＿＿

③「ラシックス注10 mgを静脈内注射」と指示を受けた。注射薬のラベルに「20 mg/2 mL」と表示されていた。注射量を求めてください。ただし，小数点以下第2位を四捨五入してください。

計算式：＿＿＿＿＿＿＿＿＿＿＿＿＿＿＿＿＿＿＿＿　　答え：＿＿＿＿＿＿

④「フロセミド注35 mgを静脈内注射」と指示を受けた。注射薬のラベルに「20 mg/2 mL」と表示されていた。注射量を求めてください。ただし，小数点以下第2位を四捨五入してください。

計算式：＿＿＿＿＿＿＿＿＿＿＿＿＿＿＿＿＿＿＿＿　　答え：＿＿＿＿＿＿

Ⅵ　次のイラストの示すものには，てこの原理が活用されています。それぞれのイラストのa〜cの3点が，支点，力点，作用点のうちどれに当たるかを記入してください。

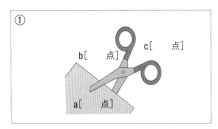

① 　a ＿＿＿＿＿ 点
　　 b ＿＿＿＿＿ 点
　　 c ＿＿＿＿＿ 点

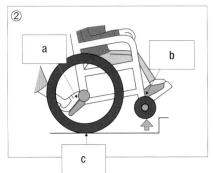

② 　a ＿＿＿＿＿ 点
　　 b ＿＿＿＿＿ 点
　　 c ＿＿＿＿＿ 点

Ⅶ　次のイラストの①〜⑦内に当てはまる骨の名称を記入してください。

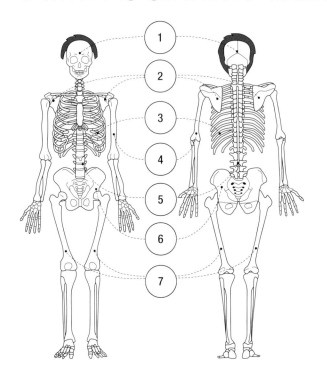

① ＿＿＿＿＿＿＿＿

② ＿＿＿＿＿＿＿＿

③ ＿＿＿＿＿＿＿＿

④ ＿＿＿＿＿＿＿＿

⑤ ＿＿＿＿＿＿＿＿

⑥ ＿＿＿＿＿＿＿＿

⑦ ＿＿＿＿＿＿＿＿

索引

色数字は表・資料の頁を示す。